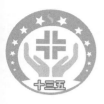

全国高职高专医药院校工学结合"十三五"规划教材

供临床医学、护理、助产、药学、检验、口腔、影像、康复等专业使用

丛书顾问　文历阳　沈彬

医学伦理学（第2版）

Yixue Lunlixue

主　编　焦雨梅　冉隆平

副主编　周湘涛　武玉清　刘　威　丁建华　李红丹

编　者　（以姓氏笔画为序）

丁建华　邵阳医学高等专科学校

冉隆平　重庆三峡医药高等专科学校

刘　威　铁岭卫生职业学院

李红丹　重庆三峡医药高等专科学校

武玉清　青海卫生职业技术学院

周湘涛　辽宁医学院

焦雨梅　辽宁医学院

U0333738

华中科技大学出版社

http://www.hustp.com

中国·武汉

内 容 简 介

本书为全国高职高专医药院校工学结合"十二五"规划教材。

本书共分十五章,分别围绕着医学伦理学的学习意义、发展历史、基本理论、基本原则、规范体系,临床医疗实践活动中的人际关系伦理原则、伦理要求,以及当前医学伦理学中的一些热点、难点问题进行了重点分析和论述。

本书适用于全国高职高专医药院校临床医学、护理、助产、药学、检验、口腔、影像、康复等专业教学,也可作为卫生部门医务人员学习和研究医学伦理的参考书。

图书在版编目(CIP)数据

医学伦理学/焦雨梅,冉隆平主编. —2 版. —武汉:华中科技大学出版社,2013.6(2024.7重印)
ISBN 978-7-5609-9135-1

Ⅰ.①医… Ⅱ.①焦… ②冉… Ⅲ.①医学伦理学-高等职业教育-教材 Ⅳ.①R-052

中国版本图书馆 CIP 数据核字(2013)第 130033 号

医学伦理学(第 2 版)   焦雨梅   冉隆平   主编

策划编辑:陈 鹏
责任编辑:罗 伟
封面设计:陈 静
责任校对:张会军
责任监印:徐 露
出版发行:华中科技大学出版社(中国·武汉)   电话:(027)81321913
          武汉市东湖新技术开发区华工科技园   邮编:430223
录   排:华中科技大学惠友文印中心
印   刷:武汉市华康印务有限责任公司
开   本:787mm×1092mm   1/16
印   张:18.5
字   数:432 千字
版   次:2010 年 3 月第 1 版   2024 年 7 月第 2 版第 15 次印刷
定   价:38.00 元

全国高职高专医药院校工学结合
"十二五"规划教材编委会

总序

世界职业教育发展的经验和我国职业教育发展的历程都表明,职业教育是提高国家核心竞争力的要素之一。近年来,我国高等职业教育发展迅猛,成为我国高等教育的重要组成部分。与此同时,作为高等职业教育重要组成部分的高等卫生职业教育的发展也取得了巨大成就,为国家输送了大批高素质技能型、应用型医疗卫生人才。截至2008年,我国高等职业院校已达1 184所,年招生规模超过310万人,在校生达900多万人,其中,设有医学及相关专业的院校近300所,年招生量突破30万人,在校生突破150万人。

教育部《关于全面提高高等职业教育教学质量的若干意见》明确指出,高等职业教育必须"以服务为宗旨,以就业为导向,走产学结合的发展道路","把工学结合作为高等职业教育人才培养模式改革的重要切入点,带动专业调整与建设,引导课程设置、教学内容和教学方法改革"。这是新时期我国职业教育发展具有战略意义的指导意见。高等卫生职业教育既具有职业教育的普遍特性,又具有医学教育的特殊性,许多卫生职业院校在大力推进示范性职业院校建设、精品课程建设,发展和完善"校企合作"的办学模式、"工学结合"的人才培养模式,以及"基于工作过程"的课程模式等方面有所创新和突破。高等卫生职业教育发展的形势使得目前使用的教材与新形势下的教学要求不相适应的矛盾日益突出,加强高职高专医学教材建设成为各院校的迫切要求,新一轮教材建设迫在眉睫。

为了顺应高等卫生职业教育教学改革的新形势和新要求,在认真、细致调研的基础上,在教育部高职高专医学类及相关医学类专业教学指导委员会专家和部分高职高专示范院校领导的指导下,我们组织了全国50所高职高专医药院校的近500位老师编写了这套以工作过程为导向的全国高职高专医药院校工学结合"十二五"规划教材。本套教材由4个国家级精品课程教学团队及20个省级精品课程教学团队引领,有副教授(副主任医师)及以上职称的老师占65%,教龄在20年以上的老师占60%。教材编写过程中,全体主编和参编人员进行了认真的研讨和细致的分工,在教材编写体例和内容上均有所创新,各主编单位高度重视并有力配合教材编写工作,编辑和主审专家严谨和忘我地工作,确保了本套教材的编写质量。

本套教材充分体现新教学计划的特色,强调以就业为导向、以能力为本位、贴近学生的原则,体现教材的"三基"(基本知识、基本理论、基本实践技能)及"五性"(思想性、科学性、先进性、启发性和适用性)要求,着重突出以下编写特点:

(1) 紧扣新教学计划和教学大纲,科学、规范,具有鲜明的高职高专特色;

(2) 突出体现"工学结合"的人才培养模式和"基于工作过程"的课程模式;

(3) 适合高职高专医药院校教学实际,突出针对性、适用性和实用性;

(4) 以"必需、够用"为原则,简化基础理论,侧重临床实践与应用;

(5) 紧扣精品课程建设目标,体现教学改革方向;

(6) 紧密围绕后续课程、执业资格标准和工作岗位需求;

(7) 整体优化教材内容体系,使基础课程体系和实训课程体系都成系统;

(8) 探索案例式教学方法,倡导主动学习。

这套规划教材得到了各院校的大力支持与高度关注,它将为高等卫生职业教育的课程体系改革作出应有的贡献。我们衷心希望这套教材能在相关课程的教学中发挥积极作用,并得到读者的青睐。我们也相信这套教材在使用过程中,通过教学实践的检验和实际问题的解决,能不断得到改进、完善和提高。

全国高职高专医药院校工学结合"十二五"规划教材

编写委员会

前言

Qianyan

医学伦理学是高等医药院校学生必修的一门重要的德育课程。它对于医学生增强职业道德意识,提高职业道德修养,养成良好的职业行为与习惯,具有十分重要的作用。

医学是"人学",医乃"仁术",无德不从医。医学伦理教育是医学教育的永恒主题,医学伦理修养是医务人员一生不变的追求。在校医学生正在接受系统的医学专业理论教育,但缺乏医学职业活动的实践经验,对未来的医疗职业生涯和当前的医患关系缺乏必要的心理上、伦理上的准备,因而迫切需要对医学生进行医学伦理教育,帮助医学生在校期间就形成正确的医德意识,增强医德观念,培养医德情感,陶冶医德情操,加强医德修养。

本书在参考已有相关教材的基础上,博采众长,紧密结合医学高职高专的教学特点和实际,力求反映本学科的最新研究成果和发展动态,在编写体例上进行了创新,并在第一版基础上进行了改进。本书以理论联系实际为指导,采用案例导入式方法编写。书中案例典型、新颖、生动,伦理分析客观、准确、透彻。对突发公共卫生事件中的伦理问题给予了必要的关注,对当前医学伦理中的一些热点、难点问题进行了专门阐述,凸显了市场经济条件下医学生学习医学伦理的重要性,对医学生走上医学职业生涯、更好地为患者服务具有重要的指导作用。

本书是集体智慧的结晶,由全国五所医学高职高专院校的七名教师组成编委会,共同承担编写任务。编写提纲由焦雨梅、冉隆平、周湘涛分别拟定,在集体讨论、吸收各自优点基础上,由焦雨梅、周湘涛统稿。全书共分十五章,各章编写人员安排如下:第一章,焦雨梅;第二章,冉隆平;第三章,冉隆平(其中第一节由焦雨梅、周湘涛编写);第四章,焦雨梅、周湘涛;第五章,武玉清;第六章,武玉清;第七章,周湘涛;第八章,周湘涛、焦雨梅;第九章,周湘涛、焦雨梅;第十章,丁建华;第十一章,焦雨梅(其中第四节由周湘涛编写);第十二章,丁建华(其中第三节由李红丹编写);第十三章,周湘涛;第十四章,李红丹;第十五章,刘威。

本书的编写得到了各参编学校领导和教师的高度重视与大力支持;华中科

技大学出版社对本书的编写给予了热情的帮助和指导,提出了不少宝贵意见;本书在编写过程中参考和吸收了国内外近年来有关医学伦理学的最新研究成果和学术观点。在此一并表示感谢。

本书与传统医学伦理学教材相比,有两个突出特点:一是内容实,本书不是本科教材的压缩版,而是从高职高专人才培养的实际需要出发,力求使教材符合高职高专医学伦理教育的实际;二是观点新,本书在继承传统教材优点的基础上,吸收了最新研究成果,增添了新内容,探讨了新问题,提出了新观点。当然,由于编者学识和水平有限,错误在所难免,敬请同仁及广大读者批评指正,以便今后再版时改正。

焦雨梅

2014 年 1 月

目录
Mulu

第一章
绪 论

本章提示

　　医学伦理学是一门应用伦理学学科,主要研究医疗实践活动中人与人之间的道德关系及道德规范。医学伦理学与医学相伴而生,互相促进,共同发展,两者共同维护和增进人类健康。医学生学习医学伦理学的目的,是认识和理解医学道德的作用、意义和发展规律,掌握医学道德的原则和规范,自觉地培养和提高医疗职业伦理精神,全心全意地为人民的身心健康服务。因此,医学生系统地学习医学伦理学的理论知识,对于今后在医疗职业实践中协调医务人员与患者、同行、社会之间的关系,提高医疗服务质量,促进医学科学和卫生事业的发展,具有十分重要的意义。

第一节　道德、职业道德和医学道德

　　道德是人类社会的一种重要的意识形态。道德的形成是人类文明的重要标志,人类千百年发展所形成的优秀的道德是人类精神文明的体现和重要成果。职业活动是人们社会实践活动的一种基本形式和普遍现象,职业活动中特定的道德要求就是职业道德。职业道德是社会道德的一个重要组成部分,是社会道德在人们职业生活领域的重要体现。

一、道德

　　道德是由人们在社会生活实践中形成的,并且是由一定的社会经济基础决定的,它要为一定的社会经济基础服务。道德是以善恶为评价标准,主要依靠社会舆论、内心信念和传统习俗来调节人际关系的心理意识、原则规范和行为活动的总和。道德由道德意识、道德规范和道德实践三个部分构成。

　　道德是一种社会意识形态,属于上层建筑,它是对社会存在的反映,是由经济基础决定的。马克思主义科学地揭示了道德的本质。恩格斯指出:人们自觉地或不自觉地,归根到底总是从他们阶级地位所依据的实际关系中——从他们进行生产和交换的经济关系中,吸取自己的道德观念;一切以往的道德归根到底都是当时的社会经济状况的产物。道德的根源在于社会经济关系,一定社会的道德是在一定的社会经济关系中产生的。马克思主义伦理学认为,道德是调整人与人之间,调整人与社会之间利益关系的思想意识和行为准则。任何道德原则和规范,都是以社会经济关系中所表现的利益关系为内容的,社会经济关系的性质决定道德的性质,即有什么样的经济关系,就有什么样的道德体系。

二、职业道德

职业活动是人们社会实践活动的一种普遍的和基本的形式,它是人类社会分工的产物。所谓职业道德,是指从事一定职业的人们在特定的工作环境或劳动中,必须遵守的与其特定的职业活动相适应的行为规范的总和。人类的职业生活属于历史范畴,它是在社会历史进程中产生的,并随着历史条件的变化而发展变化。由于人们的职业生活有成千上万种,因而人们的职业道德也有所不同。恩格斯指出:实际上,每一个阶级,甚至每一个行业,都各有各的道德。每个行业的道德就是职业道德。有多少行业,就有多少种职业道德,如医学道德、商业道德、司法道德、体育道德、教师道德、演员道德、运动员道德、裁判员道德等。概括地说,职业道德是人们在长期职业生活实践中逐渐形成的比较稳定的道德观念和行为规范。

三、医学道德

(一) 医学道德的内涵

医学道德,简称为医德,是一种特殊的职业道德,是指医务人员在医疗卫生服务的职业活动中应具备的道德品质。它是社会一般道德在医药卫生服务领域中的具体体现,是医务人员在长期的医疗卫生实践中逐渐形成的比较稳定的职业心理素质和职业习惯,是调节人与人之间、人与社会之间关系的行为规范的总和。

医学道德是人们在长期的医疗卫生服务活动中产生、积累和发展起来的,具有很强的实践性。医学道德与其他职业道德相比,社会对其有更高的要求,在整个社会道德体系中占有重要的地位。这是因为医务人员的工作直接关系到人们的健康和患者的生死存亡,关系到百姓的悲欢离合。所以,古今中外著名的医学家都十分强调和重视医德修养。例如,古希腊的医学鼻祖希波克拉底(公元前460—前377)认为,只有有德行的医生才是最好的医生,医生应该是受人尊敬的人。我国唐代著名的医家孙思邈(581—682)认为,人的生命比黄金还贵重,一个医生除了医学的知识和技能外,还应当具有不求名利、不辞辛苦地为患者服务的精神。这些论述至今仍有深刻的教育意义。当今,大凡优秀的医务人员,都是对医学技术精益求精,对患者高度负责,全心全意为患者服务的典范。他们能够把高尚医德和精湛医术相结合,把救死扶伤、解除患者疾病、维护患者健康,视为自己的神圣职责。

(二) 医学道德的特点

1. 医学道德的实践性与稳定性

医学道德产生于医疗卫生服务实践中,它的发展与医学职业活动相伴随,离开医学实践活动则无所谓医学道德。在长期的医疗卫生服务实践中,在稳定的职业心理和职业习惯基础上形成的医学道德,具有鲜明的实践性和很强的稳定性。

2. 医学道德的全人类性

医学道德的全人类性是指医学道德在不同国家、不同时代、不同阶级的道德体系中都具有某些共同的因素。恩格斯指出，在地主阶级、资产阶级和无产阶级的三种道德理论中还有一些对所有三者来说，都是共同的东西。医学道德就是三者乃至全人类都具有的"共同的东西"。医学道德的这一特点，是由医学科学和医学职业的特点决定的。

首先，医学是研究人的机体与疾病作斗争的科学知识体系，它是为全人类健康服务的科学。医学本身是没有阶级性的，它积累了数千年来人类同疾病作斗争的理论、知识和技能，对不同国家、不同民族、不同肤色的男女老幼都适用。医学科技成果没有国界，能为全人类的健康服务。全世界各个国家的历代医务人员都有着相似的服务对象、社会实践和医患关系，他们都生活、工作在医患关系之中，从事着为他人生命健康服务的社会实践。因而，他们有着共同的基本道德原则，即救死扶伤、实行人道主义。

其次，生老病死是人类生命的自然规律，各种致病因素对人体的侵袭以及各种医疗技术的应用和实际效果，也不受阶级关系的直接制约。预防疾病，求医祛病，增强体质，延年益寿，这是全人类的共同愿望。它要求医务人员具有为全社会服务的医德观念，把救死扶伤、治病救人、提高全人类的健康水平作为自己的神圣职责。医学是同疾病作斗争的工具。在防病和治病过程中，医务人员应把人的生命放在第一位，对患者一视同仁，不分贫富贵贱，为患者谋利益，以患者健康为根本。当患者受到疾病的侵袭，处于痛苦和危难时，医务人员应尽全力给予救治，不能因为政治、经济、国籍、民族、宗教信仰、肤色、贫富、美丑等原因而有所差异。即使对身患疾病、犯有严重罪行的囚犯，也要给予及时、有效的救治，这是全世界医务人员的共识。

最后，医学道德体现了医学人道主义思想。医学道德的原则是与医学科学发展和医疗实践的进步密切相关的。随着社会生产和科学文化的发展，人类的道德内容和道德水平也在不断地丰富和提高。现代医学和医德都赋予人的价值以更高的意义。医学人道主义的传统也有了进一步发展。例如，20世纪被禁止的尸体解剖、器官移植等也因医学技术的进步，改变了原来的道德观念而获得有条件的解禁。世界医学协会、世界卫生组织以及国际医学科学组织委员会等制定了许多医学伦理文件、公约、宣言，其中的许多规定和建议明显地体现了医学人道主义思想。总之，医学道德的原则是以医学科学发展为依据的，容易为社会全体成员所接受，因而具有全人类性的性质。

3. 医学道德的继承性与连续性

医学是人类同疾病作斗争的工具，人类在运用医学理论、知识和技术的过程中，逐渐形成和积累了一些应用于一切阶级社会的公共准则。医学道德根源于一定时代的经济关系中，但由于医学本身不涉及阶级政治利益，即使在阶级社会的医德中，也可存在某些反映社会、科学进步的符合公众利益的因素，呈现出医德的某些共性，并且往往是世袭相传的。例如，我国唐代著名医家孙思邈在《备急千金要方》中提出："不问其贵贱贫富"均"普同一等，皆如至亲"。古代医家的治病救人，维护人的生命价值的高尚医德，以及后人不断积累、补充的医德准则，均成为后世医务人员的楷模，成为适用于一切社会的人类宝贵的文化遗产。

（三）医学道德的作用

（1）维护作用　医学实践活动以维护人的身心健康为服务对象和目的。医德水平之高低,服务质量之优劣,直接关系到人的生活质量和生命安全。因此,那些具有高尚医德、精湛医术、关心患者、爱岗敬业,又有高度责任心的医务人员,就能真正起到人类健康"保护神"的作用。

(2)协调作用　道德是社会关系的调节器。在医疗服务活动中,医学道德的原则和规范要求医务人员发挥团队精神,协调好彼此之间、医患之间以及与社会之间的关系,在尊重患者、关心患者、爱护患者的基础上,与患者一道战胜疾病,共同为维护人类健康服务。

(3)约束作用　高尚的医德修养是医疗职业活动的客观要求,也是医务人员应努力追求的崇高道德境界。在医疗服务实践中体现为医务人员能够自我约束各种不道德行为,自觉地把救死扶伤作为自己的神圣义务和使命,形成内心的坚定信念,进而做出合乎医德要求的医疗行为。

(4)促进作用　医学道德作为一种特殊的意识形态,它既是医学实践的产物,又可能动地反作用于医学实践活动,因而对提高医疗服务质量、改善医院管理、发展医学科学,以及促进整个社会道德风尚和精神文明建设等都具有重要作用。

第二节　伦理学与医学伦理学

案例 1-1:《为患者的利益》

美国著名的医学理论学家彼得莱格里诺和托马斯于 1988 年合著的《为患者的利益》一书,被世人称为后希波克拉底誓言。《为患者的利益》中指出:"将患者的利益置于我专业实践的中心,并在情况需要时置于我自己的自我利益之上。尊重我的患者的参与影响他或她的决策的道德权利,明确、清楚地用患者理解的语言说明他或她的疾病的性质,以及我建议采用的治疗的好处和危险。对我听到、知道和看到的秘密,作为我关怀患者的一个必要部分,除非对别人有明显、严重、直接伤害的危险。""拥有和保持我的专业要求的知识和技能的能力。承认我的能力的局限,只要我的患者病情需要,我应向我的各种卫生专业的同事求助。尊重其他卫生专业同事的价值和信念,并承认他们作为个人的道德责任。""主要为了我的患者的最佳利益,而不是主要为了推行社会、政治的或财政的政策或我自己的利益而行动。绝不直接、主动、有意识地杀死一个患者,即使为了仁慈的理由。为了履行我对社会的义务,参与影响国民健康的公共政策决定,提供领导以及专家的和客观的证言。"

【问题】《为患者的利益》从哪些方面反映了医学伦理学的研究对象?

一、伦理学

(一)伦理学的含义

伦理学是关于道德的哲学,是对人类道德生活进行系统思考和研究的一门科学。伦理学起源于公元前 4 世纪,由古希腊著名的哲学家亚里士多德创立。我国关于伦理学的思想,起源于公元前四五百年,即春秋战国时期。伟大的思想家、哲学家、教育家老子及孔子都有关于伦理道德的思想论述。老子著有《道德经》;孔子有"仁爱"学说,倡导"忠恕"之道、"德治和教化"等思想。

伦理学以道德为研究对象,是一门研究道德的起源、本质及其发展规律的科学。伦理学作为一门专以道德为研究对象的科学,是人类社会分工及社会文明发展的结果。其内容主要有:道德的起源、发展和变化的规律;道德的本质及社会作用;道德与上层建筑中其他因素的关系;道德的教育、评价和修养等。随着现代社会经济、政治和文化的发展,人与人、人与社会、人与自然之间的关系将变得更加广泛和更加复杂,其道德方面的问题在人们生活中显得越发突出。伦理学研究所涉及的内容将更广泛、更深入。伦理学所要解决的问题很多,但最基本的问题是道德与利益的关系问题。它包括两个方面:一是经济利益与道德的关系,即是经济决定道德,还是道德决定经济;二是个人利益与社会整体利益的关系,即是个人利益服从社会整体利益,还是社会整体利益服从个人利益。伦理学的一切问题,都是围绕着这一基本问题的两个方面来展开的。

（二）伦理学的分类

现代伦理学的分支学科主要有以下几种。

（1）理论伦理学 它是研究伦理学的基本理论的伦理学分支学科,现代西方理论伦理学的主体是元伦理学。

（2）描述伦理学 它是根据历史材料,描述和研究各种社会、民族、阶级、社会集团实际存在的道德关系、道德观念、道德规范等的学科,是伦理学学科形态之一。

（3）规范伦理学 它是研究人的行为准则,探究道德原则和规范的本质、内容和评价标准,规定人们应该如何行动的理论的学科。它与理论伦理学、元伦理学等都是相对的一个学科形态。

（4）比较伦理学 它根据不同地域、时代、民族和各种文化的道德实践,主要研究各种道德异同及其物质文化背景,与描述伦理学近似。

（5）实践伦理学 它重点研究道德活动,即道德实践的伦理学理论,其内容广泛,涉及犯罪与惩罚、非暴力反抗、自杀、流产、安乐死、环境治理,以及经济领域的公正和国际关系中的道义等问题。它是现代西方伦理学的一个流派。

（6）应用伦理学 它是以伦理学原理为依据,着重研究现实生活中伦理道德问题,在实践中验证和发展规范伦理学的理论和原理的学科,如医学伦理学、生命伦理学、环境伦理学、科技伦理学、经济伦理学等。它与实践伦理学近似,体现在它的许多分支学科领域,归属于实践伦理学。

二、医学伦理学

（一）医学伦理学的含义

医学伦理学是研究医学道德的科学。它是一种特殊的意识形态和特殊的职业道德,既具有其一般社会道德共性,又着有与医疗卫生工作直接联系的职业道德特点。它是在医疗卫生工作中形成,并依靠社会舆论和内心信念指导的,用于调整医务人员与服务对象以及医务人员相互关系的行为规范的总和。

（二）医学伦理学的研究对象

医学伦理学属于应用伦理学的范畴,传统意义上的医学伦理与医学道德同义。医学伦理学以医学领域中医务人员的医德意识、医德规范和医德活动为研究对象。医务人员在医疗实践活动中,无时无刻不发生着个人与患者、与同行、与社会之间的各种复杂关系。其研究领域具体包括如下四个方面。

（1）医务人员与患者之间的关系　医务人员与患者的关系是服务与被服务的关系,这是最基本的关系。在医患关系中,医务人员处于主体地位,医患关系的各种具体问题要通过医务人员去解决。作为医务人员,他的职责是帮助患者早日康复。这就要求医务工作者把患者的利益放在第一位,全心全意地为患者的身心健康服务。

（2）医务人员之间的关系　包括医生与医生,护士与护士,医生与护士,以及医务人员与行政管理人员、后勤人员之间的关系等。医院这些人员,由于分工不同,承担着不同的职责。医务人员之间应该如何忠于职守、相互配合,如何防止和对待医疗差错事故,这是医学伦理学所要面对和解决的问题。

（3）医务人员与社会之间的关系　医务人员的医疗活动,不仅关系到患者及其家属的利益,而且关系到社会的利益,如卫生预防、计划生育、传染病和流行病的控制、安乐死等问题。如果不从整个社会利益考虑,医务人员就很难进行行为的选择,医疗卫生行政管理机构以及社会也很难评价其行为是否合乎道德。

（4）医务人员与医学学科发展之间的关系　随着生物医学的迅速发展和临床应用,出现了许多伦理难题,诸如基因诊断与治疗、人类辅助生殖技术、胚胎干细胞的研究与应用、人体实验以及器官移植的实施等,这些都存在许多复杂的伦理、法律、社会难题。因此,医务人员与医学学科发展之间的关系,已成为医学伦理学研究的重要对象。

（三）医学伦理学的研究内容

医学伦理学研究的范围非常广泛,内容十分丰富,它包括研究医学道德的产生、本质、发展和变化的规律,医学道德的基本原理、规范和范畴,医学科学特有的道德问题,以及医学道德与经济、政治、哲学、法律、宗教的关系,医学道德评价、教育和修养等问题。它涉及如下基本内容。

（1）医德的基本理论　主要阐述医德的产生、本质、发展和变化的规律以及医德的社会作用,它以历史上古今中外各个社会、各个阶级的医德现象及其内容作为研究对象,从中找出医德形成和发展规律,并重点研究建国后社会主义建设时期的医德现象。同时,它要揭示医德的阶级性和继承性的特点,批判地继承医德的历史遗产,论证社会主义医德的先进性和合理性,克服各种剥削阶级的医德影响,树立和弘扬社会主义医德风尚。它还要研究医德与生物-心理-社会医学模式的关系,以及医学伦理学与相关学科之间的关系。

（2）医德的规范体系　主要阐述社会主义医德的基本原则、规范和范畴,指出医务人员在医学实践中什么样的行为是善,什么样的行为是恶,总结和概括医务人员应遵循的医德基本原则和规范,使其自觉地选择符合医德规范的行为。同时,它还研究和揭示了医德原则和规范在医学不同领域、不同学科的特殊表现和要求,以及医德情感、责任、良心、义务、荣誉等问题,它是医德原则和规范的必要补充。

（3）医德的实践活动　包括医德教育、评价和修养等。主要研究医德教育的途径、方法和经验,培养和提高医务人员的医德品质;阐述医德评价的标准、依据和方式,对医务人员的医疗实践活动做出科学的评价;指出医务人员进行医德修养的任务、原则和方法,以提高医务人员的医德境界。

（4）生命伦理学　生命伦理学是当代医学伦理学的扩展和补充。它所要研究的是当代生命科学发展进程中迫切需要解决的新课题。例如，生命与生殖伦理、计划生育伦理、死亡与临终关怀伦理、现代医学技术伦理、基因诊断与治疗、人类干细胞研究以及克隆技术和器官移植伦理等。

综上所述，医德的基本理论，医德的基本原则、规范和范畴，医德的教育、评价和修养以及生命伦理学等问题，既相对独立，又相互联系，构成独特的学科体系。

（四）医学伦理学的进展

随着社会经济、文化和医学科学技术的发展，医学伦理学面临着一系列崭新的课题。一方面，现代化的医学手段日益增多，使医疗服务的各个环节在很大程度上更加依赖于仪器、设备，致使医患关系趋于疏远，伦理观念有些淡化；另一方面，医学又在更高层次上把人作为一个整体来认识，把人放在整个社会中加以考察和研究。医药卫生事业已成为一种庞大的社会化事业，对社会的进步和发展的作用越来越大。此外，医学模式正从传统的生物医学模式向生物-心理-社会医学模式转变，它对于医学伦理学产生了深刻而巨大的影响，其表现在如下两个方面。

（1）医学伦理学研究的范围在不断扩大　随着医学科学的发展，当今的医学职业活动范围已从主要由医患之间的个体交往，变为医院乃至整个医药卫生事业与整个社会群体的交往；医学职业活动服务对象由面向单个患者，扩大为面向整个社会。如果说过去的医德主体主要是医护人员的话，那么现在的医德主体不仅仅单指医护人员，也包括各科室的医技人员、医院管理人员、医学科研人员，同时还包括各科室、整个医院、整个医药卫生事业。一个医务人员的职业道德行为，可影响到整个医疗单位的形象，体现其整体道德水准。以前，医务人员主要是处理与患者的关系，工作职责是对患者进行治疗和护理；现在，医务人员不仅要处理好与患者的关系，还要处理好与同行、社会的关系。医务人员的职责外延扩大了，不仅仅是医疗和护理，而且还包括对疾病的预防、群体的卫生保健和维护社会公众的健康利益。也就是说，人类社会发展到今天，人们已经不仅满足于对疾病的消除，而且希望不断提高生活质量和生命质量，得到身心健康、延年益寿。因此，医学伦理学研究的视野已经大大地超出了单纯医学价值的范围，它着眼于整个人类的健康、整个社会的长远利益。

（2）医学伦理学研究的内涵在不断加深　人类文明的进步和医学科学的发展，使得一些过去被认为是天经地义的传统观念，开始面临着新的挑战或被新的观念所代替。例如，人工流产历来被认为是不道德的，但随着控制人口数量、提高人口质量的社会发展要求的提出，人们的认识理念和道德观念也发生了相应的变化。目前，人工流产和生育控制技术已得到了许多国家有限制的道德认可。

随着现代科学技术的迅速发展，人类生命的奥秘不断地被揭示，新的医学技术和医学手段层出不穷，诸如器官移植、试管婴儿、基因工程、克隆技术等一系列崭新的课题，已影响到医疗、护理、诊疗、医技、科研、管理等医学实践活动的各个领域。同时，随着社会经济的发展，人类的物质生活水平不断提高，也出现了对动物、树木、河流、湖泊、海洋、山脉等自然客体的价值和权利的蔑视甚至侵犯行为，造成对生态环境的破坏，致使生态失去平衡，危害人类健康，危及人类社会和谐、永续的发展。正是由于科学技术的不断进步和发展，先进的科学技术广泛地应用于医学和生命科学的各个领域,人们在享受高新科技成果的同时,也出现了与传统伦理观念的不一致,甚至发生了强烈的冲突。这样,就引发了一系列伦理、法律和社会问题,这些问题亟需深入研究和探索,这就促成了生命医学伦理学的产生。

三、医学伦理学与相关学科的关系

随着现代科学技术的迅猛发展,医学科学的发展呈现出纵横交错、多种学科相互影响和相互渗透的趋势。研究和探讨医学伦理学与医学生物学、医学心理学、卫生法学、医学美学、医学社会学等学科的关系,对形成和履行高尚的医德有着重要的意义。

(一)医学伦理学与医学

医学是研究人类生命的本质及其发展规律,探求人类同疾病作斗争的手段,以增进健康、延长生命、提高生命质量的科学,它属于自然科学范畴。但是,由于医学的研究对象是自然的社会的人,因此医学与社会科学、医学伦理学有着极其密切的联系。著名的医学史学家西格斯特指出:医学是一门社会科学;医学的每一个行动始终涉及两类当事人——医生与患者,或更广泛地说,是医学团体和社会,医学无非是这两群人之间的多方面的关系。医学科学和医学实践的发展,使得医务人员在职业活动中面临的道德关系纵横交错、日趋复杂。医务人员的职业行为除了需要一般的社会道德规范外,还需要具有职业特征的具体化的医学道德规范来指导。由此可见,医学科学的社会化以及研究方法的变革,决定了医学科学与伦理学的结合,医学的发展和进步都直接或间接地影响医德观念的变化和发展。反过来,医德又对医学的发展起着很大的影响。两者都是以保障人类身心健康为目的的。

(二)医学伦理学与医学生物学

医学生物学是研究人类生命现象的一门科学。在分子生物学飞速发展的今天,医学与生物学的界限越来越模糊。哲学家范伦塞勒·波特在《进化伦理学概念》(Evolving ethical concepts)一书中指出:现在我们必须面对这样的事实,人类伦理学不能与最广义的生态的实际相分离。当人们审视现代医学领域的一切新的成果和新的进展时,不难发现诸如基因组学、克隆技术、胚胎干细胞、神经细胞再生等,已经超越了传统的医学领域而涉及整个生命科学领域。再如,人类社会在家庭、两性、生与死等方面都受到新的生物学和伦理学观念的冲击。

(三)医学伦理学与医学心理学

医学伦理学与医学心理学既有严格的区别又有密切的联系,两者相互影响、互相作用。医学伦理学是研究医务人员应遵循的行为规范的总和,是指导医务人员协调医患之间的关系,不断提高医德修养,为心理治疗提供道德、伦理保证的科学。医学心理学是研究心理因素在疾病的发生、发展、转归以及预防过程的影响和作用的科学,它为医学临床实践提供心理诊断、治疗和预防的方法。

人的健康和疾病与心理活动有着密切的联系。医学心理学的研究成果表明,疾病的发生、发展,除与病毒、细菌等生物因素和理化因素相关外,还与人的心理、精神因素有着密切的联系。心理因素既可治病又可致病。因此,医务人员除应具有扎实的医学基础知识和熟练的诊疗技能外,还应懂得患者的心理。医务人员研究疾病与患者的心理状态的关系,能为医德提供心理学基础,从而更好地为患者服务。

(四) 医学伦理学与卫生法学

卫生法学是以医学卫生事业中的法律、法规为主要研究对象的科学,是一般法学原理在医学中的应用,主要研究医疗卫生立法问题。医学伦理学和卫生法学是相互联系的,两者都是上层建筑的组成部分,都以调节医疗卫生活动中人们的相互关系、维护社会秩序为目的。它们是密切联系、不可分割的。一方面,医学伦理学的重要任务之一是教育医务人员自觉遵守国家法律,并同一切违法犯罪行为作斗争;另一方面,社会主义法律对于加强医务人员的医德修养,遵守社会主义医德原则和规范也具有十分重要的积极作用。卫生法学与医学伦理学,共同为调整医疗人际关系、维护社会秩序和人民健康服务。但是,医学伦理学与卫生法学的区别也是非常明显的,法是由国家用强制手段来保证和实施的,医学伦理道德则主要依靠社会舆论、传统习俗和人们的内心信念来维持,其作用范围更为广泛。因此,在医疗实践中,我们要把开展医德教育同法制、法规的宣传教育有机地结合起来,使之相互促进,相得益彰。

(五) 医学伦理学与医学美学

医学美学是由医学和美学相结合而形成的一门新型学科,它与医学伦理学有着密切的联系。医学讲"真",医学伦理学讲"善",美学讲"美",医疗实践中的人际关系更多地是真、善、美的统一。高尚的医德是医务人员内在美的体现,美学能帮助医务人员加深对美的认识,提高审美能力,有助于陶冶医德情操。医务人员的医德行为应包含满足患者对美的渴望。如外伤患者或某些有生理缺陷的人对机体修复的要求,乃至人类对健美、人体美的渴求,在很大程度上有赖于医务人员的医德素质和技术水平。又如,在医疗实践中注意运用美的形式,如音乐、健美操等,这将在综合治疗中取得良好效果。

(六) 医学伦理学与医学社会学

医学伦理学与医学社会学都是以医学人际关系中的某些现象和问题作为研究对象的。它们的共同目的和使命,是通过对医疗人际关系的研究,建立医学领域的正常秩序以及与社会之间的和谐。然而,两者又有区别,它们各以不同的理论、方法,从不同的角度和视觉去研究医疗人际关系,并以各自的研究方法和成果来实现其使命。

医学社会学运用社会学的一般原理,以健康和疾病的社会原因及其影响作为主要研究内容,运用社会学的观点、理论和方法来研究健康和医学实践,着重探讨医疗人际关系,把医务人员和患者作为不同的社会角色,研究其与医疗卫生保健以及其社会现象之间的关系,从总体上把握医务人员与社会的关系。它还研究与健康、疾病有关的社会环境的变迁、社会结构与功能、社会对策与措施、社会控制与评价等问题。医学社会学主要运用社会调查法、非社会调查法和统计法等方法,揭示医务人员、患者、医疗保健机构等社会人群、社会结构之间,以及他(它)们与其他社会现象之间关系的特点和规律,协调他(它)们之间的关系。

医学伦理学是以伦理学的一般原理为指导,着重研究医疗实践活动中的人际关系和行为规范,并以历史与逻辑、批判与继承等方法,揭示医学道德的意识现象和活动现象的特点和规律,协调各种医学道德关系的科学。

随着现代医学的发展,在医学伦理学的研究中出现了许多具有深刻社会性的医学道德问题,如安乐死、脑死亡、生命质量控制、对严重缺陷新生儿的处置、有限医疗资源的分配等问题,以及社会学研究的医务人员的社会流动、医疗卫生实践活动、妇幼保健、老年保健、预防医学的社会问题等。上述这些问题都具有广泛的社会影响,都是深刻的伦理学问题,需要医学伦理学、医学社会学以及其他相关学科共同探讨、协同研究。

第三节　学习医学伦理学的意义与方法

案例 1-2:天价医疗事件

某患者,男,75 岁。因患恶性淋巴肿瘤,于 2005 年 5 月 16 日前往哈尔滨某医院住院就诊,于 2005 年 8 月 6 日病故。在住院的 82 天中,先后在该院的干部病房和心外科重症监护室接受治疗,最终因病情严重,以致出现多脏器功能衰竭,经抢救,医治无效,死亡。该患者在这两个多月的治疗期间,医院共收取其各项费用高达 138.9 万元。后经有关部门对此"天价医疗事件"进行调查,发现该医院违规操作,通过自立项目、分解项目、超标准收费、重复收费等恶劣手段,多收患者医疗费用高达 20.7 万元。其中,仅输液用的生理盐水竟有一天记录患者使用 106 瓶,另有一天记录患者输入血小板、白血球 83 袋(计 16 000 多毫升),这一天医院收了患者血费竟达 22 197 元;更有甚者,这位患者已于 2005 年 8 月 6 日逝世,可是在该患者的医药费中竟然有 8 月 8 日给该患者开的化验单。

【问题】　结合上述案例谈一谈医务人员加强医学伦理道德学习的重要意义。

一、学习医学伦理学的意义

医学伦理学是医学及相关医学各专业必修的公共基础课程,是医学人文学科的核心,是医学教育的重要环节,是人文社会科学与医学联系的纽带,是医学实践活动的道德准则和行为规范。对医学生进行医学伦理学教育,对于加强社会主义精神文明建设,树立崇高的医德风尚,培养德才兼备的医务人员,不断提高医疗服务质量和管理水平以及完善现代医学新体系都具有重要的意义。

(一) 有利于加强社会主义精神文明建设

道德建设是社会主义精神文明建设的重要内容。医疗卫生服务工作面向千家万户,面向全体社会成员,具有广泛的社会性,是党和国家联系群众的重要纽带之一,是一个以服务为特点的"窗口"行业。各级医疗卫生机构和医务人员、管理人员的医德水平的高低,是衡量精神文明程度的重要标志。在现实生活中,有些医疗卫生单位,虽然医疗仪器设备不够先进,但如果医务人员和管理人员的医德修养好,在医疗实践中能够全心全意为人民的身心健康服务,那么,他们仍然能得到患者和社会的认可和称赞。相反,有些医疗卫生单位即使医疗条件较好,但如果不良的医德行为时有发生,就必然得不到患者和社会的认可。由此可见,医务人员的高尚医德对于改善社会道德风尚,加强社会主义精神文明建设具有积极的作用。学习医学伦理学,提高医疗卫生单位和医务人员、管理人员的道德水准,是社会主义精神文明建设的客观要求。

（二）有利于培养德才兼备的医务人员

社会主义医学教育的目的是培养和造就能为社会主义建设服务的德才兼备的新型医学人才。所谓德才兼备，一是德，二是才。德，就是要求医务人员自觉坚持四项基本原则，具有高尚的医学道德；才，就是要求医务人员学习掌握现代医学知识和技能。学习医学伦理学，加强医德教育，就是实现这一目标的重要环节。

对医学生来说，今天所学的专业，同明天所从事的职业是密切相连的。唐代名医孙思邈在《大医精诚》中指出："大医"必须"精诚"。"精"和"诚"统一，相辅相成。古代医家尚且如此，今天的医务人员更应自觉做到。邓小平曾明确要求医务人员努力做一个白求恩式的革命家，白求恩式的科学家。医学生只有学习医学伦理学，掌握有关医德知识和规范，才能从思想上注重加强医德修养，毕业后走向工作岗位才能胜任本职工作。如果只重视专业知识和技能的学习，而忽视医德的学习和培养，那么再高明的医术也会失去它的价值。同时，还应看到，医学生是我国卫生事业的后备力量，加强医德教育，不仅关系到医学生个人成长，而且关系到医学行业未来的道德风尚，关系到我国整个卫生事业的兴旺发达。因此，医学生和医务人员应当在努力学好医学专业知识的同时，认真学习医学伦理学，加强医德修养，不断提高医德水准，做一个德才兼备的人民满意的优秀医务工作者。总之，学习医学伦理学对培养和完善医学人才的素质和知识结构具有重要意义。

（三）有利于提高医疗质量和管理水平

现代医学心理学和行为科学研究表明，医务人员如果缺乏医德修养，言行不正，就会影响甚至破坏患者的正常心理状态，加重患者紧张、恐惧、焦虑和消极情绪，引起一系列不良心理反应，甚至影响治疗效果。相反，医务人员如果具有高尚的医德，就会以高度的同情心、满腔的热情对待工作、对待患者。在医疗实践中，他们总是千方百计地采取有效的医护措施，为患者创造良好的治疗环境和护理环境，并以美好的语言、端庄的行为慰藉和鼓励患者，使患者具有良好的心理状态，从而有利于患者情绪的稳定、疾病的防治和康复，达到提高治疗效果的目的。

医德和医院管理有着密切关系。医德是医院管理的基础，医院管理离不开医务人员和管理人员对医疗工作高度的责任感、事业心以及各项严格的规章制度和操作规程。因此，加强医学伦理学教育，提高医院管理人员的医德水平，可以促进医院工作环境的改善，推动医院优质医疗服务体系建设，建立高效有序的医疗工作秩序，提高医疗管理水平和社会效益。可见，学习医学伦理学有利于医务人员提高医疗服务质量，有利于医院管理人员提高医疗管理水平。

（四）有利于完善现代医学新体系

医学是研究人类生命过程以及人类同疾病作斗争的一门科学体系。医学经过长期发展，形成了以基础医学、临床医学、预防医学为框架的学科群。20世纪以来，现代科学的发展出现了自然科学与社会科学纵横交错的新趋势。医学科学也与社会科学发生了紧密的联系，其主要表现是医学科学与哲学、伦理学、社会学、法学、经济学、美学等相互渗透。尤其是20世纪70年代以后，生命科学取得突破性进展，带来了一系列伦理、社会、经济等问题，迫切需要运用医学和社会科学知识来回答。因而，相继出现了医学哲学、医学伦理学、医学法学、医学社会学、医学美学、卫生经济学等交叉学科。这是医学与社会科学交叉的理论医学新的学科群。一些学者主张建立理论医学、基础医学、临床医学、预防医学新体系。医学伦理学作为理论医学的一个重要学科,显然,学习医学伦理学对于建立现代医学新体系具有重要意义。

二、学习医学伦理学的方法

学习医学伦理学,要坚持辩证唯物主义和历史唯物主义的方法,坚持批判地继承和吸收的方法,坚持理论联系实际的方法。

(一)坚持辩证唯物主义和历史唯物主义的方法

人们的社会物质关系是道德产生和存在的基础,只有从人们的社会关系来解释道德问题,才能得出科学结论。医学伦理学以医学领域中的医学道德现象为研究对象。这种医德现象,既受一定社会经济基础的影响,又受社会的政治、哲学、法律等思想的影响,它是医学实践的直接产物。因此,考察医德现象,只能从一定的社会历史条件出发,进行全面、历史的和具体的分析,才能得出科学的答案。在社会主义条件下,学习和研究医学伦理学,必须从社会主义经济关系出发,坚持辩证唯物主义和历史唯物主义的世界观和方法论,坚持以马克思主义、毛泽东思想和邓小平理论为指导,坚持以人为本的科学发展观。只有这样才能正确认识社会主义医德的本质和发展规律,掌握社会主义医德的真谛。

(二)坚持批判继承和吸收的方法

医德与医务人员的医疗实践活动紧密联系,是从医学职业的共同要求中引申出来的。因此,医德规范在内容上有较强的稳定性和连续性,我们要在批判地继承和吸收传统医德的基础上,使之不断发扬光大。

祖国的医学道德遗产十分丰富,许多医家的医德思想和杰出事迹,至今仍光彩夺目。不少医家把治病救人、维护患者的生命健康作为崇高的医德信条,提倡对患者一视同仁,不分贵贱,不为钱财所诱惑,不为权势所屈服,表现出高尚的道德情操。这些具有积极意义的方面,是我们必须继承和发扬的。但是,我国医学道德还有封建道德、宗教迷信等消极影响的一面。国外的医学道德同样如此。一方面,医学伦理学的历史悠久,并随着科学文化的发展,取得了一系列新成果,如对人工授精、试管婴儿等领域医德问题的探索等,这是值得我们认真借鉴的;另一方面,国外医学伦理学由于社会制度、科学文化、宗教信仰等差异,也有其局限性和消极影响,这是我们必须加以批判和否定的。

因此,学习医学伦理学必须坚持批判地继承和吸收。要从社会主义医疗实践需要和广大人民群众的健康利益出发,运用马克思主义的立场、观点和方法,对中外医学伦理思想的历史遗产和现代研究成果进行全面的清理、检验,取其精华,去其糟粕,把一切有益的积极的成分和因素吸收到社会主义医学伦理学的道德体系中来,使之为建设有中国特色的社会主义医学伦理学新体系服务。

(三)坚持理论联系实际的方法

理论联系实际是马克思主义的最基本方法,也是学习医学伦理学的基本方法。理论联系实际就是要始终坚持理论与实践、知与行的统一。首先,要认真学习马克思主义伦理学的基本理论,懂得医德的起源、本质、功能及发展规律,进一步探索社会主义初级阶段在医德意识、医德现象、医德行为、医德关系上出现的新问题。同时,要注重了解和掌握医学发展的最新动态。这是理论联系实际的前提条件。其次,要身体力行,努力实践,做到知行统一。这是理论联系实际的根本要求,也是学习医学伦理学的目的所在。为此,一方面,要坚持从实际出发,注重观察和调查在医疗实践中出现的各种伦理问题,可通过座谈讨论、案例分析等形式和方法,对社会上的各种医学伦理道德问题和现象,进行实事求是的分析和研究,做出正确的回答;另一方面,要用学到的社会主义医德理论、医德原则、医德规范指导自己的行为,在医疗实践中自觉地加强医德修养,不断地培养自己的医德情感、意志和信念,全心全意为人民的身心健康服务,努力做一个德才兼备的、白求恩式的优秀医务工作者。

思 考 题

1. 什么是医学伦理学?
2. 医学伦理学研究的对象是什么?
3. 医学伦理学有哪些特点?
4. 学习医学伦理学有何意义?

第二章
医学伦理学的发展历史

本章提示

　　我国古代医学道德思想的形成和发展经历了萌芽时期、形成时期、发展时期和相对完善时期几个阶段,为我们留下了宝贵的医德遗产。国外医学道德思想发展的不同时期的代表人物也给我们留下了重要的历史医德文献,这些都是人类文化的精华。

　　全面、系统地考察和分析医学道德发展的历史和现状,借鉴国内外医德发展的历史经验,对于我国的医德建设和医学伦理学的发展具有重要意义。

案例 2-1:为民治病,杏林春暖——董奉

　　董奉,字君异,侯官(今福建闽侯县东北)人,与华佗、张仲景齐名被誉为"建安三神医"。他为人治病,不取钱财。他在庐山行医时,从不索取诊金,看好一个重病,让患家给栽五棵杏树;看好一个轻病,只须栽一棵杏树。每天门庭若市,前来求治的人很多,几年之间,杏树蓊郁成林,竟有十万株之多。待到杏子黄熟时,董奉又将杏子变卖换成粮食,专门赈济贫苦人民,及旅行在外而有经济困难的人。人们称赞他医精德高,杏林春暖。这就是有名的"杏林佳话",一直成为医学界的美谈。后人感谢医生治病时,常以"杏林春暖"之类作为赞美之词。因此,"杏林"也就成了医学界的代称。这个故事,生动地反映了医生的美德,至今读起来还是生动感人。

　　【分析】 董奉是我国古代的杰出医家,他医精德高,为人治病,不取钱财,受到人们的赞誉。他为我们留下的"杏林佳话",一直成为医学界的美谈,并千古流传。他为我们从医者树立了榜样。虽然目前在市场经济条件下,人们受利益驱动,价值取向多样化,医疗领域出现了许多医学伦理难题,医患关系也出现了一些不和谐的现象,但作为医务人员以先贤"杏林春暖"为鉴,仍然是有意义的。

　　任何医学伦理思想,都有一个批判吸收和继承发展的过程。医学道德作为一种特殊的职业道德,是整个社会道德体系的组成部分。它产生于人类与疾病作斗争的医疗实践活动中,并随着医疗实践的发展而发展。

第一节 中国传统医学道德的发展历史

一、中国传统医学道德的产生和发展

（一）萌 芽 时 期

从原始社会的晚期到奴隶社会的初、中期，包括传说中的五帝时期和夏朝。由于当时生产力水平低下，对疾病和健康的本质认识尚不清楚，人们用神灵来解释疾病的发生和治疗，形成巫医合流的局面。但这一时期也有一些先进者力图用自然的方式研究和解释健康与疾病的问题，尝试用比较科学的方法治病，这些先进者因此成了远古时期医疗活动的最早实践者。

《淮南子·修务训》记载："神农……尝百草之滋味，水泉之甘苦，令民知所避就……一日而遇七十毒。"《帝王世纪》里有"伏羲画八卦，所以六气、六府、五藏、五行、阴阳、四时、水火、升降，得以有象，百病之理，得以类推；乃尝味百药而制九针，以拯夭亡。"宋代刘恕《通鉴外纪》里有："古者民有疾病，未知药石，炎帝始味百草之滋。……尝一日而遇七十毒，神而化之，遂作方书，以疗民疾，而医道立矣。"黄帝是传说中继神农之后的又一个医药创始人，黄帝时代的名医，传说中就有黄帝、雷公、岐伯等。我国现存最早的医学典籍《黄帝内经》一书，就是托名黄帝与岐伯、雷公等讨论医学的著作。

从神农、伏羲、黄帝的这些传说可以看出，祖国医德从一开始就倡导行医者的勇于探索的精神和自我牺牲的社会责任感，强调行医者的行医准则是千方百计地为患者着想。这是远古时代医学伦理思想的萌芽。

（二）形 成 时 期

随着医疗实践经验的不断丰富，医德的思想内容也不断丰富，殷周至春秋战国时期，当时儒家、道家、墨家等百家争鸣的思想家们侧重于人性、自然方面的探讨，为医学理论及医学伦理思想注入了活力，医德理论和实践显现出传统医德的基本轮廓，医德思想体系已初步形成。

在医德中体现儒家人文主义精神的，主要是孔子的仁学思想，"仁"字在《论语》中出现了一百多次。"仁"是自我修养过程，医术是"仁术"，"济世活人"是行医的宗旨，"普救含灵之苦"是医学的目的。儒家称医术为"仁术"，即医是一门"救人生命"、"活人性命"的科学技术，要求行医者重视人的生命，要以"无伤"为原则。孟子说："无伤也，是乃仁术"（《孟子·梁惠王上》），强调用药要慎重，处方要安全可靠。"医乃仁术"贯穿于全部医德的内容之中，不仅体现了人道主义精神，而且也反映了医学的社会职能和行医者的职业道德特点。

成书于战国时期的《黄帝内经》把尊重人的生命价值作为医道的基本原则，这标志着中国医学伦理学体系的确立。《黄帝内经》记载："天覆地载，万物悉备，莫贵于人。"正是因为人的生命是天地万物中最宝贵的东西，所以医生要珍惜人的生命，并以此作为自己职业活动的出发点。《黄帝内经》分《素问》和《灵枢》两大部分，非常重视医德评价，在"疏五过论"、"征四失论"和"师传篇"等文中对医德作了专门的论述，对行医者提出了一系列的道德要求。《周礼》用"十全"的标准来衡量行医者的业绩，"十全"中包含医德和医术两个方面的内容。《黄帝内经》对"十不全"作了深入而精辟的分析，认为造成行医者"十不全"的根本原因是学识浅薄，医术不精又喜欢谋功的不良品德和草率行为。《素问·金匮真言论》对行医学徒的挑选提出了严格的要求："非其人勿教，非其真勿授"，不是适合学医的对象，绝对不教；不是准确无误的医学知识，也绝不传授，强调了爱护医学和对从医的严肃和负责任的态度。

战国时期的名医扁鹊，他不仅医术高明，还表现出高尚的医德。他谦虚谨慎，从不居功自傲。他治好虢太子的尸蹶证后，虢君十分感激，大家也都称赞他有起死回生之术，扁鹊却实事求是地说，患者并没有死，我只不过把他的重病消除、回复到原来的状态而已，并没有"起死回生"的本领。扁鹊对巫术深恶痛绝，认为医术和巫术势不两立。他的医疗道德思想，被后人概括为六条戒律，称为"六不治"，其中有信巫不信医不治，骄恣不论于理不治，轻身重财不治。以上史实说明奴隶社会末期至西汉，特别是春秋战国时期的医德思想既继承了远古时期行医者为患者谋利益的传统，又得到了丰富和扩充，已经基本形成体系，为后来的医德思想的发展奠定了坚实的基础。

（三）发展时期

我国进入封建社会后，一方面，医学被称为"方技"，"学而优则仕"的观念深入人心，行医者在社会上的地位比较低下；另一方面，"三纲五常"的思想长期影响着人们的伦理观念，新思想、新技术常常被反对和禁锢。即便如此，在当时科技文化发展的推动下，医学的发展仍取得了长足的进步，各个时期的医家不论是从自身的实践，还是从理论上都说明了医德对医学的重要性，从而促进了我国传统医德思想的发展和完善。

东汉杰出的医学家张仲景（150—219），以他的巨著《伤寒杂病论》开辟了祖国医学辨证论治体系。这部巨著中的序言《伤寒论序》就是一篇具有很高价值的医德文献。序言继承了东汉以前的传统医德观念，对医学的性质、宗旨、医德、医术的发展都做了精辟的论述。序言谴责了当时医界中因循守旧、敷衍塞责、"不留神医药"而"竞逐荣势"的行医作风，指出治病应不分贫富贵贱，以救人活命为己任，以仁爱救人为准则；并且倡导从医应该"精究方术"、"爱人知人"、"勤求古训，博采众方"，结合临床实践，继承发扬前人的医学成就，以推动医学的发展。这些医德思想一直为历代医家所称颂，对后世影响深远。

隋唐时期是我国封建社会繁荣鼎盛时期，科学文化十分发达，名医辈出，医德理论得到了进一步的发展，医德也更加规范化，其中孙思邈（581—682）堪称我国传统医德的集大成者。孙思邈一生淡泊名利、扶危济困，为祖国医学做出了卓越的贡献。他的医德思想集中反映在其编撰的《备急千金要方》里，该书命名含义为"人命至重，有贵千金，一方济之，德逾于此"。开卷序列论的《大医习业》和《大医精诚》，主张医家专业修养必须要"精"，医德修养必须要"诚"，医风要廉，仪表要庄重，举止要端庄。该书明确指出学医的人首先要具有仁爱的"大慈恻隐之心"、"好生之德"，要廉洁正直，不得追求名利，对患者要"普同一等"、"一心赴救"，认真负责，不得浮夸自吹，诋毁他医等。《备急千金要方》全面论述了医生品德、专业学习、对患者的态度、与同道的关系等方面的医德准则，认为只有具备"精"和"诚"的医家才是"大医"。这是中国医学史上最早的全面而系统地论述医德的专著，它对后世医德发展产生了深远的影响。

（四）相对完善时期

宋、元、明、清时期，中国的封建社会进入后期。

宋元时期战争频繁，疾病流行，因而产生了新的用药规范和治疗理论，而且还产生了十分具体的医德规范。例如，张杲的《医说》、寇宗奭的《医有八要》篇、林逋的《论医》、陈自明的《论医者更易良方》等，都对医德规范有具体而详细的论述。

明代已开始出现资本主义萌芽，受西方近代科学的影响，各种医学著作中关于医德的论述更加广泛、更加深入，医德原则、规范更加完善。陈实功（1555—1636）的《外科正宗》对我国古代医德做了系统总结，他概括的《医家五戒十要》被美国1978年出版的《生命伦理百科全书》列为世界古典医药道德文献之一。龚廷贤（1522—1619）在《万病回春》一书中首次对医患关系做了系统的论述。他认为正常的医患关系取决于医患双方，理想的医生要有三方面的修养：思想修养、理论技术修养和道德修养；理想的患者是能够积极配合治疗的。龚廷贤还在书中首次提出了患者就医道德规范："一择明医，二肯服药，三宜早治……"。

清代封建专制对内压抑反满思想，实行文字狱，对外闭关自守，使得当时国内的科学技术未能得到应有的发展，医学也同样趋于保守。这时的代表作主要有张石顽的《张氏医通·医门十戒》、陆以恬的《冷庐医话》。当时影响较大的是喻昌的《医门法律》"治疗"篇中提出的"六大失"、"六不治"，较为详细地论述了行医者应遵守的职业道德原则和规范，确立了医德评价的客观标准。

在宋、元、明、清时期，涌现出一大批受人爱戴、道德高尚的医家，如被誉为"金元四大家"的李杲、刘完素、张从正、朱震亨和明代大医药学家李时珍等人，他们不慕名利、精求方术、作风正派、忘我献身的崇高境界成为后人学习的楷模。

二、中国古代医德精神的内涵及其意义

（一）尊重和珍视生命的"贵人"思想

中国第一部医学典籍《黄帝内经》中说："天覆地载，万物悉备，莫贵于人。"《内经·素问》中的《疏五过论》和《征四失论》篇也提到医生应避免五种过错、四种过失，告诫医生要从病理、心理等方面分析病因，这样才能为患者解除疾病。唐代孙思邈的"人命至重，有贵千金，一方济之，德逾于此"的名言更说明了重视生命的珍贵和医德的重要性。

（二）"医乃仁术"的行医宗旨

"医乃仁术"意为医学是施行仁道主义的术业，它是儒家的仁义与医学本质的完美结合。我国儒家文化一直强调要"先知儒理"，"方知医理"。"儒医"代表了一般伦理学与医学密切结合的结果，仁既是一般伦理学的核心，也是医学伦理学的核心。《孟子·梁惠王上》称："无伤也，是乃仁术也。"历代医家皆以"医乃仁术"为行医宗旨、为医德的基本原则。唐代名医孙思邈强调医生必须"先发大慈恻隐之心，誓愿普救含灵之苦"。明代龚廷贤在《万病回春》中的"医家十要"篇中说："一存仁心，……二通儒道，……三通脉理，……四识病原，……十勿重利"。明代陈实功《外科正宗》中的"医家五戒十要"篇中，提出第一"要"为：先知儒理，然后方知医理。"医乃仁术"的命题即使在今天仍具有重要现实意义，它提示医学在任何时候都要坚持以人为本，要做到"仁"与"医"相结合，医患相互合作。

（三）"普同一等"的行医原则

古代医家从"仁爱救人"、"医乃仁术"的道德观念出发，强调对患者一视同仁，"普同一等"，"一心赴救"。孙思邈提出：作为一个医生要做到"若有疾厄来求救者，不得问其贵贱贫富，长幼妍媸，怨亲善友，华夷愚智，普同一等，皆如至亲之想。"明代医生闵自成仁而好施，丐者盈门一一应之不厌。医生赵梦弼赴人之急百里之外，中夜叩门，无不应者，七八十岁时"犹救以往"。朱丹溪是金元时代四大医家之一。他行医时，"四方以疾迎候者，无虚日"，先生"无不即往，虽雨雪载途，亦不为止"。仆人告痛，先生谕之曰："病者度刻如岁，而欲自逸耶？""婆人求药无不与，不求其偿，其困厄无告者，不待其招，注药往起之，虽百里之远，弗惮也。"宋代医生张柄，治病救人"无问贵贱，有谒必往视之。"元末明初的名医刘勉曾任太医，在他一生的医疗实践中，把"不分贵贱，一视同仁"作为自己的信条。他常说，"富者我不贪其财，贫者我不厌其求"。在等级森严的封建社会，人的道德地位是分等级的。我国古代医家这种崇尚把患者视为亲人似的医患关系的优良医风是十分可贵的。

（四）重义轻利的道德观

明代医生潘文元医术高明，行医施药从不计报酬。他虽行医 30 年，但仍贫穷得几乎没有土地。他死后，当地百姓万人空巷为他送葬，以表示哀悼。"杏林春暖"的佳话和"万人空巷"的传说代表了我国古代典型的重义轻利的道德观。

（五）清廉正派的行医作风

我国古代医家清廉正派的事例不胜枚举。如《小儿卫生总微论方》的医书中，就强调医生要品行端正，医风正派。明代陈实功在《医家五戒十要》的"五戒"的二戒中规定：凡视妇女及孀尼僧人等，必候侍者在旁，然后入房诊视，倘旁无伴，不可自看。张杲在《医说》中记载："北宋宣和年间的医家何澄，有一次为一患病缠年而百医不愈的士人诊治，其妻因丈夫抱病日久典卖殆尽，无以供医药，愿以身相酬。何澄当即正色说：娘子何为此言！但放心，当为调治取效，切勿以此相污！"这士人在何澄的精心治疗下终于获得痊愈。何澄的这种高尚的道德情操，一直为世代传颂。

（六）尊重同道的谦虚品德

孙思邈在其名著《大医精诚》篇中论述了医生与同行之间的关系："夫为医之法，不得多语调笑，谈谑喧哗，道说是非，议论人物。炫耀声名，訾毁诸医，自矜己德。"陈实功所著《医家五戒十要》中倡议："凡乡井同道之士，……年尊者恭敬之，有学者师事之，骄傲者逊让之，不及者荐拔之。"他的同行范风翼在《外科正宗》序中写道："我的同行陈实功君从来胸怀坦荡，仁爱不矜，表现了同业之间互相敬重，虚心好学的品德。"金元四大家中的养阴派首创人朱震亨（又名朱丹溪）曾为一患结核病的女子治病，病将愈，但其颊上有两个红点不消。朱丹溪实无他法可医，于是他亲笔写信让患者家人请江苏省的葛可久治疗，果然患者得以彻底痊愈。这些事例，感人至深，发人深省。

（七）注重道德的自律和修养

《黄帝内经》作为中国第一部医学典籍，它标志着中国传统医学理论体系的初步形成，是我国医学和医德教育方面的早期重要论著。孙思邈作为一个被历代医家所推崇的"精诚大医"，他十分重视道德的自律和修养。他少年时代因病而学医，以毕生精力致力于医药学研究。隋唐两帝曾多次召其做官,他拒而不受,终身为民除疾治病。他为解除麻疯患者痛苦,竟带 600 余名患者同住深山老林,不怕传染,亲自看护,精心医治,详细记录病情变化和治疗过程,对患者"莫不一一亲自扶养",共治愈了 60 多人。他德高望重,被人称为"孙真人"和"药王"。晋代的杨泉在《物理论》中说:"夫医者,非仁爱之士,不可托也;非聪明理达,不可任也;非廉洁淳良,不可信也。"即古代任用医生,一定要选品德好的人。北宋林逋在他的《省心灵·论医》中与此相关的另一句名言是"无恒德者,不可以作医"。"医生乃人命生死之所系……"此名言至今仍广为传诵。清代名医喻昌在其名著《医门法律》中,除了极大地丰富和完善了传统医德的医德评价理论外,他对医德的另一重要贡献,是他在医德修养上首倡医生的自我反省,他希望世界上有"自讼之医"。

(八)忠于医业的献身精神

许多古代医家具有不畏权势,不图名利,不计较个人得失,为医学事业和人民大众献身的精神。在封建社会,我国医家地位很低,常被列入"三教九流"之列,和算命看风水的同属一等,称做"医卜星相"。但他们为了救人,却弃绝官职,甘当人民医家。宋代范仲淹有"不为良相,愿为良医"之说。东汉名医华佗医技高明,却淡于名利,一生三次弃官,坚持民间行医。明代李时珍写的《本草纲目》是我国药物学的空前巨著,该书共 190 万字,52 卷,载药1892 种,收录药方 11096 个。他前后花了 27 年,阅书 800 余种,采访四方,三易其稿,系统总结了我国 16 世纪以前医药学的丰富经验,对我国的医药发展做出了重要贡献。晋代的皇甫谧,家中贫苦,自幼务农,20 岁发愤读书,42 岁因得风痹病半身不遂,耳聋。54 岁因治病服寒石散又大病一场,险些丧生,但他并没有因为身体不佳而弃学,反而一心扑在针灸学的研究上。经过多年不懈的努力,终于写成了《黄帝三部针灸甲乙经》的针灸学巨著。该书是我国现存最早的针灸学专著,较系统地阐述了针灸学的理论知识,为针灸学发展奠定了深厚基础。他被后人称为针灸学之祖。

我国古代医德学的优秀内容和传统,今天仍值得我们继承并结合时代的特点不断发展。但我国古代医德学也有其历史和阶级的局限性。主要表现在两个方面:第一,受封建宗法思想和等级观念及某些封建迷信思想的影响。例如:"三从四德"、"三纲五常"等封建道德观念,就使妇女看病受到一些清规戒律的限制。如明代李梴的《医学入门·习医规格》中说:"如诊妇女,须托其至亲先问证色与舌,及所饮食,然后随其所便,或证重而就床隔帐诊之,或证轻而就门隔帏诊之,亦必以薄纱罩手。贫家不便,医者自袖薄纱。"另外,封建统治阶级的"忠"、"孝"、"仁"、"义"、"礼"等伦理观念,对医德也带来消极影响。如"身体发肤,受之父母,不敢毁伤",把尸体解剖视为不孝、不仁、不义行为而被禁止,严重阻碍了我国人体解剖学研究的进展。我国古代医德规范要求中,还有不少儒家学说中封建宗法等级的表现。如《礼记·曲礼》中记载:"君有疾饮药,臣先尝之,亲有疾饮药,子先尝之。"这是封建的"君、臣、父、子"的宗法等级观念的表现。第二,我国古代医学道德虽有较完善的医德规范论述,但缺少较系统的伦理学理论。

三、中国近、现代医学伦理学形成与发展

(一)中国近代医学伦理学的概况

半殖民地、半封建的近代中国,不断遭到英国殖民主义者和其他帝国主义列强的瓜分

侵略。面对国家民族的存亡,林则徐领导了禁烟爱国运动,医家何其伟研究古方编辑成《救迷良方》一书。1838年,林则徐给皇帝的奏折的第四部分"戒烟断药方"就是根据何其伟的《救迷良方》改写的。正是林则徐领导的禁烟事业和何其伟的《救迷良方》,"拯救了中国四百万以上吸毒者,使他们脱离了痼毒的苦海,或恢复了健康,重新做人。"

晚清时期,许多具有爱国主义思想和民族主义思想的医生,开始探索救国救民的道路,他们的爱国主义精神充实了我国医学伦理思想的内容。这时最杰出的代表人物是孙中山和鲁迅。孙中山(1866—1925)出生于广东省香山县翠亨村的一个贫苦农民家庭,早年学医,1892年毕业于香港西医书院。他怀着"医亦救人之术"的意愿学医。他的伦理思想是讲"仁爱",这是他思想体系中的一个重要组成部分。他"济世为怀","粟金不受,礼物仍辞",被人奉为"孙菩萨"。鲁迅也是怀着"医学不仅可以给苦难的同胞解除病痛,但愿真的还可以成为我们民族进行社会改革的杠杆"的希望学医的。这两人都是从医家成为革命家、从医人转为医国,从重医德进而重政德的代表。

民国时期,随着西方医学在我国的进一步传播和发展,出现了西医和中医问题的长期论争。当时有三派观点:一派主张全盘西化;一派主张完全复古;一派主张中西汇通。这三派中,中西汇通派,看到了中西医各自的长处,如施今墨、恽铁樵、张锡纯等代表人物,他们在主张中西医相互学习和促进祖国医学发展方面,取得了卓越的成绩。从此在我国逐步形成了中医、西医、中西医结合并存,共同造福人类健康的新局面。

1932年6月,爱国学者、现代医学教育家、我国医学伦理学先驱宋国宾(1893—1956),撰写出版了我国第一部医学伦理学专著《医业伦理学》,他在书中以"仁"、"义"这一传统道德观念为基础,对"医师之人格"、"医生与患者"、"医生与同道"、"医生与社会"的"规己之规"作了精辟的论述,强调医生必须加强医德修养,"良医当勤其所学,忠其所事,出其热忱,修其仪表。"他的学说,不仅在当时具有"众醉独醒之卓见",而且为我国近、现代医学伦理学的发展作出了重要的贡献。

从中国近代医学伦理学的发展情况可以看出,这时期的医学人道主义精神得到了升华,突出体现了高度的爱国主义、人道主义和中西文化交流的特色。

(二) 中国现代医学伦理学的发展

我国社会主义医德的形成始于我国新民主主义革命时期。新民主主义革命时期的医德,包括红色根据地的医德、抗日根据地的医德、解放区的医德。这个时期的医德,是反对帝国主义、封建主义和官僚资本主义的斗争中,我们党为了适应长期革命战争的需要,从无产阶级和劳动人民的根本利益出发,在继承和发扬我国古代医德优良传统的基础上,创建了人民医疗卫生事业。1931年,毛泽东为红色卫生学校制定了"培养政治坚定,技术优良的红色医生"的医学教育方针。1941年,毛泽东又为中国医科大学题词:"救死扶伤,实行革命的人道主义。"这个题词是对当时我军医疗卫生工作宗旨的精辟概括,同时也反映了这一时期医疗卫生工作的显著特点和医务人员的优良医德,成为我国的医学伦理学基本原则。我国的医务人员和患者都在此著名题词和毛泽东的《为人民服务》、《纪念白求恩》等著名文章的思想指导下,共同参与到治疗活动中,构成了平等的同志式的新型医患关系。总之,我国在新民主主义革命时期这段长期防病治病和抢救伤病员的实践中,形成了具有战争特色的闪烁着共产主义思想的医德,这便是我国社会主义医德的基础。

新中国成立后,我国现代医学伦理学的发展经历了曲折前进的三个阶段。

第一阶段(1949—1966):新中国成立到"文革"前。新中国成立以后,防病治病,救死扶伤,全心全意为人民群众服务的医学伦理思想和医学伦理原则,在更加广泛的范围内得到体现和发展。在这时期,党领导全国人民对旧中国遗留下来的医药卫生事业进行改造和整顿。1949 年中国人民政治协商会议通过了《共同纲领》,其中第四十八条规定了"提倡国民体育,推广医药卫生事业,并注意保护母亲、婴儿和儿童的健康"的任务。1952 年党中央提出了卫生工作要"面向工农兵,预防为主,团结中西医,与群众运动相结合"的四大方针。1954 年 9 月,我国第一部宪法第九十三条明确规定了保护人民群众健康的权利,确立劳动者有权享受休息、休养、治疗和福利设施。从 1950 年起,人民政府就不断扩大和新设医疗卫生机构,大力发展医学教育和科学研究。组织防治医疗队在控制危害人民健康的重大传染病如霍乱、鼠疫、性病、血吸虫病等方面,以及在常见病、多发病、地方病普查普治方面取得了可喜的成绩。与此同时,党在社会范围内开展了社会主义和共产主义思想教育,倡导学习白求恩精神,争取做白求恩式的医生,清除剥削阶级思想影响,广大医务人员思想觉悟和医德修养显著提高。在抗美援朝战争中,我国医药卫生界先后组织了 308 个医疗防护增援队入朝工作,发扬了白求恩的国际人道主义精神,为中朝人民和志愿军伤病员服务,为抗美援朝战争的胜利作出了巨大的贡献。在和平建设时期,也谱写了像抢救邱财康等阶级弟兄生命的一曲曲医学人道主义的凯歌,为社会主义医德谱写了新的篇章。

第二阶段(1966—1976):"十年动乱"时期。由于受到"文化大革命""左"的思想的干扰破坏,伦理道德被作为"封建主义"、"资本主义"、"修正主义"的东西横加批判,医学伦理学的研究被视为禁区,严重阻碍了我国医学伦理学的建设和发展。医院内的一些行之有效的规章制度被斥为"条条框框",被砸烂废除了,医护人员之间的分工取消了。医疗工作秩序混乱,医疗质量受到严重影响,差错事故时有发生,医疗纠纷不断,社会主义医学人道主义精神受到玷污。这十年的医德是科学与愚昧的搏斗,是团结发展中西医与摧残中西医相结合思想的搏斗。社会主义医学人道主义精神遭到严重损害,社会道德和医德出现倒退。但是,社会主义医德已深深扎根在广大医务人员心里,在医药卫生队伍中,绝大部分医务人员仍然是忠于职守,排除干扰,忍辱负重,抱着对人民健康负责的态度,勤奋工作,并且仍然保持着高尚的医德情操。

第三阶段(1976—1988):自 20 世纪 70 年代末医学伦理学在中国复兴以后,特别是党的十一届三中全会以来,党在指导思想上拨乱反正,恢复了党的实事求是的思想路线,并把职业道德作为社会主义思想道德建设的重要内容之一。

总的来说,新中国成立后至党的十一届三中全会之前,我国的卫生政策侧重于预防为主,卫生工作重点放在农村和中西医结合上,体现了社会主义医学伦理学的价值取向,即为社会绝大多数人谋利益。但这一时期我国的医学伦理学理论基础相对薄弱,主要依靠政治哲学对它进行指导,即社会主义的集体主义价值观念是医学伦理学价值判断的准绳。

(三) 生命与健康伦理学阶段

生命与健康伦理学是近现代医学伦理学的进一步发展和完善,它不仅研究并回答了医学科学高度发展引发的医学难题,而且将视野由医疗卫生领域扩大到整个生命与健康科学各个领域,于 20 世纪 60 年代末形成于美国至今。

中国比较系统地对医学伦理学进行教学和科研始于 20 世纪 80 年代。1981 年 6 月,在上海举行了第一次全国医学伦理学学术讨论会,会议拉开了医学伦理学理论研究新的一幕。它标志着中国的医学界、理论界已开始认识到医学伦理学理论建设与医学发展的关系,并且开始了我国的医学伦理学理论建设。会议提出的医德原则是"全心全意为人民服务;救死扶伤、防病治病;实行革命的人道主义。"这一原则被以后十年的医德实践证实是符合中国国情的。1982 年,全国第二次医德大会在大连召开,会议探讨了人工授精、试管婴儿、安乐死、器官移植等新领域中的伦理问题。1984 年,全国第三次医德讨论会在福州举行,除了理论问题向纵深发展之外,全国医学院校已经注意到了医德教育,纷纷成立了教研室,相继开设医学伦理学课,进一步推动了医学伦理学的理论研究。1986 年,全国第四次医德讨论会在南宁召开,讨论的主要问题是医学伦理学的义务论、价值论、公益论的理论与实践、个人伦理与社会伦理的关系和结合,道德理论与道德实践的转化和提高,以及中国伦理法规和护理伦理法则及生命伦理问题。1988 年 10 月,全国第五次医学伦理学讨论会暨中华医学会医学伦理学会成立大会在西安召开。这次会议标志着我国医学伦理学的理论队伍已经形成并走向正轨。1991 年 6 月,全国第六次医学伦理学会在成都召开,会议总结了前 10 年的医德建设,并对 90 年代提出了展望。

自 20 世纪 80 年代以来,随着我国医学院校医学伦理学课的开设,杜治政著《医学伦理学纲要》等一大批医学伦理学教材也先后陆续出版,具有中国特色的医学伦理学体系随之基本确立。《医学与哲学》和《中国医学伦理学》的专业杂志也于 1980 年和 1988 年先后创刊,对推动我国医学伦理学的发展起了重要作用。

我国自 20 世纪 90 年代以来,随着改革开放和发展社会主义市场经济以及科学的进步,人们的道德观念、价值观念发生了重大变化。我国社会主义医学伦理学面临生命与健康伦理学的挑战,遇到了安乐死、临终关怀、人类辅助生殖技术、器官移植、严重缺陷新生儿的处理、人体实验等大量社会、伦理、法律等问题。我国医学伦理学工作者为此开展了一系列学术活动。1988 年 11 月,在上海召开了全国首次安乐死和脑死亡理论讨论会。1990 年在上海召开了全国性健康道德专题讨论会。1999—2001 年,我国的生命伦理学学术活动十分活跃,其特点体现在人类基因组研究、克隆技术研究、遗传生殖技术发展应用等相关伦理问题的凸现和探讨的白热化;器官移植等临床医学领域与伦理学相关案件的出现及媒体的关注;国家卫生保健制度及机构改革与生命伦理学学术界的参与;生命伦理学、医学伦理学领域对医学生、医务人员职业道德的重视和反思;中国两岸三地及国际生命伦理学界加强合作,多次联合召开会议等。关于生命伦理学研究的论著也陆续出版,如邱仁宗著《生命伦理学》、《生命伦理学基础》,杜治政著《医学伦理学探析》,邱仁宗、瞿晓梅主编的《生命伦理学概论》,沈铭贤主编的《生命伦理学》,徐宗良、刘学礼、瞿晓敏著《生命伦理学:理论与实践探索》,孙慕义、徐道喜、邵永生主编的《新生命伦理学》等。生命伦理学正在走近我们。当代医学实践和医学科学发展对医学伦理学提出的一系列需要回答的生命与健康的新课题,已将我国当代医学伦理学推向了生命与健康伦理学发展的最新阶段。

第二节　国外医学伦理学的发展历史

国外医学伦理学的演变和发展,与医学所处的社会制度、宗教信仰、经济、文化背景等有着密切的关系。大体上以欧洲的文艺复兴为界,分为文艺复兴以前的古代和中世纪以传统医学为特点的医学伦理学、文艺复兴以后以实验医学为特点的近代医学伦理学。

一、国外古代的医德学阶段

国外古代的医德学包括古代和中世纪,也就是文艺复兴前。这一时期的医学伦理道德与我国古代情况相似,是属经验医学阶段的医德,其特点是实践经验的积累,并逐渐形成理论体系,带有明显的自然哲学的特色,是一种尽义务为宗旨的行医美德。

(一) 古希腊的医德

古希腊是西方医学的发源地。古希腊医学约在公元前4世纪形成。随着医学的产生,医德也伴随着出现。古希腊医德最早是由被称为西方"医学之父"的古希腊杰出名医希波克拉底(Hippocrates,公元前460—前377)提出来的,他既是西方医学的创始人,又是西方传统医德的奠基人。希波克拉底生活的年代,医巫并存,医德也带有浓厚的僧侣医学和寺院医学的色彩。他的主要功绩在于他把古希腊元素论思想应用到医学领域,创立了"体液学说",并把机体的生理、病理过程作为统一整体来认识,使医学逐渐摆脱了宗教迷信的束缚,从而创立了医学体系和医德规范。他的代表作是《希波克拉底全集》,这部典籍收入了《誓言》、《原则》、《操行论》等医学伦理文献。《希波克拉底誓言》为医生取信于民提供了思想武器,它给西方各国的医生树立了楷模,后来欧洲人学医,都要按这个《誓言》宣誓。

《希波克拉底誓言》是一部经典的医德文献,其主要内容有:第一,阐明了行医的宗旨,"遵守为病家谋利益之信条";第二,强调医生的品德修养,"无论至于何处,遇男遇女,贵人及奴婢,我之唯一的目的,为病家谋幸福,并检点吾身,不作各种害人及恶劣行为,尤不作诱奸之事";第三,要求尊重同道,"凡授我艺者敬之如父母,作为终身同业伴侣,彼有急需我接济之。视彼儿女,犹如兄弟,如欲受业,当免费并无条件传授之";第四,提出了为病家保密的道德要求,"凡我所见所闻,无论有无业务关系,我认为应守秘密者,我愿保守秘密";第五,也提出了行医的品质和作风,"我愿尽余之能力及判断力所及,遵守为病家谋利益之信条,并检束一切堕落及害人行为,我不得将危害药品给与他人,并不作该项之指导,虽有人请求亦必不与之"。这些医学伦理思想都曾极大地影响了后世医学和医德的发展。至今仍然是医务人员和医学生医学伦理道德的基本教材。但是,作为医学伦理学的古典文献,它也有一定的历史局限性,如"誓言"中提到自己的医术和行医成绩是神授予的,传授医学存在"家传"和"行会"特点,对人工流产采取绝对排斥等,这些思想也对后世产生一些消极影响。

(二) 古罗马的医德

公元2世纪,古罗马人占领了古希腊后,继承了古希腊的医学和医德思想。罗马名医盖仑(Galen,130—200)继承希波克拉底的"体液学说",发展了机体的解剖结构和器官生理概念,创立了医学和生物学的知识体系,打开了早期实验医学之路,使古希腊医学和古罗马医学后来发展成为整个西方医学。盖仑不仅对医学做出了贡献,而且在推动古罗马医德发展方面也有不少建树。他曾愤怒地指责当时罗马的一些医生把目标全放在用医疗技术换取金钱上,指出:"作为医生,不可能一方面赚钱,一方面从事伟大的艺术——医学。""我研究医学,抛弃娱乐,不求身外之物"。这些医德思想,对西方医德的发展起了一定作用。但由于盖仑的思想体系是唯心主义的,如他认为人体的每个部分的功能都是上帝精心安排的结果,因而被基督教神学所利用,致使在中世纪长达一千多年的时间里医德深深涂上宗教的色彩,医学和医德的发展较长时间处于停滞状态。

(三)古印度的医德

印度是世界文明的发源地之一,医学发展很早。其医德最早主要表现在公元前 5 世纪名医、印度外科鼻祖妙闻的《妙闻集》,和公元前 1 世纪印度名医、印度内科鼻祖阇罗迦的《阇罗迦集》的言论中。他们对医学本质、医生职业和医学伦理都有精辟的论述。妙闻在文集中指出:医生要有一切必要的知识,要洁身自持,要使患者信仰,并尽一切力量为患者服务。并说:正确的知识、广博的经验、聪明的知觉及对患者的同情,是为医者的四德。《阇罗迦集》中也有待患者应有"四德"的提法,反对医学商品化。阇罗迦在文集中说:"医生治病既不为己,亦不为任何利欲,纯为谋人类幸福,所以医业高于一切;凡以治病谋利者,有如只注意砂砾,而忽略金子之人。"公元 1 世纪印度的医书《查拉珈守则》规定:医生应该不分昼夜,全心全意为患者,医生即使医术高明,也不能自我吹嘘,要为患者隐讳,生命的知识无涯,因此必须努力,等等,这些论述都体现了医学人道主义精神。

(四)阿拉伯的医德

公元 476 年古罗马帝国灭亡,欧洲奴隶制瓦解。此后的 1000 多年时间内,欧洲处于中世纪黑暗时代,宗教神学占统治地位。这一时期的医学伦理学虽有发展,但具有浓厚的宗教色彩,使医德成为宗教观念为轴心的医德。但在这个时期,阿拉伯地区的医德却有发展。它继承和发展了古希腊以来的医学和医德传统,成为世界医学史和伦理学发展史上的一个重要阶段。阿拉伯医学和医德上有建树的突出代表人物是犹太人迈蒙尼提斯(Maimonides)(公元 1135—1208),他著有《迈蒙尼提斯祷文》,这是古代医德史上一篇具有重要学术价值和广泛社会影响的文献。《祷文》中提出:要有"爱护医道之心"、"毋令贪欲、吝念、虚荣、名利侵扰于怀",要集中精力"俾得学业日进、见闻日广";要诚心为患者服务,"善视世人之生死","以此身许职",总之,《祷文》在行医动机态度和作风方面表现出了高尚的医德思想,它是在医德史上堪与西方医德中的《希波克拉底誓言》相媲美的重要文献之一。尽管如此,《祷文》把行医的成绩都归功为神的功劳,仍可看到宗教神学的深刻影响。

二、国外近、现代医学伦理学发展

(一)国外近代医学伦理学的概况

国外近代的医学伦理道德是从 14 世纪到 16 世纪的欧洲文艺复兴后开始的。这一时期的医学伦理道德是以实验医学为特点的。文艺复兴运动冲破了中世纪封建宗教统治的黑暗,当时代表新兴资产阶级生产关系的先进思想家们提出了人道主义的口号,批判了以神道为中心的传统观念。人道与神道的斗争,尖锐地反映在医学领域中。人道主义作为反封建统治的武器,为医学科学和医德摆脱中世纪宗教统治和经院哲学的束缚起了巨大作用,促进了以实验医学为基础的医学科学迅速发展。

16世纪,西班牙著名的医学家塞尔维特(Servetus)(1509—1553)通过解剖学的研究,提出了血液的循环学说,否定了盖仑的"三灵气学说",因而触怒了基督教,1553年10月他被教会以火刑处死,为医学科学献出了宝贵的生命。解剖学之父,比利时医学家维萨里(Vesalius)(1514—1564),不畏艰辛,勇于实践,在郊区荒冢盗取残骨,在绞刑架下盗取残骸,历经5年,终于完成了《人体的构造》一书,打下了现代医学完整而巨大的构架基础。但他最终也被教会迫害而死。

17世纪,实验生理学的创始人之一,英国医生威廉·哈维(William Harvey)(1578—1657),在塞尔维特等前人研究成果的基础上,用实验方法发现了血液循环学说,成为生理学的先驱,他的学说标志近代医学的大发展。恩格斯说:哈维由于发现了血液循环而把生理学(人体生理学和动物生理学)确立为科学。近代医学便牢固地在生物科学的基础上发展起来。随着近代医学的发展和医疗卫生事业的日益社会化,特别是医院出现以后,向医学实验伦理道德不断提出了新的课题。医生除了个人行医外,集中行医日益成为医疗活动的主要形式,医疗卫生成了一种社会性事业,医生与患者的个人关系扩大为一种社会关系。针对这个新课题,不少医家进行了研究。18世纪,德国柏林大学教授胡佛兰德(Hufeland)(1762—1836)的《医德十二箴》就是其中的代表作。《医德十二箴》中提出了救死扶伤、治病救人的医德要求,在西方医学界广为流传,被称为《希波克拉底誓言》的发展。之后不久,即1781年,英国医学家、医学伦理学家托马斯·帕茨瓦尔(Thomas Percival)(1740—1804)专门为曼彻斯特医院起草了《医院及医务人员行动守则》,《医学伦理学》也于1803年出版。医学伦理学作为一门独立的学科,首先产生于18世纪的英国,并以1803年托马斯·帕茨瓦尔的《医学伦理学》一书的出版为标志。此书一个最大的特点是为医院而写的。它对医学伦理学的重大贡献在于:突破了医德学阶段仅有的医患关系的内容,引进了医际关系,即医务人员之间的关系,医务人员与医院的资助之间的关系等。1847年,美国医学会成立,以帕茨瓦尔的《守则》为基础,制订了医德教育标准和医德守则。内容包括:医生对患者的责任和患者对医生的义务;医生对医生及同行的责任;医务界对公众的责任,公众对医务界的义务等。1964年8月,为解决战争中伤病员的救护和战俘问题,由瑞士发起在日内瓦召开会议,于1884年签订了万国红十字会公约,规定了医务人员在敌对双方保持中立性原则,成立了战地救护和战俘救护的组织机构。1949年8月,61个国家在日内瓦举行会议,订立《关于保护战争受难者的日内瓦公约》以后,医学伦理学迈步走向成熟,日益向着系统、规范化、理论化方向发展。

(二)国外现代医学伦理学的发展

20世纪以来,医学科学的社会化使医学对社会担负起越来越多的道德责任。以前,各国虽然制定了许多医德规范,但已不适应医学和医德发展及国际交流的需要,于是制定世界医务人员共同遵守的国际性医德规范就显得十分迫切。

其中影响较大的有:1946年,纽伦堡国际军事法庭通过了著名的《纽伦堡法典》,制定了关于人体实验的基本原则:一是必须有利于社会;二是应该符合伦理道德和法律观点。

1948 年,世界医学协会出版了经过修改的《希波克拉底誓言》,并汇编成《医学伦理学日内瓦协议法》,它标志着现代医学伦理学的诞生。1949 年,世界医学会在伦敦通过了《世界医学会国际医德守则》,进一步明确了医生的一般守则、医生对患者的职责和医生对医生的职责共三个方面的内容。1953 年 7 月,国际护士会议制定了《护士伦理学国际法》,1965 年 6 月在德国法兰克福会议上修订并采纳,并于 1973 的通过时作了重要修改。1964 年,在芬兰赫尔辛基召开的第十八届世界医学大会上通过了《赫尔辛基宣言》,制定了关于指导人体实验研究的重要原则。此文献于 1974 年又作过重要修改,强调了人体实验要贯彻知情同意原则。1968 年 6 月,世界医学大会第 22 次会议在澳大利亚的悉尼召开,通过了《悉尼宣言》,确定了死亡道德责任和器官移植道德原则。1972 年 10 月,第十五次世界齿科医学会议在墨西哥举行,通过了《齿科医学伦理的国际原则》,作为每位齿科医生的指南。1975 年 10 月,在东京召开的第二十九届世界医学大会上,通过了《东京宣言》,规定《关于对拘留犯和囚犯给予折磨、虐待、非人道的对待和惩罚时,医师的行为准则》。1977 年,在夏威夷召开的第六届世界精神病学大会,通过了关于精神病医生道德原则的《夏威夷宣言》。以上这些文件,都从不同方面对医务人员提出了国际性的医学道德原则。

与此同时,各个国家相继制定了全国性的医德法规与文件。如 1962 年日本最高法院制定了《安乐死条件》,1966 年颁布了《医道纲领》,1971 年制定了《日本齿科医疗伦理章程》,1982 年日本医学会制定了《医院伦理纲领》;1963 年英国医学会制定了《人体实验研究》的道德法规,1974 年英国国家科学院(NAS)发布了基因工程研究工作的规定;1968 年,美国医学会发表了《器官移植的伦理原则》,1973 年美国医院联合会提出了《患者权利法案》,1976 年美国护士会(ANA)制定了《美国护士章程》,1984 年美国生育学会发表了《关于体外授精的道德声明》,1988 年颁布了《美国医院的伦理守则》;1970 年《苏联和各加盟共和国卫生立法纲要》中对医务人员的医德作了明确规定,1971 年苏联通过了《苏联医师宣言》,要求每一名医学毕业生要进行宣誓;丹麦也于 1978 年制定了《丹麦医学生毕业誓词》;法国颁布了长达 90 条的《医学伦理学法规》。

1981 年 10 月,在澳大利亚悉尼召开了第十二届国际医院协会会议,会上就医院与初级卫生保健、医疗评价、医院与残疾者等问题进行了探讨。国外学者目前对残疾人的道德问题也很重视。1989 年在德国召开、1990 年在美国召开的第一届、第二届国际医学未来学术讨论会上,均把残疾人的道德问题列入主要议题。

三、生命与健康伦理学新阶段

现代医学的发展在很大程度上依赖于科学技术的进步,而新的科学技术在医学领域中的应用,必然会引起一系列的伦理问题。近三四十年以来,生殖技术与生育控制问题、死亡标准与安乐死问题、优生学与缺陷新生儿处理问题、医疗资源分配与使用问题等,使传统的医学道德陷入了困惑。为研探这些难题,生命伦理学便应运而生了。

生命伦理学(Bioethics)于 20 世纪 60 年代末形成于美国并发展至今。1971 年美国人波特(Potter VR)在《生命伦理学——通往未来的桥梁》一书中首次使用"生命伦理学"一词,并定义为:用生命科学来改善生命的质量,是"争取生存的科学"。1978 年美国肯尼迪生命伦理学研究所编写的《生命伦理学百科全书》给生命伦理学的定义较为科学,即"根据道德价值和原则对生命科学和卫生保健领域内的人类行为进行系统研究"的科学。它的具体内容包括卫生事业提出的伦理学问题、生物医学和行为的研究、医学面临的广泛的社会问题、医学高技术中的医德难题;提高改善生命质量和人的发展潜力等。人类进入 21 世纪的今天,由于社会的发展,人们更重视健康,所以健康与健康伦理不仅是医学伦理学研究的重要课题,而且是全人类生存与发展的首要问题。国际生命伦理学会主席 Danie Wikler 把这个阶段称为人口健康伦理,目标是人人享有保健。WHO 总干事 G・H 布伦特说:"21 世纪是改革所有年龄人口生命质量的世纪,人的生命质量其核心是身体健康,不仅是个人,而且要面向全体人群。"这标志着医学伦理学已步入了生命与健康伦理学崭新的阶段。

第三节　中外医学伦理的差异

中国医德传统与国外医德传统分别产生于不同的历史文化背景,具有不同的医德价值观,但它们都是与医学相伴而生的,并且随医学的发展而发展,同为医学发展不可缺少的一部分。中外医家都认为医学与人的生命密切相关,医术是"仁术",强调行医者必须具有高尚的医德,以治病救人为唯一目的,不得以医谋私敛财。比较中外医德传统的异同,把握它们的共同一致性,分析它们的不同特点,让中外医德在互相学习借鉴中取长补短,共同繁荣,共同发展,共同进步,对推动现代医学事业健康良性发展具有重要意义。

一、中外医学伦理的共性

(一)在多元文化的冲突和融合过程中形成和发展

不管是中国的医学伦理学还是国外的医学伦理学,都不是一元的,各种宗教、哲学思想在医学伦理学中都有反映。中国古代的主要宗教、哲学体系的儒道思想对中国的医学伦理思想的形成和发展均有显著的影响,如被人称为中国古代医学伦理经典的孙思邈的《大医精诚》,实际上就包含了儒家、道家、佛家三家的道德观。古代西方社会医学道德观念的伦理学基础主要受到了传统犹太教、基督教、天主教和古希腊、古罗马时期的自然哲学思想的影响。所以,在医学伦理学领域存在着各种理论,如道义论、价值论、美德论、后果论、自然律论等。这些理论之间有共同之处,有些还存在着矛盾和冲突。

(二)强调人的生命神圣,重视发挥医德的作用

战国时期的《黄帝内经》指出:"天覆地载,万物悉备,莫贵于人","人命至重,贵于千金"。西方的毕达哥拉斯也认为:生命是神圣的,因此我们不能结束自己或别人的生命。当然,中国传统医德的"生命神圣论"是在"身体发肤,受之父母"的宗法观念指导下,感到生命是神圣的;而西方传统医德的"生命神圣论"则是在强调个人价值的基础上产生的。在"生命神圣论"思想的指导下,中外医学伦理学都十分重视发挥医德的作用。历代医学家都把救活人的性命、恢复患者健康作为自己的从医目的,并为此而严格要求自己,从患者的利益出发,提出了许多高尚的医德规范。中外古代医德主要是以个人誓约的形式散见于医学论著之中,其中大部分是个人医疗实践经验的总结,是零散、不系统的,主要用来约束自己的思想、行为和对弟子言传身教。

（三）提倡"泛爱众"或"博爱"的人道主义精神

影响中国医学伦理学最深的哲学思想是儒家思想，西方医学伦理学则与西方宗教伦理思想一脉相承。儒家和基督教都提倡"泛爱众"或"博爱"精神，将行医施药、治病救人作为施仁爱于他人的最好手段，医学与道德的耦联在中西方文化传统中都得到了充分体现：儒家认为"医乃仁术"，基督教主张医生以爱、真诚、同情来善待生命。当然，儒家的"仁爱"、"泛爱众"与基督教的"博爱"并非如出一辙。例如，儒家和基督教都认为报恩心和同情心是"爱"的动因，但儒家的报恩心是指向他人的，如"孝悌也者，其为仁之本欤！"而基督教的报恩心则是指向上帝的，正如弗莱彻所指出："我们为世人服务便是为上帝服务。这就是我们报答上帝之爱的方式。我们只有如此才能报答上帝之爱。"尽管渊源不同，中西方医学伦理学都有着"救死扶伤，尊重生命；一视同仁，奉行人道"的优良传统。

（四）面临着相似的问题

现代医学科学的发展对中外医学伦理学都提出了一些新的问题，归纳起来，大致有以下几点。

（1）在当前劳动分工发展到以相互密切协作为基础的社会大生产阶段，医疗卫生事业已由原来医患的私人关系发展为社会性事业。作为一种社会性事业，就要考虑收益分配是否公正，是否能利用已有的公共卫生资源为大多数人带来最佳的医疗服务。

（2）以往以宗教经典或圣言规范下的医疗行为，现代医学伦理学已较少涉及。由于生物医学技术的广泛应用和迅速发展，医疗支出的增多，以及价值的多元化，现代医学伦理学更多地涉及患者、医务人员与社会价值的交叉或冲突，以及由此引起的医患关系不协调等伦理学难题。

（3）非自然的生殖方式、避孕、人工流产、绝育、产前诊断、遗传学检查、遗传学筛选、遗传咨询、基因治疗、基因工程等技术带来的利害得失如何权衡。

（4）如何正确认识死亡与安乐死，死亡的定义是心脏停搏还是脑死亡，安乐死是否符合医学伦理学。

（5）医学的发展使得新生人口增长与死亡人数减少，从而加大了对生态环境的压力。环境污染、植被破坏、温室效应、臭氧层破坏、酸雨等对全球人类的身心健康产生了严重影响。如何促使人与自然协调发展，客观上要求把保护生态环境作为保护人类健康的根本前提。伦理学的一系列基本原则和规范值得医学伦理学借鉴。因此，应该把人与自然的协调发展作为人类健康生存之道，坚决排斥传统伦理学中"人类中心论"思想。

二、中外医学伦理的区别

中外医德传统既有着行医目的、行医原则、医德良心等诸多一致性，也存在着文化背景、表现形式、传播方式等重大差异。具体地说，中外医学伦理的主要差异表现在以下几个方面。

（一）所处的经济文化背景不同

中国古代医学伦理道德观念深受儒教、道教、佛教哲学和宗教思想的影响。儒家以"仁爱"为核心的道德哲学思想和以"孝"为核心的宗法道德规范，道教"重生恶死，以生为乐"的生命观,佛教"布施得福"、"因果报应"等宗教思想,对中国古代的医学伦理道德观念的形成都产生了重要的影响。而国外古代医学伦理道德观念主要受西方三大宗教即传统犹太教、基督教、天主教和古希腊、古罗马时期的自然哲学思想的影响。"上帝主宰人的生命与健康"、"生命神圣原则"、"博爱与慈善"等宗教伦理思想对西方医学道德观念的形成和医学伦理思想的发展产生了重要的影响。中世纪的西方天主教学者从基督教神学伦理学的观点探讨医学伦理学。古希腊和古罗马时期的自然哲学思想中,有很多思想是医学与哲学思想结合的产物,这些思想也成了早期医学道德观念和医学伦理思想的来源。

（二）具有各自不同的突出特征

中国古代医学伦理的突出特征:一是具有较强的人民性,我国古代医学伦理强调"仁者爱人"、"一视同仁",要求"博施济众"、"贫富虽殊,药施无二",凡病家来请"不以贵贱,有所召必往",因而,我国古代医家身上表现出来的高尚医德思想,在很大程度上代表了当时劳动人民的愿望和要求,具有较强的人民性;二是强调医德的自觉性,与国外医学伦理相比,我国古代医德思想具有更高的自觉意识,历代医家视治病救人为己任,对"苦恶求教者,一心赴救",十分注重自身品德修养与"慎独"自律,医德思想已经成为他们的自觉意识并贯穿于行动之中。

国外古代医学伦理的突出特征:一是着眼于患者的福利和健康,例如,对待生与死的问题,国外医德思想认为"痛苦的、空虚的生命比死还坏",安乐死是符合患者利益的,是道德的;器官移植是为了成千上万的人获得生命与幸福,也是道德的;二是着眼于医学的发展,对于人体试验,中国的世俗观念认为是不道德的,而国外医德思想认为在医学发展的过程中,人体试验是必要的、可行的,是符合伦理道德的,它使广大医务工作者敢于理直气壮地开展各种人体实验,从事医学研究,促进医学的发展;三是直接为医学实践服务,国外医学伦理所研究的问题,大部分来自于实践,而且不少是迫在眉睫的问题,如器官移植,虽然较广泛的器官移植发生于1985年之后,但从20世纪50年代就开始了对器官移植伦理问题的研究,从而为医学实践提供了伦理上的支持。

（三）关注的重点问题不同

中国古代医学伦理主要强调个人品德,而国外古代医学伦理更加关注公德建设。中国是以农耕文化为主的社会,重农轻商,以家庭为生产单位,故而以家族生活为主。中国民族富于内向性,注重道德教化,强调慎独。古代中国居统治地位的儒家思想不是提出独断的标准、行为规范或准则去约束人,而是要求人们通过自己的反省,自己去判断行为的对错。而在西方的中世纪,在政治、经济各方面,社会集团随处可见,这种集团生活对于法制精神、一般公德的培养是重要的。11世纪后期工商业的兴起与发展,工商业者都过着集团生活,直至18世纪逐渐解体,为近代自由工商业体系所取代。近代欧洲资本主义制度的兴起,医学社团作为协调内部关系、解决外部纠纷的作用愈加突出,医学伦理学准则成为维系社团存在与发展的重要基础。基于以上因素,西方医学伦理重视医学道德的规范化、制度化建设,中国古代医学道德强调的是个人品德的修养。

（四）思维方式不同

中国古代医学伦理受传统文化影响,对人体生命活动和疾病本身的认识,始终贯穿着整体观,要求医生辨证施治。《黄帝内经》的辩证观,就是朴素辩证法在医学上的典型体现。中国历代医家都提出过,在为患者治病时,要联系自然环境、社会因素及人体自身的情况进行辨证分析,做到因时、因地、因人、因证而异的行医要求。而国外医学伦理则重"局部",采用"机械论"方法,等等。思维方式重逻辑,重分析,突破传统,探求真知,苏格拉底的"知识即道德"的观点对西方传统医德观念有深刻影响。

(五) 传承方式不同

中国古代医德受传统文化影响,其传承方式以师徒相授、言传身教为主。即在传授医术的同时进行医德感化,要求医家用自己的言行,耳提面命对弟子以感召,使弟子掌握医术,又受到医德的启迪。国外医德则以学校教育为主要传承方式。早在 2000 多年前,古代希腊就出现了许多学园,并在学园里传授医术和医德。这成为后来西方传播医德的主要方式。学校教育,使医德传播形式与内容相对地规范化、系统化、条理化。

思 考 题

1. 医德发展史对我们有什么启示?
2. 中国医德史上最著名的代表著作是什么? 最著名的代表人物又有哪些?
3. 试述古代传统医德精神的内涵及其意义。
4. 现代医学伦理学与传统医德有何不同?

第三章
医学伦理学的基本理论

本章提示

　　医学伦理学的基本理论是构成医学伦理学学科体系的基石,医学伦理的原则、规范、判断和行为等都是建立在此基本理论之上的。医学伦理学的基本理论主要有:人性论、生命论、人道论、美德论、义务论和效果论等。

案例 3-1:世界上接受手术最多的人

　　患者雅各斯,49 岁,英国人。患者出生 20 个月,突然出现窒息现象。送入医院后,医生发现气管壁上长出一颗息肉,阻碍呼吸。医生通过外科手术把息肉切除。术后 2 周,息肉再度长出,结果又进行了第 2 次手术。但息肉重生问题仍然无法根治。在其 1～5 岁的五年里,每隔 2 周接受一次切除术。在二战期间,因麻醉药缺乏,在未经麻醉的情况下手术。患者疼痛不已,嚎叫声震撼医院。在第 2 次手术时还做了气管切开术,在喉部开了一个小孔,插入一条胶管,使他能呼吸。但患儿无法发声,变成了哑巴。20 岁时,一边肺叶感染,于是又做了肺侧切除术。至 49 岁时,他先后一共接受了 324 次手术,成为世界上接受手术最多的人,《海外文摘》称他是"最痛苦"的人。

【问题】

　　(1)此案例医务人员遵循的是什么道德观?

　　(2)从生命质量观看此举对患者、家属和社会带来怎样的影响?

　　医学伦理学的基本理论就是从哲学伦理学的立场、层次和角度揭示、阐释人们在医学活动中各种行为及其关系的理论体系,从根本上说明人们在医学活动中各种行为及其关系的本质和内在规律。医学伦理学的基本理论是构成医学伦理学学科体系的基石,医学伦理的原则、规范、判断和行为等都是建立在此基本理论之上的。医学伦理学的基本理论主要有:人性论、生命论、人道论、美德论、义务论和效果论等。

第一节　人　性　论

　　人是什么? 即"人性"是什么? 这是一个古老的斯芬克斯之谜,2000 多年来,古今中外无数思想家、哲学家和伦理学家等见仁见智,众说纷纭,形成多种理论流派,至今仍然是一个魅力无穷的课题,吸引着众多学者的目光。

一、人性与人性论

何谓人性,这是一个争议极大的概念。一般来说,所谓人性就是一切人都具有的属性,是一切人的共同性,也就是人生固有的本性,是人之为人的本质规定。古代大思想家荀子说:"生之所以然者谓之性。"韩愈说:"性也者与生俱生者也。"而人性论就是关于人的共同本质的理论,是对于人的本质规定的看法,是对何为人性或人的本质的认识和总结。

英国著名哲学家休谟指出:"一切科学与人性总是或多或少地有些联系,任何学科不论与人性离得多远,它们总是会通过这样或那样的途径回到人性。"对人性的研究是一切科学研究的基础,我们今天所看到的种种社会现象,都可以从"人性论"中找到解释。对人有什么样的理解,就有什么样的伦理学,医学伦理学不同理论观点的实质就是人们对人性不同认识的反映。探讨人性及其理论,是我们理解与把握医学伦理学各种不同理论观点精髓的钥匙。

二、我国古代思想家关于人性善恶的认识

我国古代思想家对人性的探讨始于先秦时期的孔子,孔子对人性虽未曾明确提出"性善"或"性恶"的主张,但是由于他把人视为有道德的动物,故而在基本的价值观念上开创了德性主义人性的先河,也基本确定了我国人性论的传统。我国古代思想家关于人性善、恶的认识,大致可分为四种观点:性善论、性恶论、有善有恶论、无善无恶论。

(一) 性善论

孟子是"性善论"的最主要代表人物。孟子是孔子学说的继承者和发展者,他创造了儒家哲学的唯心主义理论体系。他认为人生来就具有天赋的"善端",具有一种先验的道德观念的萌芽,这是人不同于禽兽、高于禽兽的本质的特征。因为人心天赋是善的,所以人性也是善的。"人性之善也,犹水之就下也。人无有不善,水无有不下……人皆有不忍人之心……无恻隐之心,非人也;无羞恶之心,非人也;无辞让之心,非人也;无是非之心,非人也。恻隐之心,仁之端也;羞恶之心,义之端也;辞让之心,礼之端也;是非之心,智之端也。人之有是四端也,尤其有四体也。"孟子的性善论作为儒家的正统思想,传播广泛,影响深远,以至宋代启蒙读物《三字经》开篇就云:"人之初,性本善"。

(二) 性恶论

荀子是"性恶论"的最主要代表人物。荀子认为,人生来性就是恶的,后天教育可以由恶变善。他认为由于人人都有欲望和追求,这是性中自有,这种对物质利益的追求决定了人的性恶。所以他说:"人之性恶,其善者伪也……今人之性,生而有好利焉,顺是,故争夺生而辞让亡焉;生而有疾恶焉,顺是,故残贼生而忠信亡焉;生而有耳目之欲,有好声色焉,顺是,故淫乱生而礼义文理亡焉。然则纵人之性,顺人之情,必出于争夺,合于犯分乱理而归于暴。故必将有师法之化,礼义之道,然后出于辞让,合于文理,而归于治。用此观之,然则人之性恶明矣,其善者伪矣。"荀子的两个著名门徒李斯、韩非子,是性恶说的坚定支持者。尤其韩非子更是坚定地认为人性本恶,并由此不遗余力地主张用严刑峻法来安民

定国。

（三）有善有恶论

最先提出"有善有恶论"的是战国初期的世硕。世硕主张,人性的"善"和"恶"这两种不同的自然属性,是先天就有、与生俱来的。他认为人生来就有善与恶的不同本性,而要保持和发扬这种先天的本性,则在于养。后天养之善性,则善性不断增长;养之恶性,则恶性不断增长。后世赞成这一观点的代表人物有汉代的董仲舒、扬雄、王充,唐代的韩愈等。

（四）无善无恶论

告子是"无善无恶论"的最主要代表人物。告子认为,人性无善恶,人们生来的性既不是善,也不是恶,善与恶是社会环境造成的。他说:"性无善与无不善也……性犹湍水也,决诸东方则东流,决诸西方则西流。人性之无分于善不善,犹水之无分于东西也。"

三、西方思想家关于人性的认识

关于人性的认识,由于历史文化传统的差异,西方思想家走了一条与中国思想家迥然相异的道路。他们大致存在以下三种看法。

（一）动物性——人是源于自然感性的人

人是源于自然感性的人,人具有动物性。人类生活于自然之中,人类的生物起源,距今至少数十亿年了。人类与自然万物,特别是与自然界的动物一样趋向快乐、逃避痛苦,从而实现自我保存。早在亚里士多德之前,苏格拉底部分弟子组成的昔勒尼学派认为追求肉体感官的快乐是人的自然本性,亚里士多德之后,希腊化时期的伊壁鸠鲁则认为趋乐避苦是引起我们行动的唯一原因。随着近代资本主义的崛起,人的自然本性得到异常的高扬,古代的朴素自然主义人性论得到系统发展,资产阶级的代表人物霍布斯指出:人是自然的产物,因此,不仅人的生理活动会遵循自然世界的基本原理,而且人的思想、感情、欲望也都遵循自然世界的基本原理。由此出发,在他那里,人的本性就是追求感官快乐,逃避痛苦,欲求一切于己有利的东西,人生就是一个无限追求个人欲望满足的历程,就是一些人反对另一些人的战争。麦金太尔说得好:"所有的人在本性上或是狼或是羊,他们掠夺别人,或被人掠夺。"这种理论十分类似荀子的"性恶论"。

（二）理性——人是源于自由理性的人

人具有理性,人是源于自由理性的人。古希腊的大思想家苏格拉底将哲学关注的中心从自然转向人类自身,从外部世界转向内在心灵,从人之灵魂的"理智"出发,认为理智让我们具有智慧,理解什么是普遍德性,指导我们的行为,使我们成为善良的人。"因为别的事物都系于灵魂,而灵魂本身的东西,如果它们要成为善,就都系于智慧。"苏格拉底的弟子柏拉图发展了老师的思想。他把人的灵魂分为三个部分,即理性、意志与情欲。情欲属于身体部分,它追求物质欲望和肉体的快乐。理性则超越感性世界,只有理性才能体现人之为人的特征,构成人的特有本性。而意志假如没有被败坏,就会充当理性的代理人。近代哲学的创始人之一笛卡儿指出,人的形体服从机械运动,心灵则能思想,正是思想使人超越了世界万物。所以人的特有本性,在于人有思想、理智和理性,而不是感性欲望。后来的莱布尼茨、黑格尔等都持有相似的思想观点。

(三)神性——人是超越自然神性的人

人具有超越自然神性的理论观点,植根于人类宗教信仰、哲学精神和仁爱精神的发生。古希腊的苏格拉底、柏拉图等认为,人的心理是神的精神在人身体上的表现,人性原本通于神性,追求道德不过是反求心灵世界、观照神灵、获得辨别善恶的知识,从而选择善的行为。作为基督教神学的理论来源,晚期斯多葛派的代表之一爱比克泰德就曾说过:"你是上帝的本质的一个分明的部分,而且在你本身中包含了上帝的一部分。"人的本性分有神的理性。早期基督教也是这样,在它看来,尽管人有肉体、意志和情欲,但是人的本性却来自上帝,即上帝把圣灵分给了人,从而构成人的本性。神学家托马斯更系统地表达了人性含有神性的思想。托马斯的思想是建立在亚里士多德有关形式与质料的理论基础上的,亚里士多德认为形式和质料是构成世界万事万物的根本原因。它们不可分离,因为每一个事物都由形式与质料两方面构成,正如一棵树不仅需要木料作为质料,而且需要形式将木料组成树的形状一样。不过,亚里士多德也认为,形式和质料也有相互分离的现象。在他看来,宇宙中的最高形式是没有质料的纯粹形式,而宇宙中的最低质料却是没有形式的纯粹质料。托马斯继承了亚里士多德关于形式与质料的思想,并且用自己的神学对其加以改造。根据他的观点,世界存在着不同层次的纯粹形式,由高到低,分别是上帝、天使,最后是人的灵魂。作为纯粹的形式,人的灵魂含有上帝的神性,但是,人的灵魂又作为个体与肉体的结合,从而具有人性,即那种区别于人之本性中神性部分的人性。因此,人成为神的世界和人的世界之间的纽带,既源自神的世界,又君临人的世界。人的本性也是神性与人性之间的纽带,既具有神性,又具有人性。这种人之本性的二重性,按照托马斯的观点,其人之本性的人性按照理性行事,选择善的行为,追求尘世的德性。尘世的伦理德性包括审慎、公正、节制和刚毅四个德目。这四个德目的总的精神是要求人凭借自由意志,服从理性克制情欲,从而获得尘世的幸福。而人之本性中的神性由于含有了上帝的神性,所以是更高的德性,它追求的是"神圣的德性"。它能使人面对上帝、接近上帝,通过《圣经》或"圣灵"的启示,获得"神圣的德性"。神圣的德性包括信心、希望和仁慈三个德目。这三个德目的总的精神是要求人们转向上帝,信仰上帝使人的意志转向超自然的目的,获得来世的幸福和最高的神圣的幸福,从而达到至善。

四、马克思主义的人性论

马克思主义的人性论不同于中国先哲们的道德人性论——把人性分为性善、性恶等,也不同于西方思想家把人性分为自然人性、理性人性和神性人性。马克思主义的人性论建立在唯物史观上,更具科学性,有着更高的价值追求。

首先,马克思主义的人性论揭示了"人"的质的规定性,马克思认为:人的本质不是单个人所固有的抽象物,在其现实性上,它是一切社会关系的总和。人的生命本身就是大自然进化的产物,没有生物体的人就没有社会的存在,所以自然性是社会性和精神性的基础。但是,人的本质不在于它的自然属性,而在于它的社会性,社会性是人性的主要表现形式,是人与动物的内在本质区别。"社会关系的总和"具有复杂多样性、多层次性。它包括生产关系、政治关系、宗教关系、精神心理关系等。而人还具有不同于动物的精神属性即理性与神性。马克思在批评费尔巴哈抽象的"人性观"时明确指出:"费尔巴哈没有看到,'宗教感情'本身是社会的产物,而他所分析的抽象的个人,实际上是属于一定的社会形式的。"马克思认为,人所具有不同于动物的精神(关系)属性即理性与神性,正是建立在经济基础上的社会关系的反映和构成部分,并不是什么脱离社会现实的"上帝启示"或不可理解的神秘现象。

其次,马克思主义的人性论的最大特点、最具科学性的是他将人性论建立在人的实践活动上,从而解决了人们抽象空洞地进行性善与性恶之争,自然人、理性人和道德人之辩。要全面把握人性及人的本质,就必须研究人的实践。马克思指出:人的思维是否具有客观的真理性,这并不是一个理论的问题,而是一个实践的问题。马克思认为,既能把人与动物从根本上区别开来,又能产生人的各种类特性并使之得以发展的内在根据,是人的自由自觉的活动,即劳动实践。现实的各种社会关系是在人的实践活动中形成的,在实践活动中创造了人的本质和形成各种社会关系,从而使人成为"社会存在物"而脱离了动物界。"实践观点是辩证唯物论的认识论之第一的和基本的观点。"

最后,马克思人性论的另一个突出特征,就是把人的本性与人的全面发展紧密联系起来。马克思研究人性、人的本质及与实践的关系,目的是实现人的自由全面的发展。马克思和恩格斯在《共产党宣言》中明确指出:代替那存在着阶级和阶级对立的资产阶级旧社会的,将是这样一个联合体,在那里,每个人的自由发展是一切人的自由发展的条件。马克思认为,人的自由全面发展是社会进步的最终目的和根本标志。人的自由全面发展、人的"潜能"实现和发挥,正是人的本性的自然展现。每个人的自由发展是社会发展进步的基础,即只有实现每个人的自由全面发展才能实现整个社会的全面进步和高度发展。而社会发展的目的就是为人的进一步发展创造条件,开辟新的可能性。当然,社会的发展和进步也是个人发展的前提条件。

总之,马克思主义人性论的建立,是人类对自身认识的一个质的飞跃,是人类思想发展史上的一场革命,是我们学习研究医学伦理学的科学指南。

第二节　生　命　论

生命论是人们围绕如何看待人的生命而确立的理论,是人类社会发展到一定阶段,生产力发展到一定水平,人类生存及发展需要得到基本的满足和自身价值得到实现后的产物。随着社会的进步和医学科学的发展,人们对生命形成了不同的认识和看法,围绕如何认识人的生与死、如何处理人的生与死的矛盾问题,形成了生命神圣论、生命质量论及生命价值论的理论观点。

一、生命神圣论

(一)生命神圣论的含义及产生的社会文化背景

1. 生命神圣论的含义

生命神圣论认为人的生命具有最高道德价值的伦理观,即人的生命至高无上,人的生命神圣不可侵犯。生命神圣论强调,任何情况下都要尊重人的生命,只要是人,无论是正常婴儿,还是严重缺陷的婴儿,无论是受精卵,还是胚胎,其生命都是神圣的,都应该无条件地活下去,并采取一切手段维护、保存和延长人的生命。生命神圣论追求的是生命的数量,反对对人的生命过程进行干预,反对对人口数量和质量实施控制。

2. 生命神圣论产生的社会文化背景

生命神圣观的形成及发展有一个历史过程,受众多因素的影响,其产生的社会文化背景包括如下三个方面。

一是生命的起源至今仍是一个科学之谜。古代人们对它的解释,宗教神学理论一直占据统治地位。西方基督教的上帝创世说,我国盘古开天地的神话等,都是宣扬神创造人的思想观点,并长期以来被人们奉为圭臬。另外,生产力水平的低下,生命产生的不易,维持生命的艰难,人类命运的多舛,这些都是早期生命神圣论产生的社会文化背景。

二是医学活动本身的内在要求。医学成为一种独立的社会职业后,古人将其社会目标概括为"使人生",也就是救人生命、活人性命,并将医业的社会含义定义为:"医者,生人之术也"。很明显,从古至今,医学都是以维护人的生命和健康,防病治病为己任的,而人的生命在天地万物中是最珍贵的。

三是自然科学和医学科学及欧洲文艺复兴运动赋予的动力。近代医学科学的发展和欧洲文艺复兴运动对生命神圣观的发展有直接的推动作用。随着近代自然科学的迅速发展,近代实验医学揭示了生命的奥妙,为维护和尊重生命奠定了科学基础。同时,伴随中世纪欧洲文艺复兴运动的兴起,资产阶级的思想家们对封建制度和宗教统治压抑人性、摧残生命等不珍惜人的生命的行为进行了无情抨击:"上帝死了!人活了!"的名言强力唤起了人们对人自身价值的重视,以及主张自由、平等、尊重人权观念的形成,在客观上为生命神圣观的发展提供了重要的政治及理论依据。那场以"人"为中心的人文主义运动,倡导人性论和人权论,使以往人们关于生命神圣的观点得到了进一步系统化、理论化。

(二)生命神圣论的评价

1. 生命神圣论的历史意义

第一,生命神圣论的产生,从道德的角度强化了医学的宗旨,有利于唤醒世人尊重、关心、重视人的生命的良知,有利于医务人员树立"救死扶伤"的神圣理想。随着人类文明的进步、医学的成熟,生命虽然脱去神秘的外衣,置身于人类理性的平台,但是生命神圣论的理念仍然是经验医学乃至实验医学发展阶段医学道德的精神支柱。它使人们认识到,人的生命与世界上的其他事物相比具有至高无上性,从而树立珍重生命、爱护生命的道德观点,进而促进人类的生存、繁衍、发展和壮大。

第二,生命神圣论的产生,为医学人道主义的形成和发展奠定了思想基础。生命神圣观的许多思想精华,在现代医学伦理体系中仍占有很重要的地位,它应当发扬光大。例如,它要求人们热爱和珍惜生命、尊重患者人格、平等待人、济世救人,这些仍然是当代医学(生命)伦理学的基本理论观点。

第三,生命神圣论的产生,推动了医学科学职业的产生和发展。人的生命是最为宝贵的,如何保存和延续生命,如何消除生命受到的伤害,如何解除疾病对生命的折磨,激励着人们不断探索生命的奥秘,不断发现诊治疾病促进健康的手段和方法,因而促成了医学科学职业的产生,并推动着医学科学的不断发展和医疗技术的不断进步。

2. 生命神圣论的局限性

第一,生命神圣论缺乏人类成熟的理性基础。一是生命神圣论原来以宗教等神秘主义为基础,而在科技发达的今天,已经逐步瓦解;二是生命神圣论建立在对个体的纯粹生物学意义的朴素情感基础上,它提出尊重、珍视生命的要求是一种职业的直观折射。因而往往在重视人的生命数量及生物学生命时,忽视了人的生命质量及人的社会学生命。生命神圣论最终发展到生命绝对神圣观,不利于以控制人口数量、提高人口质量为主要内容的计划生育工作的开展。

第二,生命神圣论是一种抽象的生命观。生命神圣观强调生命的价值和意义,强调对生命的尊重,这本是正确的,但它具有较大的模糊性和矛盾性。首先,它把生命神圣与生命价值及质量分开了。事实上并非一切状态的生命都是神圣的,生命神圣与否应当取决于生命价值与生命质量的统一。其次,它只重视个体生命意义而忽视了作为人类的整体利益的重要性。例如,一味反对堕胎甚至避孕,表面看来是尊重了人的生命,但却在人口过剩的国度,侵害了人类整体的利益。

第三,生命神圣论在现实中导致大量医学伦理难题。例如,能否控制人口数量,能否实施生育控制措施,能否停止对患者的抢救,能否对生命进行研究,能否摘取人体器官进行移植等。

二、生命质量论

(一) 生命质量论概述

1. 生命质量论的含义

所谓生命质量论,就是根据人的生命质量(主要是指人的自然质量)的优劣来确定生命存在有无必要的理论。所谓生命质量是指就个体的躯体性、心理性及认知能力等方面而言的,主张人类应该具有更高的生命质量,应根据生命质量的高低和主次来决定对生命的取舍,主张对高质量生命的人给予更多的保护。

2. 生命质量的类型

生命质量分为主要质量、根本质量和操作质量三种类型。

主要质量是指个体生命的身体或智力状态的好坏。根据这一生命质量标准,生命质量论认为,诸如严重的先天心脏畸形和无脑儿,其主要质量已经非常低,因此,已经没有必要进行生命维持。

根本质量是指与他人在社会和道德上相互作用上的生命的意义和目的。根据这一生命质量标准,生命质量论认为,诸如极度痛苦的晚期肿瘤患者、不可逆的昏迷患者已经失去了与他人在社会和道德上的关系,失去了生命的意义和目的,因此,已经没有必要进行生命维持。

操作质量是指利用智商或诊断学的标准来测定智力和生理状况所得的结果。根据这一生命质量标准,有的生命质量论者认为,智商高于140的人是高生命质量的天才,智商在70以下的人属于心理缺陷,智商在30以下者是智力缺陷较为严重的人,智商在20以下的就不算是人了。

（二）生命质量论产生的社会文化背景

生命质量论及生命价值论是 20 世纪 50 年代随着生物医学工程技术的发展而逐渐产生的,它已成为现代医学(生命)伦理学的核心观点,并为改善人类生命及生存条件提供伦理依据。其产生的历史条件包括医学科技的进步和强烈的社会需求。

1. 医学科技的进步

现代医学生物技术的发展,使人类对生命过程进行有效的道德干预有了技术保障,如辅助生殖技术、器官移植技术、生育控制技术、基因治疗等。它能有效地控制人类的生命进程,延长人类的寿命,提高人类的生命质量和生活质量,从而加深了人类对生命本质的认识,改变了人类的生命观念。

2. 强烈的社会需求

当今人类面临诸多难题,其潜在的首要因素是人口过剩。如果不能有效地控制人口的数量,提高人口的质量,人类自身的发展甚至生存就会遭到严重威胁。传统的生命神圣观显然已无法适应当代社会的发展,人类生命观的变革,新的生命质量观及价值观的出现,就成为一种历史的必然。

（三）生命质量论的评价

1. 生命质量论的积极意义

第一,生命质量论的产生,是人类思想观念的巨大进步。由传统的生命神圣论转向追求生命质量的新观念,更加适合现代医学科学发展的实际情况,有利于医疗资源的合理配置,有利于减轻患者的痛苦以及家人和社会的负担。

第二,生命质量论的产生,为临床医疗抉择提供了理论指导。按照生命质量论的观点,医务人员在考虑治疗方案时,应首先努力提高患者的生命质量,并力争最好的生命质量。只有符合一定质量标准的婴儿或患者才有得到治疗的必要和意义。对于不符合特定生命质量标准的婴儿或患者,则可以放弃或不予治疗。

第三,生命质量论的产生,为当前的人口政策、环境政策、生态政策等提供了重要的理论依据,为人们控制不需要出生的人而采取避孕、人工流产、节育、遗传咨询等措施提供了理论依据。

2. 生命质量论的历史局限

第一,生命质量论与生命神圣论一样,只把患者个人当作"自然人"、"抽象人",忽视人的社会性。生命质量论仅看到了高质量的生命个体对自身存在的意义,却忽视了以低生命质量形式存在的某些患者对家人和社会所发挥的精神激励价值。

第二,生命质量论的不足之处,还表现在对生命质量认识的历史局限性,如对"绝症"的认识。首先,"绝症"是一个历史概念,随着医学的发展,现今的许多所谓"绝症",将很有可能成为可治之症,一些本来生命质量极低并且没有治愈希望的绝症患者将有可能被治愈,那么放弃对这些患者的治疗甚至实行安乐死就是一个错误。其次,医学的发展离不开医疗实践,而要攻克绝症,就必须有绝症患者的参与,如果因为患者的生命质量低就放弃治疗,那又去哪里找参与医疗实践的患者呢? 又谈何医学发展与进步?

三、生命价值论

（一）生命价值论的含义和分类

1. 生命价值论的含义

价值就是客体能满足主体一定需要的态势,亦即客体对主体的特殊效用。所谓生命价值论,就是根据生命对自身和他人、社会的效用如何,而采取不同对待的生命伦理观。

生命价值论是对生命神圣论和生命质量论的扬弃和升华。首先,生命价值论认为,人的生命之所以神圣,其根基在于人具有"属人的"知识、情感和意志,具有独立的人格和尊严,在于人的主体性和创造性等。没有这一切,单纯的人的生物学生命是没有什么神圣可言的,生物学生命只是作为社会学生命的载体而具有神圣性。其次,生命价值论涵盖和扩展了生命质量论"主张人的生命质量决定生命的内在价值,生命对他人和社会的意义决定生命的外在价值,后者是生命价值的目的和归宿"的思想。判断生命价值高低和大小,主要有两个因素:一是生命本身的质量;二是某一生命对他人、社会和人类的意义。生命价值论从人的自然属性和社会属性相统一的辩证立场出发,实现了生命神圣、生命质量与生命价值的有机统一,从而构成现代生命伦理的核心理念。

2. 生命价值的分类

（1）根据生命价值主体的不同,生命价值分为内在价值和外在价值两类。内在价值就是生命具有的对自身具有效用的属性,是生命具有的对自身的效用;外在价值就是生命具有的对他人、社会具有效用的属性,是生命具有的对他人、社会的效用。

（2）根据生命价值是否已经表现出来,生命价值分为现实的生命价值（现实价值）和潜在的生命价值（潜在价值）两类。现实价值是指已经显现出生命对自身、他人和社会具有的效用;潜在价值是指生命目前尚未显现、将来才能显现出对自身、他人和社会的效用。

（3）根据生命价值的性质,生命价值分为正生命价值、负生命价值和零生命价值三类。正生命价值是指生命有利于自身、他人和社会的效用,即对自身、他人和社会有积极效用;负生命价值是指生命有害于自身、他人和社会的效用,即对自身、他人和社会有消极效用;零生命价值（无生命价值）是指生命无利无害于自身、他人和社会的效用,即对自身、他人和社会既没有积极效用又没有消极效用。

（二）生命价值论的历史和现实意义

生命价值论完善了人类对于生命的医学伦理理论,在生命神圣论和生命质量论的基础上,人们提出了生命价值论,形成了人类对自身生命的完善认识——生命神圣、质量、价值论的统一,标志着人类的生命观和伦理理念有了历史性的转变。

1. 生命价值论使医学生命理论更深刻更合理

生命价值观的问世,是人类要求改善自身素质,以求更大发展的反映,是人类自我意识的新突破,它建立在生命神圣观和生命质量观基础上,但是比生命神圣观和生命质量观,在视野上更加开阔,在情感上更加理智,在思维上更加辩证。

2. 生命价值论使医学（生命）伦理学研究方法和理论基础更进步、更科学

生命价值观的确立,使医学（生命）伦理学的研究方法和理论基础发生了重大变革。传统医学伦理学理论主要建立在生命神圣观及道义论基础上,在理论上容易仅仅局限于医者的道德品质、职责,而且由此所导致的那种只顾道德律令不管行为后果,只对个体而不针对群体及社会的要求的思想,是僵化和片面的。生命价值观则将传统医学伦理学单纯强调维护生命的理论格局,拓展到完整的伦理新格局,把个体生命利益与群体及人类的生命利益联系起来,把动机与后果联系起来,把珍惜生命与尊重生命质量和价值联系起来,从而使医学(生命)伦理学体系更加科学化和完善化。

3. 生命价值论为化解当代医学道德难题铺垫了理论基础

生命价值观为解决当代医学道德难题提供了理论武器。在现代医疗中,生育辅助技术、基因治疗技术、器官移植术等的展开,出现了尖锐的道德冲突,这是过去的生命神圣观及道义论所解决不了的。而使用并依据生命质量及价值观,我们就能为医学新技术的推广和运用提供伦理辩护,从而对一些医学伦理难题做出比较正确的医学(生命)伦理论证和结论。

4. 生命价值论具有重大的现实意义

第一,生命价值论为我国的人口政策提供了伦理依据;第二,生命价值论为人类的生育控制措施提供了伦理依据;第三,生命价值论为人类停止对不可救治患者的抢救提供了伦理辩护;第四,生命价值论为对生命进行研究提供了伦理依据;第五,生命价值论为摘取人体器官进行移植提供了伦理依据。

第三节 人 道 论

案例 3-2:王建民案件

2005 年 12 月 11 日,齐齐哈尔籍民工王建民突然倒在北京火车站候车室。他双手捂着肚子满地打滚,喊痛,不时从嘴里吐出带血的东西。同伴都贵发见状不好,忙拨打"120"叫来急救车,将王建民送进了附近的北京某某医院。可是,贫穷的都贵发连 5 元钱的挂号费都拿不出来,医院停止救治。无奈,都贵发只好扶着痛得直不起腰的王建民走出某某医院。途中,两人遇到王建民的一位朋友。那位朋友带着王建民返回某某医院,替他交了挂号费。因买不起别的药,只打了一针药价为 1.8 元的止痛针,随后又离开医院,回到暂时栖身的北京火车站候车室。

第二天中午,王建民疼得更厉害了,北京火车站公安段一位民警帮都贵发把王建民抬上救护车,并陪同前往某某医院。都贵发恳求医生先治疗后筹钱。医生答复:钱送来了才能治疗。从 12 日中午一直到 13 日凌晨,王建民躺在走廊的担架上不停地喊痛、喊救命。13 日晚,在某某医院期待了 19 个小时的王建民死在离抢救室不到 10 米的男厕所门口。死前,他大口大口地吐黑血,走廊墙壁上都是血点儿。14 日上午 9 时 30 分左右,王建民被送进该院太平间。一个宝贵的生命就因为身上没带钱而悲哀地逝去。

【问题】 试对北京某某医院的行为进行伦理分析。

一、医学人道主义的历史发展

医学人道思想起源于医疗实践,医学就是一种人道的事业。中外各个时期的医家所倡导的医学道德,无不渗透着人道主义的意识和精神。但是,由于受到社会历史文化环境及医学自身活动的限制,医学人道主义在不同时代具有不同的特点及表现形式。医学人道思想大致经历了古代朴素医学人道主义、近代医学人道主义和现代医学人道主义这几个发展阶段。

（一）古代朴素医学人道主义

医学人道主义是中外医学的共同特点和优良传统。如我国医学伦理思想受儒家"仁爱"思想的影响,历代医家把"仁爱救人"、"赤诚济世"作为医疗活动的准则,称"医乃仁术";2000多年前,古希腊医学的奠基人希波克拉底在其著名的《希波克拉底誓言》中就庄严承诺:我愿尽余之能力及判断力所及,遵守为病家谋利益之信条。古代医学人道思想建立在医生对个体患者尽义务的思想基础上,具有朴素的道德情感和明显的反抗等级制度的进步意义,其思想的理论基础是个体患者的义务论和宗教的因果报应说,受古代社会自然经济和小生产意识影响比较深。

（二）近代医学人道主义

近代医学人道思想是指资本主义历史时期的医学人道思想。它是在反对封建专制主义的医疗等级制度的斗争中形成的,体现了反封建等级制度及神学的科学精神,具有明显的进步意义。由于科学及生产力的发展,近代医学的发展为医学人道思想的实施提供了更多的条件。近代医学人道思想的理论基础是生命神圣论、个体疾病义务论、资产阶级的人性论和人权论,其理论思想深深打上了资产阶级的烙印。在医疗实践活动中,医务人员对个体患者尽义务的思想仍占主导地位,是立足在自然人基础上而建立起来的伦理观念。

（三）现代医学人道主义

现代医学人道观是指20世纪以来的医学人道观。这是医学人道主义理论发展的新阶段。其特点是:强调把医学看成是全人类的事业,坚决反对利用医学残害人类的行为或作为政治斗争的工具;医学人道、人权的思想内容更加全面而具体。现代医学人道主义的理论基础是身心统一的患者义务论、公益公正论、生命质量价值论。在这期间及以后,随着医学人道主义的拓展,医学人道主义的思想理论更成熟、更理性。

二、医学人道主义的核心内容

医学人道主义是指在医学活动中,特别是在医患关系中表现出来的尊重患者的人格与权利、同情和关心患者、维护患者利益、珍视人的生命价值和质量的伦理思想和权利观念。医学人道主义的核心内容有如下。

（一）尊重患者的生命

这是医学人道主义最基本的或最根本的思想。唐代名医孙思邈所讲的"万物悉备,莫贵于人"、"人命之重,有贵千斤"集中体现了人是天地万物间最有价值的东西。生命不可逆转,生命对于任何人来说只有一次,故医者应当珍重生命,尊重人的价值和权利,尽力救治患者。1981年,我国颁布的《医德规范》明确规定:"为挽救患者生命,要有一种坚韧不拔的意志和不畏艰难、不辞劳苦的精神。对病势垂危的患者,哪怕只有百分之一的希望,也要付出百分之百的努力去挽救。"一个医德高尚的医务人员,自觉认识到医学事业的"济世救人"

属性,自觉抵制社会上对经济利益的过度崇拜趋向,同情患者的疾苦,把患者看做自己的亲人,尽心救治患者。

(二) 尊重患者的人格

患者作为人便有人的尊严,患者的人格尊严理应得到尊重和维护,尊重患者的人格和就医权利,特别是对精神病患者、麻风病患者、性病患者,以及残疾患者的尊重更体现了人道主义的精神。尊重患者的人格有两个重要依据:首先是患者不仅具有正常人的权利,而且还有一些特殊的权利;其次,尊重患者人格是提高医疗质量及效果的必要要求。患者作为身患疾病的人,在人际关系、医患关系中常处于劣势地位,对涉及自身人格的行为很敏感,医务人员更应关心、同情、爱护、体贴患者,更应具有"大慈恻隐之心",设身处地地为患者着想。《国际护士条例》规定:"尊重人的尊严和权利是护士的天职";"护士首先要对患者负责,尊重患者的信仰、人格与风俗习惯"。

(三) 尊重患者的权利

人人享有医疗保健权利,这是医学人道主义的基本主张和重要目标。医疗中应当尽量排除非医疗因素(如政治、经济、文化、宗教)的干扰,让每个患者都能人道地、平等地实现医疗目的。我国传统医德崇尚"普同一等"、"不分贵贱,一视同仁"。阿拉伯医学家迈蒙尼提斯在《迈蒙尼提斯祷文》中说:"无分爱与憎,不问贫与富。凡诸疾病者,一视如同仁"。1949年,《日内瓦协议法》(即 1948 年的《日内瓦宣言》,1968 年修订后复称《日内瓦宣言》)规定:"在我的职责和我的患者之间不允许把对宗教、国籍、种族、政党和社会党派的考虑掺杂进去。"

(四) 尊重患者的生命价值

尊重患者的生命既要求重视患者的生命质量,也要尊重患者的生命价值。

第四节 美 德 论

一、美德论的含义

美德,是指人的高尚、优良的道德品质。美德论,即美德伦理学的理论体系,又称为德行论或品德论,主要研究做人应该具备的品格、品德,换句话说,美德论就是告诉人们什么是道德上的完人和如何成为道德上的完人的理论。黑格尔说:一个人做了这样或那样一件合乎伦理的事,还不能说他就是有德的;只有这种行为方式成为他性格中的固定要素,才可以说他是有德的。美德论的内容非常丰富,不同的时代、不同的国家和民族都有着许多的传统美德,如仁慈、诚实、审慎、公正、进取等。这些传统美德经过时代的验证,已成为人们社会生活中共同的行为准则和规范。

二、医务人员应该具备的美德

(1) 仁慈 仁慈即仁爱慈善,同情、关心、爱护和尊重患者。仁慈要求医务人员在医疗实践中应努力做到与人为善,关怀、帮助、体贴和理解患者。医务人员的仁慈心、爱心不仅是医德的保障,而且还会对患者的治疗效果产生直接的影响。

(2)诚挚 诚挚就是医务人员具有的坚持真理,忠诚医学科学,诚心诚意对待患者的品德,是医德的基本要求。医务人员若离开了诚挚,不仅有悖于医德的要求,而且还可能会给患者造成损害,甚至产生医患之间伦理或法律的纠纷。诚挚要求医务人员在医疗活动中要讲真话、办实事,出了差错事故要敢于承认并吸取教训,具有实事求是的作风。

(3)公正 公正即公平、公道地对待患者及其权利。经济学的鼻祖斯密曾说:公正对于社会的存在来说有着不可替代的作用。"与其说仁慈是社会存在的基础,不如说公正是这种基础","没有仁慈之心,社会也可以存在于一种不很令人愉快的状态中,但是不义行动的盛行却肯定彻底毁掉它"。公正的美德及原则是和谐社会之所以"和谐"的基石。公正要求医务人员在医疗活动中,平等、一视同仁地对待一切患者,尊重患者的人格,尊重患者的权利,同时在医疗资源的配置、占有、使用、收益等方面坚持原则,不徇私情。

(4)节操 节操就是医务人员扬善抑恶、坚定遵循医学道德规范的品德。医务人员应有正确的利益观,正确处理个人利益与患者利益的关系。做到以患者的利益为重,正确处理医德与金钱、名誉、官位的关系,不以医谋私。

(5)严谨 严谨就是医务人员具有对待医学和医术的严肃谨慎、一丝不苟的品德,这是科学精神在医学工作中的具体体现。医术关乎人命,不可不慎重。古代医书《本草类方》中有"夫用药如用刑,误用即便隔死生"、"盖人命一死不可复生,姑须如此详谨"的说法。病情往往很复杂,且瞬息万变,这就要求医务人员应尽可能通盘考虑,以达到最大限度的万无一失。

此外,医学美德还包括庄重、理智、耐心和尊重同行等道德品质。这些道德品质都是作为一个合格医务人员所必须具备的。医务人员如果具有这些道德品质,就会与人为善,时时处处为患者着想,全心全意为患者服务。

第五节 义 务 论

一、义务论的含义

(一)义务的含义

义务是指人们意识到的,自愿承担对社会、团体和他人的道德责任。义务与责任、使命同义。处于一定社会关系中的人们总是对与自己有关的他人、团体和社会负有一定的责任,承担着一定的使命、职责和任务,这就是义务。对每个社会成员来说,义务是维系社会存在的纽带。在社会生活中,存在着各种各样的义务,如法律义务、政治义务、道德义务等。伦理学的义务论只研究道德义务。道德义务具有与其他社会义务不同的特征:一是人们履行道德义务是不以获得对应的权利和报偿为前提的;二是人们履行道德义务不是外部的强制,而是建立在行为者的自觉、自愿的基础之上的,是行为者的一种道德责任感;三是道德义务涉及的范围广泛,涉及社会领域中所有具有效用的行为。

（二）义务论的特征

义务论亦称道义论，是指人的行为必须按照某种道德法则，以道义、义务和责任作为行动的依据，以行为的正当性、应当性作为道德评价标准的伦理学理论。简言之，义务论就是关于责任、应当的理论。义务论的核心是强调对义务的敬重和无条件地服从，不管行为的结果如何。医学义务论就是以医德义务和责任为中心，研究医务人员行为之应该与不应该的理论。

义务论有三个特征。一是注意行为本身。强调道德动机的纯洁性、道德法则的绝对性和道德价值的崇高性。对一个行为的正误的评价不在于诉诸行为的后果，而在于规定伦理道德的原则或规则，而有些原则或规则是不管后果如何都必须贯彻的。比较极端的义务论认为，伦理评价与行为后果无关，评价一个行为的对错，要看它是否符合规定了义务的伦理道德原则与规范；不那么极端的义务论认为，行为的对错，只是部分与行为的后果有关。二是强调道德自律。侧重社会伦理现象内在规制，崇尚道德的内在价值，即从道德主体的内部世界寻找道德的约束力和推动力。三是道义论不是立足于个人的利益，而是立足于全社会的人民大众的长远的或根本的利益的理论。

二、义务论的类型和表达形式

（一）义务论的类型

义务论强调某种绝对的义务和责任，主张道德的行为必须符合某种普遍的道德原则和规范，不管行为的结果如何。历史上的义务论都只注重行为的动机而不看重行为的结果，但在理论的具体论证上有所区别。由此把义务论分为行为义务论（或实质的义务论、义务直觉主义）和规则义务论（形式的义务论）两种类型。行为义务论者认为没有任何普遍的道德规则或理论，只有我们不能加以普遍化的特殊行为、情况和人。人们在某一特殊情况下所做出的决定是基于自己所相信或感觉应当采取的正确行为。可见，行为义务论不以理性为基础，而是诉诸人的直觉，所以又称为义务论直觉主义，主要代表人物是牛津大学的哲学家普理查德和罗斯。规则义务论者认为，作为道德的唯一基础的规则是存在的，遵循这些规则就是道德的，与行为的结果无关。康德的义务论是典型的规则义务论，英国的尤因是现代规则义务论的代表，他们对于表达义务的道德判断，都努力以分析其逻辑必然性、求证其普遍化为目的。

（二）义务论的表达形式

义务论的具体表达形式是人们应该做什么和不应该做什么，以及如何做才是道德的。任何一个社会和阶级为维护社会的协调和发展，总是要向本阶级和全体社会成员提出一些对他人、对社会的职责、任务和使命，以调整人们之间的关系，维系一种和谐、稳定的社会秩序，确保社会的有序发展。这种职责、任务和使命一旦为社会集团用道德规范的形式确定下来，就成为一种社会的道德义务。道德义务明确告诉人们什么是应当的，什么是不应当的。在这一层面上，道德义务是他律性的，是社会的外在道德要求。道德义务的他律性说明了道德义务不是神的意志、人的理性或自然本能，而是社会关系的客观要求，具体体现在社会的一系列道德原则和道德规范中。但是，道德义务又不仅仅是一些外在的社会要求、只停留在他律阶段,而是一旦道德主体将这些道德义务转变为自己内心的道德责任感时,道德义务即完成了由他律阶段向自律阶段的转化,由外在的约束变成了内在的要求。

三、义务论的内容

(一)医德义务的含义

医学义务论者认为,医务人员应当遵照某种既定的原则或某种固有的正当性去行动,它"把医生的义务作为绝对的要求提出,把道德的价值理所当然地作为适用于一切人的预设前提,而不引用任何价值理论"。认为医生对患者承担着健康的绝对责任,只要你是一名医生,就要无条件地为患者服务,而不要求考虑行为的后果及行为对自己和社会的利害关系。

医学义务论的核心内容是医德义务,把握医德义务是把握医学义务论的关键。医德义务即医学道德义务,是医学界的职业道德责任。它既是医务人员对患者、他人和社会应尽的道德责任,是社会道德在医疗工作中的体现,又是患者和社会对医务人员的职业要求。医德义务的责任主体是整个医学界,基本的责任主体是医务人员;责任客体是服务对象,基本的责任客体是患者。

(二)医德义务的特点

与医学法律义务相比,医德义务具有如下特点。

(1)医德义务依靠非权力强制力量维系 医学法律义务依靠国家暴力机器作为后盾,是一种权力强制义务。与医学法律义务不同,医德义务的形成、维系主要依靠医学界乃至整个社会的舆论、传统习惯、内心信念等非权力强制力量。

(2)医德义务的履行不以获取权利为前提 通过一定程序形成的医学法律规定了法律主体的权利和义务,法律上规定的行为主体的义务总是与权利对应的。而医学道德在为医学行为主体提出医德义务的同时,虽也同时赋予了其一定的医德权利,但医德行为主体承担、履行医德义务是不以获取道德权利为前提的(尽管客观上他们在履行医德义务的同时,实际上已经而且应该获取道德权利),而以完善自己的医学美德为目的,故往往要以或多或少的自我牺牲为前提。

(3)医德义务涉及的范围广泛 医学法律义务涉及的仅仅是在医学领域中具有重大效用的行为,社会认为必须通过法律程序加以规范,这往往是对医学界的最低限度的要求。而医学道德规范的领域是非常广泛的,凡是存在利益关系的医学领域,都需要而且已经为医学道德所规范,故医德义务涉及的是医学领域中所有具有效用的行为,涉及的范围比医学法律义务的范围广泛。而且与医学法律义务的合法与违法境界比较单一相比,医德义务存在违背医学道德、合乎医学道德和医学道德高尚等层次不同的境界,医德义务的要求的境界范围也大。

(三)医德义务的内容

医德义务是社会对医学界的职业责任要求,其具体内容就是社会的医学道德体系所规定的。但随着医学的发展和社会的进步,医学界的职业责任也会发生一些变化,当今医德义务的基本内容是救死扶伤、防病治病、减轻痛苦、维护健康、延长寿命、提高生命质量,等等。

四、义务论的评价

(一) 义务论的意义

义务论在中西方伦理思想史上占有十分重要的地位,有着重要的意义。在医学领域,首先,医学义务论有利于医务人员明确自己的职业责任,医德义务论可以使医务人员认识自己对社会、对患者应承担的责任,并在医疗活动中加以实现,义务论的表达形式是应当做什么,不应当做什么,非常容易为人们所理解和接受。因此,义务论对指导人们进行道德活动发挥着重要的作用,特别是对人们道德品质形成过程有着重要影响。其次,医德义务论可以使医务人员提高自己的思想境界,愉快地履行自己的职责,全心全意为人民服务,在人们的道德活动中,一旦道德义务升华为人们的道德责任感,道德主体即具有积极向上的推动力,能够自觉履行道德义务,且不断提高自己、完善自我。最后,医德义务论在调节医患关系方面发挥着重要作用,义务论所包含的道德义务是经过历史检验的,证明对调节人际关系、社会关系是非常有用的道德原则和规范,它已成为规范伦理学中最重要的内容之一。

(二) 义务论的局限性

尽管义务论在伦理学理论中占有非常重要的地位,但随着社会的发展,新的问题不断出现,义务论也逐渐暴露出它的局限性。首先,义务论只强调行为的动机,否认行为的结果在道德判断中的作用。动机在人们的道德行为中起着指导作用,一般而言,好的动机常常对应着好的结果,坏的动机也对应着坏的结果。但是,由于社会生活的复杂性,这种动机与效果的对应并不总是一致的。而且,动机存在于人们的思想意识中,不具有直观性,因此仅仅根据动机判断一个人的行为是否道德是比较困难的。动机与效果是辩证统一的关系,义务论割裂了两者之间的联系。其次,义务论还面临着对个人尽义务与对社会尽义务之间的矛盾。义务论强调道德规范的普遍性、道德义务的绝对性,否定道德义务的层次性。当对他人尽义务与对社会尽义务相矛盾时,义务论常常显得不知所措。最后,义务论在医学领域忽视了医患双方义务的双向性,义务论只强调医务人员对患者及服务对象的绝对性和无条件性,而忽视患者及服务对象应尽的义务。这种道德价值取向,在社会主义市场经济条件下,使义务论受到效果论的挑战。

第六节　效　果　论

一、效果论的含义及特征

效果论又称目的论,是伦理学的基本理论之一。它主张,判断评价人的行为道德与否的唯一根据,是只看行为的结果。道德行为的目的就是要带来好的结果。凡行为结果给行为者及其相关的人带来了好处,或带来利大于弊的行为,则是道德的,否则就是不道德的。

效果论有三个特征:一是注重思想、行为的绩效、效果或结果,不计较行为的动机,或不大注意思想端正与否、动机纯洁与否,只要有好的效果,就可以了;二是在行为前权衡、比较,计算利弊得失,不合算的事,吃亏的事不干;三是立足于个人,推衍到他人与社会。追求个人的功名利禄或幸福是根本的,为此不得不顾及他人、社会大众的利益或幸福。

以行为的效果作为道德善的标准在中外伦理思想史上并不鲜见,19世纪英国的功利主义伦理思想和中国宋代思想家陈亮和叶适提出的"功到成处,便是有德;事到济处,便是有理"的伦理思想,都是比较典型的效果论。效果论经历了功利论和公益论两个发展阶段。

二、功利论

(一)功利论的含义

功利论(或称功利主义)是与义务论相对立的伦理学说,主张以人们行为的功利效果作为道德价值之基础或基本的评价标准。功利论者把行为的评价结果作为对人们的行为进行善恶评价的依据,离开行为对人们的效果就不可能有道德上的善恶。当代美国道德哲学家弗兰克纳给功利论下了一个明确的定义,他说:"功利原则十分严格地指出,我们做一件事情所寻求的,总的说来,就是善(或利)超过恶(或害)的可能最大余额(或者恶超过善的最小差额)"。这里的"善"与"恶",是指非道德意义上的善与恶。

功利论伦理思想是伴随着资本主义的发展而逐渐形成和完善起来的。资本主义市场经济的突出特点即是对利益的追逐,功利论的产生正是对资产阶级追逐利益行为的伦理学辩护。18世纪以后,以霍布斯为首的英国经验利己主义、以休谟、亚当·斯密为代表的"合理利己主义"是功利论的雏形。19世纪,英国伦理学家边沁、密尔提出了"最大多数人的最大幸福"的道德原则,对功利论做了系统、严格的论证。

(二)功利论的类型

功利论因其只注重行为的后果而遭到其他伦理学家的强烈批评,曾一度受到冷落,但20世纪中期以后,资源的短缺、对社会效用的关注以及社会整体思想发展的形成使功利论重新焕发生机,并形成了许多新的流派,最具影响性的是行为功利主义和规则功利主义。

(1)行为功利主义 行为功利主义者主张,行为的道德价值必须根据最后的实际效果来评价,道德判断应该是以具体情况下的个人行为之经验效果为标准,而不是以它是否符合某种道德准则为标准。他们认为,人人都应该使自己的行为给影响所及的每一个人都带来最大的好处,但没有什么可以遵循的规则,每个人都必须估量自己的处境,判断行为是否能带来最大的好处。

(2)规则功利主义 规则功利主义者主张,人类行为具有某种共同特性,其道德价值以它与某相关的共同准则之一致性来判断。道德判断不是以某一特殊行为的功利效果为标准,而是以相关准则的功利效果为标准。他们认为,每个人都应当始终遵循会给一切有关者带来最大好处的规则。

(三)功利论的意义和局限性

在道德实践活动中,功利论强调效果在道德评价中的作用,把效果作为最大的善来追求。这一思想客观上为资本主义生产关系的确立和发展做了伦理学辩护,起到了推动生产力发展和提高人们的生产和工作积极性的作用。在理论上,功利论避免了义务论只强调动机,忽视效果的道德评价方式所带来的一些现实问题。但是,不可否认,功利论对效果在道德评价中作用的过分强调,也割裂了道德行为评价中动机与效果的辩证统一关系,难免导致道德评价中的片面性。在现实生活中,功利论很容易导致产生偏重个人利益、局部利益、暂时利益和经济效益而忽视集体利益、长远利益和社会效益的思想和行为。

三、公益论

(一)公益论的含义及主要内容

1. 公益论含义

公益论主张人们在进行道德评价时,应当从社会、人类和后代的利益出发,从整体和长远的角度来评价人们的行为,只有符合人类的整体利益和长远利益的行为才是道德的。从医学的角度看,公益论(theory of public interest)就是一种强调以社会公众利益为原则,是社会公益与个人健康利益相统一的医学伦理理论。

2. 公益论的主要内容

(1)兼容观 我国医疗卫生工作的根本目的有两个:一是满足广大人民群众日益增长的健康和保健的需要;二是提高全社会,即中华民族的整体健康水平。而这两种目标没有根本的矛盾冲突。公益论主张社会和集体公益与个人利益相统一,三者兼容,以人为本。

(2)兼顾观 该观点认为,任何医疗行为都应当兼顾到社会、集体、个人的利益。当三者发生冲突时,如果冲突不是以"非此即彼"的形式导致排斥性利益冲突,那么社会、集体无权作出否定个人正当利益的抉择,应尽量满足和实现个人利益。当冲突是以排斥方式产生时,应当从整体利益出发,贯彻社会优先的原则。个人无权损害社会、集体利益。

(3)社会效益观 医疗卫生服务的效果好坏、大小,是通过医疗服务的经济效益和社会效益体现出来的。经济效益与社会效益是辩证统一的关系。公益论强调在医疗服务中,坚持经济效益与社会效益并重、社会效益优先的原则。

(二)公益论产生的历史背景

公益论是 20 世纪以来,现代社会、现代医学及医患关系发生的深刻变化在医学伦理理论上表现出的必然结果,其产生的历史原因可归纳为如下几点。

(1)它是当今社会发展的需要。20 世纪以来,工业化在全世界的推进和科学技术的迅猛发展,在给人们的生活带来极大方便的同时,也使人类面临着一大堆的现实问题,如环境污染、资源短缺、人口猛增、贫富差距扩大等。所有这些问题能否解决,都关系到整个人类社会的生存与发展。而这些问题已不单纯是某个国家和地区的问题,其解决也不可能只依靠个别国家和地区的努力实现,必须依靠全社会的共同奋斗。公益思想正是在这种背景下形成和发展起来的,符合当今社会发展的需要。

(2)它是医学社会化趋势的必然结果。20 世纪以来,社会形成了庞大的医疗体系,医学的服务对象也由个体扩展到社会及人群,医学越来越社会化。医德关系也从单纯的医患关系、医际关系扩展到包括医务人员在内的医疗部门与社会的关系。对于这些变化,单纯的道义论已显得无能为力。特别是在调整与社会整体利益和长远利益的关系时,如何选择正确的行为,这是传统医学伦理理论回答不好的。此时,新的医学伦理理论就产生了。

(3)它是解决现代医疗的道德冲突的必然结果。生命质量与价值论的产生并与道义论互补,为解决现代医疗道德冲突提供了理论武器,但它仍然不是万能的。在医学日趋社会化、医学社会价值越来越大、涉及群体及社会利益越来越大和越来越深刻时，公益及公正问题就凸现出来了。而这类矛盾单靠生命质量与价值论是解决不好的。而且，就是在医学活动中，生命质量及价值的精神的贯彻和实施，也需要解决社会公益与个人利益，以及两者与社会公正的关系问题，需要解决卫生决策、卫生资源的宏观及微观分配、临床价值与预防价值的平衡、人类当前利益与长远利益的问题。这些问题都需要新的理论来加以解决，公益及公正论的出现就是必然的。

（4）医疗费用的迅速攀升和卫生资源的相对匮乏，使得有限的医疗卫生资源的公平、合理应用成为社会政府和医疗管理部门的首要问题。所有这些都把公益问题推到了人们面前。

（三）罗尔斯的正义论的理论观点

目前在人们的社会生活和人类发展中存在着个体利益和公共利益如何协调，利益在全体公民之间如何公正地分配的问题，从而使得公益、公正思想成为必要，完善公益、公正理论成为必须。到目前为止，在思想学术界，理论上对公益、公正论的贡献最大的当推美国政治哲学家、伦理学家罗尔斯，他的关于正义的理论对解决社会中的公平、公正和效益问题是非常有益的。罗尔斯（Rawls）指出，效用最大化所产生的社会分配，会造成对应该得到保证的基本个人自由和权利的破坏，只关心社会总体效用的功利论不关心效用在个人之间的分布，这种不关心导致对一些人权和自由的侵犯。基于此，罗尔斯提出了若干非功利论的公正原则。他基于康德的平等概念提出一个假设性的社会契约程序，把正义论归纳为两个基本原则，其表述如下。"第一个原则：每个人对与其他人所拥有的最广泛的基本自由体系相容的类似自由体系都享有一种平等的权利。第二个原则：社会和经济的不平等应当这样安排，使它们被合理地期望适合于每一个人的利益，并且依系于地位和职务向所有人开放。"这两个原则的基本精神：一是要完全平等地分配各种基本的政治权利和公民义务；二是要尽量平等地分配社会合作所产生的经济利益和负担，坚持各种职务和地位平等地向所有人开放，只允许那种能给最少受惠者带来最大补偿利益的不平等分配的存在，任何人或团体除非以一种有利于最少受惠者的方式谋利，否则就没有充分的道德理由享受一种比他人更好的生活。为了他的第二条公正原则，罗尔斯反对极端平均主义。他称第二条原则为"差异原则"，这条原则基于这样的观点：由于出生、历史遭遇、自然才能等的不同而造成不平等是不奇怪的，社会应该改善弱势人群的不平等境遇。罗尔斯的正义论不仅是较为理想的正义理论，也是当前被不同程度地实践的社会政治理论。尽管罗尔斯的正义论同样遭受了很多学者的批判，但其对抑制功利主义所建构的利益格局显而易见是非常有帮助的，在避免人类社会因对利益的盲目追逐而陷入"权力和金钱主宰一切"的局面上起到了防洪大坝的作用。罗尔斯的公正原理、原则同样也适用于医学领域。

（四）公益论的评价

公益论在化解功利主义时只是使人们关注到局部利益，却没有看到整体利益问题方面起到了一定的积极作用，但鉴于公益论尚不能算是完善的理论体系，无论是在理论论证方面还是实践方面，都存在很多问题没有解决。首先，公益论的核心仍然是利益，对医疗行为的道德评价的依据仍是行为的结果，在这一点上，公益论与公正论相较于功利主义的进步在于量的差别而非质的区别；其次，公益的确定是困难的，真正公益的实现恐怕又难回到边沁、密尔等的精于算计的伦理学。而在伦理学领域中,数学的作用毕竟是非常有限的。而且,人们在今天所取得的医学进步是否对后代有益? 现代社会所坚持的公益很可能并不等于后代所认同的公益,甚至可能相差万里。回顾医学发展史,反观现代的基因研究以及人们所表现出来的忧虑,应该就是对上述问题的部分回答。

总之,公益论一方面可以克服医疗领域中的绝对义务论所导致的某些不足和缺陷,另一方面也在尽可能地降低纯粹功利论在医疗工作中产生的诸多不利影响。尽管公益论的理论本身依然存在着很多问题,但在当前阶级社会存在的贫富差距不断加大情况下也难以彻底地实践和真正地实现,但毕竟公益论一经提出,作为一种思想理论体系,已经或正在对人类的生活特别是医疗活动起着重要的价值导向作用。人们必须明白,道德理论是简单的,道德生活却是复杂的,而道德实践则尤其困难。在医疗实践中,追求某一医疗行为的最善或许是可行的,而谋求人类健康生活的利益最优化和最大化,则是困难的,无论是义务论还是功利论甚至公益论都无法解决医疗道德生活中的所有问题。但是,这并不意味着在医疗领域中人类将无所作为,恰恰相反,人类的适当作为已经而且必将推动医学合理的发展,关键在于人们对"适当"的理解、把握和希冀的程度。印度民族独立运动的领导人圣·甘地曾经说过:"作为人类,我们的伟大之处与其说是在于我们能够改造世界,还不如说是我们能够改造自我。"

思 考 题

1. 试述生命论的发展阶段及主要内容。
2. 医学人道主义的核心内容是什么? 为什么说医学人道主义是医德传统的精华?
3. 医务人员应当具备哪些美德?
4. 试比较医学义务论与效果论的异同。

第四章
医学伦理学的规范体系

本章提示

在现代社会中,医学伦理学的基本原则、规范和范畴,共同构成了医学伦理行为准则体系。它是医学伦理学研究的重点与核心内容。正确理解和实践医学伦理学的基本原则、规范和范畴,是全面培养医务工作者的医学伦理素质的根本课题和途径。

第一节　医学伦理的原则

案例 4-1:"救命天使"——中国水电十局医院英雄群体大地震救死扶伤事迹

山崩地裂,石破天惊,房倒屋塌,生灵吞噬……

公元 2008 年 5 月 12 日 14 时 28 分,四川汶川发生里氏 8.0 级大地震,距离震中映秀30 公里的历史文化名城都江堰受灾惨重。中国水利水电建设集团十局医院在这次巨大灾难面前经受了严峻考验。

"病房里还有患者吗?"黄东成院长焦急地问护士长,"一个不剩,全部安全转移!"当得到肯定答复后,他立即组织成立医疗、护理、急救、保卫和后勤 5 个小组投入到抢救受伤群众的行动中。抢救小组兵分两路:一路留守医院,一路上街救人……还未等安排妥当,头破血流的跑来了,残肢断臂的送来了,奄奄一息的抬来了……如此惨烈血腥的场面史无前例,令人惊悸! 悲痛!! 震撼!!!

5 月 12 日是国际护士节。救死扶伤是医护人员的天职。灾难来临,全院医务人员心中首先想到的是要尽快赶到医院,考虑的是伤者和患者的安危。大地震发生短短 15 分钟,水电十局医院 276 名医护人员在接连不断的余震中全部赶回医院,迅速投入到抢险救人当中。此刻,医院断水、断电、通信中断,生离死别的哀鸣,寻亲找友的呼唤,还有空气中弥漫着强烈的血腥味,让神圣的医院顿时变得恐怖起来……场面十分混乱。

大地震将住院部和手术室墙体撕裂成危房,院子里露天架起临时手术台,地下密密麻麻摆满了伤者和死难者,医护人员来回穿梭,实施急救、输液、包扎……

12日晚,天空开始下雨。泪水、汗水、雨水、血水流满在一起。就这样,全院276名医务人员冒着大雨,在现场一直干了三天三夜。有的医生、护士当场晕倒,有的忍着亲人伤亡的悲痛,没有离开工作岗位一步;不少人因为身上有伤,又经过雨水浸泡,皮肤溃烂,但还在坚持工作。几天来,十局医院抢救患者1000余名,其中610位重伤者转送到成都各大医院,赢得了宝贵的进一步救治时间,挽救了很多人的生命。

天旋地转。雨越下越大,余震不停,伤员不断增加⋯⋯

"马上搭帐篷!"院党委书记夏林芬朝人群中大声喊。在紧张、忙碌、悲痛中,全院医务人员伴着灾民们度过第一个惊魂的不眠之夜。医生、护士,党员群众,干部职工没有一刻停留,没有喝一口水,也没有吃一粒饭。一位伤员家属把手里仅有的一瓶水送给他们,你给我,我传你,谁也舍不得抿上一口,转了一圈原封不动回到起点⋯⋯突然,一个穿白大褂的倒在地下,还没等人们回过神,又一个倒了下来。原来,是两名年轻的护士高琳、冯敏亚累晕了。"抢救了自己人,又去抢救伤员",医生把她俩扶起来,喂了点水,在原地坐了片刻,她们站起来又投入救死扶伤的战斗中。直到13日中午过后,大量救护人员进入都江堰,他们才吃到了干粮。这天,他们收治伤员320人,转送21人。

在大地震最厉害的第一波,外科手术室正在为一位直肠癌患者做手术缝合,患者因麻醉还未醒来。医务人员朱惠东、魏宗庆、杨明英、赖伟建、叶素君、邓万丽等人一直在不停摇晃的手术室里守候,待患者关腹完毕,生命体征趋于平稳,才迅速将其抬出手术室。就在他们刚刚抬着患者离开的一刹那,短短几秒钟,"轰隆"一声,手术室的墙体垮塌⋯⋯清醒后的刘姓患者紧紧地拉着医务人员的手,充满感激地说:"我这辈子都要感谢你们,你们真是老百姓的救命天使啊!"

与此同时,在余震不断的眩晕中,护士林娜怀有身孕,也硬是从家里跌跌撞撞赶到医院抢救伤员。外二科主任陈昌礼,护士高代华、王琪、冯敏亚,尽管他们的科室受损严重,随时可能发生垮塌危险,但他们全然不顾,一次又一次地将患者安全转移。值班护士刘艳冲进内三科病房打碎门玻璃,把90岁高龄杨爷爷救出。护士袁芳用她柔弱的身体将一位叫衡克清的婆婆从住院部四楼背到楼下。内五科方敏、蔡明文,工会许有顺、护理部蒲丽莎、政工科王伟等人,他们冒着生命危险毅然冲上五楼,把困在病房里两名输血患者安全转移。最终他们将42名无法行走的患者全都转移到安全地带。但也就是这个时候,王伟家的房屋垮塌,他的父亲被掩埋在废墟中。护士彭佳在大地震最要命的时候奔忙抢救伤者,却全然不知她的两个妹妹已经离她而去,一位亲人至今杳无音信⋯⋯

连续3天,全院医务人员没有片刻停留,在抢救伤员过程中,时常发生余震,房屋不断垮塌,但他们始终把救死扶伤摆在第一位,把个人生死置之度外,没有一个退场。好几个女医生和护士自己身体不方便,但还是全副武装上阵。雨水湿透了的衣服裹在身上,雨停,干了,雨落,又湿。"我们没有换过一次卫生巾,两条大腿都磨烂了,衣裤和肉粘在一起⋯⋯"说这话时,她们一脸默然。

15日,天气放晴。一位产妇临盆,已经没有产房的水电十局医院,医生和护士用一个个床单围成产房,成功接生一名男婴,母子平安。

院党委书记夏林芬和其他党员、团员、普通职工一样,家距医院不过几百米,12日当天她是14时25分穿着高跟鞋下楼的。因担心迟到,就让丈夫开车送她上班。她眼含泪珠说,汽车刚刚驶出两三百米就颠簸起来,几乎要翻,天昏地暗,狂风大作,周边楼房"嘎嘎"作响,接着就看见很多房屋垮塌,听见人们凄厉的叫喊声。她第一反应是往医院跑,让丈夫回家查看。后来等她看到丈夫也加入医院救援队伍才知道:家已不复存在,丈夫躲过一劫……本该在家轮休的医务人员也纷纷赶到医院,他们背的背,抬的抬,往返于医院和楼房垮塌的重灾区,把伤员经过处理后再转往其他大医院。

从 5 月 12 日至 16 日,水电十局医院医治救护 816 人,办理死亡百余人,转送伤者 300 多人。从 13 日到 17 日,他们相继派出 7 支医疗队深入虹口、水磨等重灾乡村参加救援。

【问题】 结合上述实例谈一谈水电十局医院全体医务人员在"5・12"里氏 8.0 级大地震抢救中,是如何用行动和生命诠释社会主义的人道主义精神的。

一、医学伦理的基本原则

(一) 医学伦理基本原则的含义与实质

1. 医学伦理基本原则的含义

医学伦理的基本原则,是指反映某一医学发展阶段及特定社会背景中的医学道德的基本精神,调节各种医学道德关系都必须遵循的根本原则和最高要求。它贯穿于医德发展的始终,在医学伦理学规范体系中居于首要地位,是医学伦理学规范体系的总纲和核心,是衡量医务工作者的个人行为和道德品质的最高准则。

2. 医学伦理基本原则的实质

首先,它是对医学发展某一阶段及特定社会背景下医德基本精神的反映。我国社会主义医疗卫生事业是全体社会公民共享的公益性事业。医学伦理的基本原则,高度集中地反映了我国当代医学卫生事业服务的广泛的人民性、彻底的人道性、鲜明的时代性等医学理论的本质。

其次,它是协调医疗卫生领域中各种关系必须遵循的根本原则和最高要求。在社会主义社会,人民群众的健康利益、患者个人的健康利益与社会整体健康利益、医患双方的利益等,在本质上是一致的,但在每一种利益关系中,都包含着种种差异,甚至是冲突。医学伦理的基本原则就是协调医疗卫生事业领域的各种利益关系,维护和建立良好的医学交往秩序的根本原则,是医学伦理学规范体系中普遍应用、居主导地位的最高标准。

总之,医学伦理基本原则是社会主义社会医疗卫生事业服务性质的集中体现,是社会主义医德关系的最集中反映,是进行医德评价的最直接标准。

(二) 医学伦理基本原则的内容

1981 年,全国第一次医德学术会议首次明确提出了我国社会主义医德的基本原则:"防病治病,救死扶伤,实行革命的人道主义,全心全意为人民服务。"后来进一步修订为:"防病治病,救死扶伤,实行社会主义的人道主义,全心全意为人民身心健康服务。"它体现了社会主义人道主义与科学精神的统一,实现了历史性、时代性与专业性的统一。这一基本原则的内涵十分丰富,我们可从以下几个方面理解和把握。

(1) 防病治病 防病治病明确指出了医学卫生事业的基本任务,体现了社会主义医德基本原则的职业特点和医学价值。它是从宏观层面指明了医学服务必须承担完整的医学道德责任,即无论医务人员身在哪一个工作岗位,无论医疗卫生单位属于何种性质,都必须肩负起防病与治病的使命。这就要求医务工作者克服狭隘的传统义务论,树立和形成由传统义务论与现代公益论相结合的全新的医德义务观,正确认识和处理对患者个人、对健康人群、对生态环境、对社会每个成员全面健康需求等多重义务之间的关系,以实现医学目的。社会主义医德基本原则把全面的医德责任作为其首要内容,这是社会主义制度和现代医学发展等多种因素综合作用的必然结果。

(2)救死扶伤 救死扶伤是医疗卫生事业服务的首要职责,即所有的医务人员都应具有把患者的生命和健康放在第一位的理念,恪守为患者谋利益的信念。"救死扶伤是临床医务人员的天职"。这一医德思想是古今中外优秀的医家的共识。我国医学界从"医乃活人之术"出发,以"医之使人生"的含义来命名医生。一代又一代的优秀医家,以其实践创立和丰富了"仁爱救人"的优良传统。西医之父希波克拉底,以"为病家谋利益"和"不伤害"等原则,阐述着同一个伟大思想。医学界的道德楷模白求恩和我国当代医学界的医德模范——在"5·12"特大地震中涌现的无数个救死扶伤的先进集体和个人的英雄事例,从理论和实践上,对救死扶伤做出了最为精彩的诠释。

(3)实行社会主义的人道主义 实行社会主义的人道主义,指明了协调医学人际关系的现实标准,它是处理好医学人际关系必须普遍遵循的现实的基本准则。社会主义医学人道主义是古今中外医学人道主义精神的精华,也是对革命人道主义传统的继承和超越,并在医学实践中不断地得到完善,成为社会主义医德的基本思想。近代以来,医学人道主义强调把医学看成全人类的事业,用于捍卫患者和人类社会的利益。而社会主义医学人道主义则要求,对人的生命加以敬畏和珍爱,对人的尊严予以理解和维护,对患者的权力予以尊重和保护,对患者的身心健康予以同情和仁爱。从而使过去只有优秀医家才会倡导和践行的精神,逐渐成为所有医务工作者的角色要求、自觉行动和普遍的社会现实。社会主义医学人道主义体现了在社会主义制度下,对人的生命价值的尊重以及提高生命质量的重视。同时,由于我国现在还处在社会主义初级阶段,在医学人道主义实践中经常遇到人道主义与功利主义的矛盾,经济利益与社会利益的不平衡,这就需要通过社会的进步和发展、人们道德修养和综合素质的提高等多种途径逐步改变和完善。

(4)全心全意为人民身心健康服务 全心全意为人民身心健康服务,这是由我国社会主义制度和卫生事业的社会主义性质所决定的,也是医德行为的根本目的和方向。全心全意为人民身心健康服务的要求是:首先,从服务对象上看,医务人员必须热爱人民,为广大人民群众服务,而不是为少数人服务,真正做到一视同仁,药施无二;其次,从服务目标上看,医疗卫生工作必须围绕服务人民健康这个宗旨,既要防治患者的生理疾病,解除肉体痛苦,又要防治患者的心理疾病,做到防患于前、治病于后,达到身心整体健康;最后,从服务态度上看,医务人员必须尊重人民群众,做到服务全心全意,工作认真负责,科学严谨,一丝不苟,不畏困难,任劳任怨。

综上所述,医学伦理基本原则的四个层次相互支撑、相互作用、不可分割。在医疗实践中,必须全面掌握和努力实践这一基本原则,不断提高自身的医德境界。

二、医学伦理的具体原则

医学伦理的具体原则是医学伦理基本原则的展开和具体应用,也是基本原则贯彻实施的保证。医学伦理的具体原则主要包括尊重原则、自主原则、不伤害原则和公正原则。

（一）尊重原则

尊重原则是医学人道主义原则的最基本要求之一。狭义的尊重原则是指医患双方在交往时都应真诚地尊重对方的人格，并强调医务人员尊重患者及其家属的独立而平等的人格与尊严。广义的尊重原则是指医务人员要尊重患者及其做出的理性决定，即除尊重患者的人格外，还包括对患者自主性的尊重。临床医疗卫生工作的基本点是为患者服务，而服务的基本职业品德是对人的尊重。医务人员只有尊重患者，才会赢得患者的信任，这样才能建立真诚、良好的医患关系，避免或减少医疗纠纷的发生，维护正常的医疗活动。

患者享有人格权，是尊重原则之所以具有道德合理性并能够成立的前提和基础。所谓人格权是一个人生而有之并应该得到肯定和保护的权利。在我国，公民享有的人格权利非常广泛，如生命权、健康权、姓名权、肖像权、名誉权等，可分为物质性人格权和精神性人格权两类。尊重原则实现的关键是医方对患方的尊重，要求医务人员在与患者交往时，必须真诚地尊重患者的人格，尊重患者及其家属的独立而平等的人格、尊严和自主，但同时也要求患方尊重医方。如果患方对医方缺少应有的尊重，良好的医患关系和正常的医疗秩序将难以建立和维护，必将给医疗过程和疗效带来严重的影响。

（二）自主原则

自主原则是指在医疗活动中患者有独立的、自愿的决定权。自主原则体现在对自主的人及其自主性的尊重。它是维系医患之间的服务与被服务关系的核心。尊重患者的自主，就是保证患者自己做主、理性地选择诊治决策的伦理原则。自主原则包括患者自主知情、自主同意、自主选择。其实质是对患者知情、同意和选择等权利的尊重和维护。

在一般情况下，自主原则的实现要有一定的条件：一是要求医务人员要为患者提供正确、适量并能被患者理解的医疗护理信息；二是要求患者有正常的自主能力，决定是经过深思熟虑并与家人研究后作出的；三是要求患者自主选择的决定不与他人利益、社会利益发生严重冲突。因此，患者在行使自主原则时需要得到医务人员的支持和帮助。医务人员有义务主动提供适宜的环境和必要的条件，以保证患者充分行使自主权，尊重患者及其家属的自主性或自主决定。

医务人员在履行自主原则时必须处理好患者自主与医生责任之间的关系，尤其要正确运用好医疗干涉权。因为，患者自主、医方做主既相容，又矛盾，医疗干涉既必要，又不可滥用。尊重患者的自主性，绝不意味着放弃自己的责任。尊重患者包括帮助、劝导甚至限制患者进行选择。医生要帮助患者选择诊治方案，必须向患者提供正确、适量、易于理解、有利于增强患者信心的信息。当患者充分了解和理解了自己病情的信息后，患者的选择和医生的建议往往是一致的。当患者的自主选择有可能危及其生命时，医生应积极劝导患者作出最佳选择。当患者或家属的自主选择与他人或社会的利益发生冲突时，医生既要履行对他人、社会的责任，也要使患者的损失降低到最低限度。对于缺乏或丧失选择能力的患者，如婴幼儿、儿童、严重精神病者和严重智力低下者，其自主选择权由家属或监护人代理。

（三）不伤害原则

不伤害是指不给患者带来本来可以避免的肉体和精神上的痛苦、损伤、疾病甚至死亡。

简言之，就是不做伤害患者的事。不伤害除了指不伤害他人外，也指不将他人置于受伤害的危险情境中。临床诊治过程中，不使患者受到不应有的伤害，是医学伦理具体原则中的底线原则。医疗伤害作为职业性伤害，是医学实践的伴生物，历来受到中外医家高度关注。

在临床医疗过程中，医疗伤害具有一定的必然性。根据其与医方主观意识的关系，可以划分为有意伤害、可知伤害、可控伤害和责任伤害四种。

（1）有意伤害是指医方出于打击报复心理或极其不负责任，拒绝给患者以必要的诊治手段或急诊抢救，或者出于增加收入等狭隘目的，为患者滥施不必要的诊治手段等直接造成的故意伤害。与此相反，不是医方出于故意而是实施正常诊治所带来的间接伤害，则属于无意伤害。

（2）可知伤害是指医方可以预先知晓也应该知晓的对患者的伤害。与此相反，医方无法预先知晓的对患者的伤害，则是意外伤害，例如麻醉意外。

（3）可控伤害是指医方经过努力可以也应该降低其损伤程度，甚至可以杜绝的伤害。与此相反，超出控制能力的伤害，则是不可控伤害。

（4）责任伤害是指医方有意伤害以及虽然无意但属可知、可控而未给予认真预测与控制、任其出现的伤害。意外伤害是虽可知但不可控的伤害，则属于非责任伤害。不伤害原则是针对责任伤害而提出的。不伤害原则的真正意义不在于消除任何医疗伤害（这样的要求既不现实，又不公平），而在于强调培养医务人员对患者高度负责、保护患者健康和生命的医学伦理理念和作风，正确对待医疗伤害现象，在实践中努力避免不应有的医疗伤害。

不伤害原则对医务人员的具体伦理要求是：强化以患者为中心的服务思想，坚决杜绝有意的责任性伤害；恪守职责，努力预防和减少难以避免的伤害；不给患者造成本可避免的身体上、精神上的伤害和经济上的损失；对利害得失全面评价、权衡，选择受益最大、伤害最小的优化治疗方案，并在实施过程中尽最大努力，把不可避免但可控伤害控制在最低限度之内。

不伤害与有利是密切相关的。有利包含不伤害，不伤害是有利的起码要求和体现，是有利的一个方面。有利是指医务人员在实施医疗行为时，要以维护患者利益为前提，有利就是行为能够带来客观利益和好处。有利原则由两个层面组成，即低层次原则是不伤害患者，高层次原则是为患者谋利益。不伤害原则为有利原则规定了一条底线，奠定了一个基础，有利原则在此基础上设定了更加广泛而且具有进取性要求的伦理准则。有利原则是社会主义医学人道主义诸多要求中最高的和首要的要求。

有利原则对医务人员的具体伦理要求是：树立全面的利益观，真诚关心患者，以患者的生命和健康为核心，提供最优化的服务，努力使患者受益，避免早死、追求安详死亡，预防疾病和损伤，促进和维护健康；努力预防和减少难以避免的伤害；对利害得失全面权衡，选择受益最大、伤害最小的医学决策；坚持公益原则，将有利于患者同有利于社会健康公益有机统一起来；注重近期效果与长远效果的结合；考虑医药卫生资源的合理消费，减少患者及家属的精神与经济负担，使患者在生理和精神上受益。

（四）公正原则

公正原则是指医务人员公平、正直地对待每一位患者的伦理要求。在基本的医疗条件下，力求做到人人享有基本的医疗保健，医务人员以同样的服务态度、医疗条件对待有同样需要的患者。在医学卫生服务中,要公平、正直地对待每一位患者。公正是一个历史的范畴,它的含义是公允、正义、不偏私。

在某一特定的时代、特定的社会所倡导和实行的公正观,总是由两个相互区别又相互联系的层次,即形式层面的公正与内容层面的公正组成。形式公正是指对同样的人给予相同的待遇,对不同的人给予不同的待遇。内容公正是指依据个人的地位、能力、贡献、需要等分配相应的负担和收益。当代倡导的医学服务公正观,正是形式公正与内容公正的有机统一,即:具有同样医疗需要和同等社会贡献和条件的患者,应得到同样的医疗待遇,不同的患者分别享受有差别的医疗待遇;在基本医疗保健需求上要求做到绝对公正,即应人人同样享有,在特殊医疗保健需求上做到相对公正,即对有同样条件的给予同样满足。

在当代社会,公正原则作为医学伦理的原则,其依据主要有如下几点:患者与医方在社会地位、人格尊严上是平等的;患者虽有千差万别,但仍然享有平等的生命健康权和医疗保健权;患者处于医患交往双方中的弱势地位,理应得到医学所给予的公正、正义的关怀。这些因素决定了医疗公正的必然性与合理性。

公正原则主要体现在两个方面:一是人际交往公正;二是资源分配公正。人际交往公正要求医务人员公正地对待每一位患者,一视同仁,平等相待,不因性别、种族、民族、国籍、宗教、信仰等不同而有所区别。资源分配公正要求以公平优先、兼顾效率的基本原则,优化配置和合理利用医疗卫生资源。医疗卫生资源是指满足人们健康需要的可用的人力、物力、财力的总和。其分配包括宏观分配和微观分配两部分。宏观分配是各级立法和行政机构所进行的分配,目标是实现现有卫生资源的优化配置,用于充分保障人人享有基本医疗保健,并在此基础上满足人们多层次的医疗保健需求。微观分配是由医院和医务人员,针对特定的患者在临床诊疗时进行的分配。在我国,目前主要是指住院床位、手术机会以及贵重稀缺医疗资源的分配。临床上,公正原则针对微观医药卫生资源分配,要求医方依次按医学标准→社会价值标准→家庭角色标准→科研价值标准→余年寿命标准综合权衡,在比较中进行优化筛选,以确定稀缺医药卫生资源优先享用者资格。其中:医学标准主要考虑患者病情需要及治疗价值;社会价值标准主要考虑患者既往和预期贡献;家庭角色标准主要考虑患者在家庭中的地位和作用;科研价值标准主要考虑该患者的诊治对医学发展的意义;余年寿命标准主要考虑患者治疗后生存的可能期限。在这些标准中,医学标准是必须优先保证的首要标准。

克服医疗不公正现象,由不公正到公正,由低层次公正到高层次公正,需要政府、医疗卫生机构以及全社会医务人员共同努力,各施其责,营造医疗公正氛围。首先,政府要当好医疗公正的"守门人"。政府从管医上全面肩负起保障医疗公正的职责,在改革中建立一套以广大人民群众基本医疗保健机制和贫困阶层医疗救助机制为核心的基础的完善的医疗制度和规则,依法管医。其次,医疗卫生机构要做好医疗公正的"设计人"。医疗卫生机构从办医上直接承担起提供医疗公正的职责,构建和完善全面覆盖、结构合理、功能互补、分工合作的医疗保健格局,使全体公民享受得起数量充足、质价相称的医疗保健服务,使各层次的医疗服务需求者各得其所。最后,医务人员要做好医疗公正的"实施人"。医务人员从服务上直接肩负兑现医疗公正的责任,必须自觉加强现代公正素质修养,集美德论、义务论、公益论于一身,确保公正在医疗服务中得到充分体现。

第二节　医学伦理的基本规范

一、医学伦理规范概述

规范就是一种标准或准则,这种标准或准则既可以是人们约定俗成的,也可以是人们有意识制定的明文规定。规范是人类社会生活中普遍存在的现象,最常见于法律生活、道德生活等领域内。在众多的规范中,医学伦理规范有着自己鲜明的特点、特殊的作用领域和特殊的调节方式。与医学伦理基本原则相比,它是具体的,可变的,它随着社会变迁和医学发展而不断更新。

(一)医学伦理学规范的含义

医学道德规范(medical morality code)是指依据一定的医学道德理论和原则而制定的,用于协调医学实践活动中各种人际关系、评价医学行为善恶的准则或具体要求。

医学伦理规范作为医德意识和行为标准,是医务人员医学道德行为和道德关系普遍规律的反映,是社会对医务人员的基本道德要求,是医学伦理基本原则的展开和补充。医学伦理规范不仅包括医疗、护理、医技、药剂、检验等临床方面的规范,而且还包括科研、预防、医药营销等领域的规范。

(二)医学伦理规范的种类

医学伦理规范一般可以分为两大类:医学伦理一般规范和医学伦理特殊规范。

医学伦理一般规范,又称医学伦理基本规范,它反映医学伦理关系的共同特点,是一切医务人员必须共同遵循的职业行为准则。

医学伦理特殊规范,也称医学伦理个别规范或具体规范,它反映各种医德关系的具体特点,是不同医务人员各自遵循的医德行为准则。无论是在医院、社区、诊所,还是在其他医疗服务单位,每个医务工作者都有自己的具体工作岗位、人际关系和特殊要求,医学伦理特殊规范就是对具体医学实践活动中各种特殊的医德关系和医德要求的概括和反映。由于医务人员的分工不同,岗位有别,活动形式、服务对象各异,医学伦理特殊规范的具体内容是各不相同、多种多样的。

(三)医学伦理规范的形式

医学伦理规范以"哪些应该做,哪些不应该做"的表述,将医学伦理学的理论、原则转换为医务人员在医学实践活动中遵循的具体标准。医学伦理规范一般以强调医务人员的义务为主要内容,或采用条文式,或以戒律、宣言、誓言、誓词、法典、法规和守则等形式,由国家和医疗行政管理部门颁布执行。如我国明代李挺在《医学入门》中提出的"习医规格",陈实功在《外科正宗》中提出的"医家五戒十要",我国现行的医学道德规范等都是条文式的。而古希腊的《希波克拉底誓言》、苏联的《苏联医师誓言》以及我国的《中华人民共和国医学生誓词》等则是采用誓言、誓词等形式。此外,国际上一些国家政府、医学会和世界医学会等所制定的医学伦理规范则是采用法规、宣言和守则等形式。

（四）医学伦理规范的特点

（1）现实性与理想性的统一 现实性是医学伦理规范的首要特点。一个社会所倡导的医学伦理规范是现实医学道德的反映，它必须符合医学界道德实际状况。而人们在制定医学伦理规范时，不是简单地描述、复制现实生活，总是要在其中寄予价值追求、人格目标，希望以此超越现实，因而又具有一定的超前性、理想性。

（2）普遍性与先进性的统一 医学伦理规范作为行为准则，必须对所有的医务人员都具有明确要求和实际约束力。需要说明的是，这种普遍能接受的现实不能理解为"一刀切"，而是要充分考虑到医学道德要求的层次性，即应当依据医务人员不同的医德现状，分别提出统一的底线伦理要求和高标准的价值导向要求，以此达到约束作用，从而体现出医学伦理规范的普遍性和先进性的统一。

（3）一般性与特殊性的统一 医学伦理具有一般性和特殊性，它们应在如下两个方面进行统一：一是医学伦理规范既要符合社会道德的一般要求，又要突出医学职业的特定要求；二是医学伦理规范既要回答医学服务的共同要求，又要注意具体医学服务部门的个性要求。

（4）稳定性与变动性的统一 医学伦理规范的稳定性，取决于医学道德关系的相对稳定与医学道德基本思想的相对恒定。其变动性，取决于医学道德关系的发展变化以及人们认识的拓展和深化。这一特点表明，社会倡导的医德理念、准则、追求，都是随着医学和社会的发展进步而不断被赋予新的内容和内涵，实现其自身完善和升华的。

（5）实践性与理论性的统一 医学伦理规范来源于实践，其正确性与可行性必须经过实践的检验，其价值最终只有在转化为实践、指导实践时才能实现，这就是它的实践性；医学伦理规范作为观念形态，又是人们对医德实践进行主观认识和理论加工的产物，体现出理论性特点。医学伦理规范就其规范本身而言，其内容集中体现为实践性，其形式集中体现为理论性，而就其行为主体而言，不仅需要认知，更需要实践。因此，缺少实践性或理论性，割裂实践性与理论性，医学伦理规范都将丧失可行性。

（五）医学伦理规范的作用

（1）在医学伦理准则体系中的主体作用 医学伦理原则、规范、范畴共同组成分工明确、功能互补的医学伦理学的准则体系。在这一系列医学伦理准则中，医务人员在医疗实践活动中应该做什么，不应该做什么，主要由医学伦理规范作出明确而具体的规定，它比较全面地指明了医务人员应该如何在医疗实践活动中选择自己的行为。所以医学伦理规范是医学伦理原则的主要体现者。同时，医学伦理规范又是医学伦理范畴的直接指导者，规定着医学伦理范畴的实质内容和价值取向。

（2）在医学伦理评价中的尺度作用 医疗实践活动是一个复杂的过程，医务人员的医技水平、医学伦理修养都离不开医学伦理评价。而医学伦理规范是评价医务人员医疗行为活动的基本标准。进行医学伦理评价，无论是社会的外在褒贬，还是自我的内在自省，都必须以医学伦理规范作为直接尺度，即用医学伦理规范来衡量每一个医务人员在医疗实践活动中行为的善与恶、是与非。对符合医学伦理规范的医疗行为给予宣传和表扬，对违背医学伦理规范的医疗行为给予谴责和鞭挞。

（3）在医院管理中的规范作用 医学伦理规范是医院进行科学管理的重要依据和准

绳,医院管理者只有充分运用这些依据和准绳,并配合其他手段进行科学管理,建立健全完善的规范和制约措施,才能使医院各项工作正常、协调地运行,不断提高医疗服务水平。

（4）在医学伦理修养中的内化作用　医德调节功能的实现,取决于医务人员自身的医德修养程度。从不知到知,从知到行,从他律到自律,是医学伦理修养的一般规律。在医疗服务活动中,医务人员只有以医学伦理规范来指导和检验自身言行,才能实现医学伦理规范的内化作用和上述各环节的转化,从而提高和完善自己的医学道德人格。

二、医学伦理基本规范的基本内容

医学伦理规范的内容是人们长期医疗实践活动的概括和总结,一经形成便具有相对的稳定性。我国医务人员应当遵守的医学伦理基本规范的内容如下。

（一）救死扶伤,忠于职守

救死扶伤是医务人员的神圣职责和最高宗旨。忠于职守是医务人员应有的敬业精神和职业操守。救死扶伤、忠于职守是医务人员正确对待医学事业的基本守则,是医疗卫生事业和人民健康利益的根本要求,历来为古今中外医学道德规范所倡导和阐释。在我国的医学传统中,人们一直强调"医本活人"、"济世救人",毛泽东则把"救死扶伤,实行革命的人道主义"视为医学道德的精髓。在国外的医学道德思想中,古希腊《希波克拉底誓言》是倡导救死扶伤、忠于职守的典范。古罗马名医盖伦要求自己和同行:"我将全部时间用在行医上,整天思考它。"《日内瓦宣言》要求医务人员:"当我开始成为医务界的一个成员时,我要为人道服务,神圣地贡献我的一生。"

在当代中国,救死扶伤、忠于职守这一规范,要求医务人员正确认识医学职业的人道性、神圣性以及社会的高期望值和要求的高标准,培养自身的高度的职业责任心和敬业、勤业精神。1991 年发布的《中华人民共和国医学生誓词》明确提出每一位医学生要"自愿献身医学",1996 年 28 位医务界院士联合倡导"全心全意为人民服务,为我国社会主义医疗卫生事业服务"为五项准则之首。

（二）平等交往,一视同仁

平等交往、一视同仁是医务人员对待医患关系时必须遵守的准则之一。平等交往是指医患双方平等相处;一视同仁是指医务人员对所有的患者同等对待。这一准则可简化为平等待患。

平等待患是对患者的权利、尊严的普遍尊重和关心,体现的是人际交往中社会地位和人格尊严的平等。这就要求医务人员对待服务对象,无论男女老幼、种族国别、地位高低、权力大小、美丑智愚、关系亲疏、金钱多寡、衣着好坏,都要平等对待。在治疗、护理、检查等方面,都应按照科学的原则办事。对患者提出的检查、住院、会诊、转院、出院等合理要求,都要根据实际情况给予满足和解决。对患者提出的不合理要求,要做耐心的思想工作,不能简单生硬地回绝。要坚决杜绝那种厚此薄彼、亲疏不一、媚权重利、轻民薄义的不良作风。

（三）举止端庄,文明服务

文明礼貌服务是社会主义精神文明建设的重要组成部分,从道德的角度讲,它是调整人与人之间关系的社会公德,也是医务工作者必须遵守的伦理道德底线。医务人员举止端庄,语言文明,不仅是自身良好素质和修养境界的体现,也是赢得患者信任与合作,并有助于患者康复的需要。早在2500年前,希波克拉底就指出:世界上有两种东西能够治病,一是对症的药物,二是良好的语言。医学本身是科学的、文明的,医学时刻离不开举止文明、语言文明的支撑。

举止端庄要求讲究行为文明,语言文明要求使用文明语言。在医疗服务活动中,患者对医务人员首先感受到的是举止、神态、表情、语言等外在表现。可以说,医生是否文明礼貌服务,常常直接影响患者对医务人员的信赖感和治疗的信心。亲切的表情、得体的言谈举止、礼貌周到的服务,能够使患者产生尊敬、信任的情感,增强战胜疾病的信心和动力,这也是现代的生物—心理—社会医学模式所要求的。因此,医务人员在与患者接触时,要讲究文明礼貌,从称谓、声调、语气到交谈的内容及方式都要适时、适度,掌握好分寸,使患者感受到亲切、温暖,以稳定患者的情绪、改善患者的心态、增强患者抗病的信心和能力。切忌恶语伤人,令患者感到不安。尤其对待老年患者和儿童患者,更应语言文明,从各方面给予关心、关怀和体贴。

文明服务还要求举止文明,装束文明、得体。医务人员在着装、服饰上应与职业相适宜,做到规范、整洁、朴素、大方,既不主观随意,又不刻意包装。总之,文明服务体现了医务人员的修养程度。文明程度越高,医疗服务质量越好。

(四)廉洁行医,遵纪守法

廉洁行医、遵纪守法是指医务人员在医事活动中必须清正廉洁、奉公守法。这既是祖国传统医德的主要内容,又是社会主义医德的基本规范。唐代名医孙思邈说:"凡大医治病,必当安神定志,无欲无求。"要求"医人不得恃己所长,专心经略财物"。清代名医费伯雄指出:"欲救人而学医则可,欲谋利而学医则不可,我若有疾,望医之相救者何如? 我之父母妻子有疾,望医之相救者何如? 易地以观,则利心自淡矣!"他要求每个医务工作者扪心自问,我为什么学医? 是为救人,还是为谋利。在给患者诊治时,要设身处地地想一想,假如我是患者又怎样? 如果为"救人而学医,那么对患者一定会有一颗赤诚之心,一种好生之德"。英国科学家弗莱明说:"医学界最可怕而又冥冥杀人害世的,莫过于贪,贪名贪利都要不得!"我国1988年颁布的《医务人员医德规范及实施办法》第四条规定,医务人员要"廉洁奉公,自觉遵纪守法,不以医谋私"。

"良心有知!"这一至理名言从不同角度告诉我们,担负防病治病、救死扶伤的医务人员决不能利用手中的权力以医谋私,以权谋私;任何乘人之危收受患者财物、公开暗示、刁难、勒索患者的行为,都是不道德的。医务工作者在改革开放、发展社会主义市场经济的条件下,尤其是在新旧体制交替、利益格局调整和思想观念变化的情况下,更应该以人民利益为重,以国家利益为重,恪守廉洁行医、遵纪守法这一规范,自觉维护医疗行业的崇高声誉。

(五)诚实守信,保守医密

诚实守信是医务人员对待患者的一条非常重要的普遍要求。唐代名医孙思邈在《大医精诚》中,用一个"诚"字来概括和诠释"大医风范"。毛泽东在《纪念白求恩》中,也用"诚"的精神来概括和诠释白求恩的崇高医德境界。他指出,白求恩精神"表现在他对于工作的极端的负责任,对同志对人民的极端的热忱"。作为医务人员,只有忠诚于患者和医学事业,才能成为一名合格的医务人员。而这就必须同弄虚作假、背信弃义、欺诈取巧的不良医风作坚决的无情的斗争。

保守医密,即保守医疗秘密,是指医务人员必须保守而不能泄露可能造成不良后果的有关情况。这是一条古老的医德规范。早在 2500 多年前,希波克拉底就说过:"凡我所见所闻,无论有无职业关系,我认为应守秘密者,我愿保守秘密。"世界医学会 1948 年通过的《日内瓦宣言》规定:"我要保守一切告知我的秘密,即使患者死后,也这样。"法国巴黎大学医学院的校训规定:病家秘密,或见或闻,凡属医者,讳莫如深。我国也将保守医密作为保护性医疗的重要措施,《执业医师法》第二十二条明确规定:"关心、爱护、尊重患者,保护患者的隐私。"

医务人员对患者必要的保守秘密是一种心理治疗,是保护性医疗的一项要求。保守医密,一般要求做到两个方面。一是保守患者的秘密。患者的秘密涉及许多方面,主要有:患者不愿意公开透露的信息,包括病因、有些特殊疾病(性病、妇科病、精神病等)的诊断、进展及预后;患者不愿意他人接触的部分,特别是有生理缺陷的患者;患者不愿意他人观察的行为;患者不愿意他人知道的决定,如人工流产等;患者不愿意他人干扰的生活习惯。二是对患者保守秘密。包括有些暂不宜告知的不良诊断、进展、预后以及在给别人治疗过程中出现的一些问题。心理学研究表明,即使是临终患者,在生命垂危的状况下,仍然有活下去的期望,总是拒绝"坏消息"。那些预后不良的患者或临终患者,如果知道了自己的真实情况,很可能影响治疗效果或加速死亡。因此,保护性的医疗要求医务人员对那些病情预后不良的患者,采取隐瞒甚至说"善意的假话"的做法。

为患者保密,给患者提供一个安全的保障,使患者敢于全部说出与疾病有关的信息。有些信息说出来会令患者害羞、窘迫,但都关系着治疗的成败。保守医密使患者充分信任医务人员,从而得到更加适宜的医疗保健,同时有利于医务人员更好地执行其职责。更为重要的是,为患者保守医密,体现了对患者的权利、人格的尊重和维护。

(六)互尊互学,团结协作

互尊互学、团结协作是正确处理医际关系的基本准则。它要求医务人员:共同维护患者利益和社会公益;彼此平等,相互尊重;彼此独立,相互支持和帮助;彼此信任,相互协作和监督;相互学习,共同提高和发挥优势;共同致力于医学事业的发展。

医学科学的发展和医学模式的转变,在许多方面都对医务人员提出了更高的医德要求。互尊互学、团结协作是医务工作者不可或缺的职业道德。医学是最充分体现人类互助精神的领域。一方面,医务工作者在医疗实践活动中的职业理想、工作任务、工作目标和服务对象是相同的,但每个人所接受的教育、医疗实践、工作环境和个人努力等方面又存在一定的差异,不可避免地会对疾病产生不同的认识。这就要求医务工作者:重视同行之间在学术和技术上的互相交流和切磋,在工作中互相支持和帮助;坚决反对故步自封、自以为是、自命不凡、推卸责任等。另一方面,现代医学科学既高度分化又高度综合,既向科学纵深发展又不断打破原有的学科间的壁垒。如果病情复杂,涉及多器官、多部位,主治医生应及时邀请有关科室专家会诊,共同研究制订治疗方案。坚决反对和杜绝互相推诿、拈轻怕重、互相拆台、嫁祸于人等不负责任的做法。

（七）钻研医术，精益求精

钻研医术、精益求精是医务人员在学风方面必须遵循的伦理准则，它要求医务人员充分发扬科学的求实精神、进取精神、创新精神，学好业务本领，做精业务工作。

医德目标是通过医疗技术的实施而实现的，医疗技术水平的高低，医疗质量的好坏，直接关系到患者的生命健康和千家万户的悲欢离合。医德和医术是做好医疗工作、全心全意为患者服务的两个基本条件。钻研医术、精益求精，体现了医务人员的高度责任感和不断进取的精神，它对于促进医学科学发展和提高健康服务水平具有重要作用。首先，医学科学的发展要求医务人员要有刻苦钻研精神，及时了解医学发展动态，把握医学科研最新成果以及新技术的应用，尽可能多地掌握与医学有关的新学科知识，创造性地应用于医疗卫生实践中，更好地为人民服务。其次，新的医学模式要求医务人员把患者作为一个整体来看待，高度重视心理和社会因素对人们身体健康的影响。在疾病治疗过程中，医务人员除考虑生物因素外，还要注重心理治疗和社会诊治的作用。医务人员只有不断更新知识，拓宽知识面，才能适应生物—心理—社会医学模式要求，把相关的人文社会知识巧妙地运用到医学实践服务中，更好地为防病治病、促进患者身心健康服务。

第三节 医学伦理的基本范畴

案例 4-2：医生与患者在门诊的对话

医生：现在有一种能治疗您的疾病的最新一代药物正在进行临床试用，比现有的药物要好，只有少数一流医院有药，市场上还买不到，试用该药物免费，您愿意吗？

患者：那好，这新药有什么副作用？

医生：副作用不大，但是在试用期间您需要定期来门诊进行血、尿常规及肝、肾功能等检查，您愿意吗？

患者：没问题，我信任您。

医生：那好，请您在知情同意书上签个字。

【问题】 上述对话，医生在医学伦理学范畴上有何伦理问题？

【分析】 从医学理论学范围看，此案例医生没有向患者说明这是一项医学研究和临床实验，没有尊重患者的知情同意权，没有说明试验的药物和现有药物孰优孰劣。没有向患者详细说明可能发生的各种副作用。在权利、义务上没有说明参加研究的利益和风险。在知情同意中夸大了药物的作用和利益，强调了只有少数一流医院才有这种药，而且药物免费提供，有不正当诱导的倾向。没有向患者说明他有权拒绝参加此研究和随时退出此研究，而且没有对患者承诺保密。

一、医学伦理范畴的含义及其意义

（一）医学伦理范畴的含义

范畴（category）是构成一门学科的基本概念。范畴一词是从哲学中移植而来的，原意是指在实践基础上，人们的思维对客观事物的本质属性及其关系的最一般的概括和反映。

医学伦理范畴又称为医德范畴，是人们对医德现象的总结和概括，是医学领域中医德现象和关系的基本概念。正确认识和研究医德范畴，有助于人们自觉调整医德关系，正确指导医疗活动，使医德原则和医德规范转化为医务人员的内心信念，增强道德责任意识，提高道德的自我评价能力。医德范畴可分为广义和狭义两种类型。从广义上说，医学伦理学这门学科所使用的基本概念，都可以看成是医德范畴。狭义的医德范畴，是指构成医学伦理准则体系第三个层次的一些基本概念，主要有权利与义务、良心与荣誉、情感与理智、胆识与审慎等。本节使用的医德范畴是从狭义上来讲的。

（二）医学伦理范畴的意义

在理论上，医德范畴是医学伦理学准则体系中的一个不可缺少的组成部分。在这个体系的三个层次中，医德原则和规范是范畴的基础和指导，范畴则是体现和从属于原则和规范的内容。但是，范畴作为原则和规范的具体化和个体化，是以"自我规范"的形式，成为前两个层次的必要补充。前两个层次主要体现外在的社会要求，后一个层次主要体现内在的自我要求和约束。

在实践上，医德范畴是由他律转化为自律，由外在的约束转化为自觉行为的直接环节。医德原则和规范是社会对医务人员这一主体提出的普遍、外在、客观的道德要求，即"他人立法"。个人要实现社会要求，首先就要按照这些要求去做，这就是所谓的他律过程。而医德范畴则是医务人员用于把握道德要求的自我感知能力和评价能力，它以行为主体的心理及理性感知、判断、选择等形式来完成原则、规范的内在化，即"自我立法"。这是行为主体走向自律的直接前提和起点。

二、医学伦理学基本范畴的主要内容

（一）权利与义务

1. 权利

权利（right）意为权力与利益，在法律上即为公民依法享有的权利和获得的利益。在医学伦理学领域里，权利是指医患双方在道德上赋予的权力和利益。它主要包括两个方面的内容：一是患者在医学关系中所享有的权利；二是医务人员在医学关系中所享有的权利。

1）患者权利

患者权利是指患者在患病就医期间所应享有的而且能够行使的权力和应该享受的利益，也称为患者权益。在实践中，患者权利主要包括两个层面，即法律权利与道德权利。患者的法律权利反映的是患者的基本健康权利，而道德权利反映的则是患者全面的更高层次的健康权益。

目前，我国尚无专门的患者权利法。根据现行的《民法通则》、《执业医师法》、《消费者权益保护法》、《医疗事故处理条例》等法律、法规的有关规定，患者的法律权利主要包括如下几点。

（1）生命权　生命权是指患者在患病期间所享有的生存权。《民法通则》第九十八条规定：每一位中国公民都享有生命权。《执业医师法》第二十四条规定：对急危患者，医师应采取紧急措施进行诊治，不得拒绝急救处置。

（2）健康权　健康权是指保护、恢复和增进患者健康的权益。《民法通则》第九十八条明确地将中国公民的健康权与生命权并列在一起规定。《执业医师法》明确指出"人民健康"是"神圣"的,是必须得到"保护"的。《执业医师法》规定患者享有医疗服务权,享有接受"健康教育"权等权利。

（3）身体所有权　身体所有权是指患者对自身正常和非正常的整体及其肢体、器官、组织、基因等都拥有所有权和支配权。身体所有权不仅为患者生前所享有,而且死后也是不容侵犯的。

（4）平等医疗权　平等医疗权是指患者有权享有同样良好的医疗保健服务和基本的合理的医疗卫生资源。要求医务人员与患者平等交往,尊重患者的人格尊严,公正分配医疗卫生资源。任何医疗机构和医务人员都无权拒绝患者的就医要求,也不能因为患者的地位高低、职权大小、收入多少等因素而给予不同的医疗服务。

（5）疾病认知权　疾病认知权是指患者对自己所患疾病的有关信息拥有了解和认可的权利。《执业医师法》第二十六条明文规定,医师应当如实向患者或者家属介绍病情。一般来说,患者对自己所患疾病的性质、严重程度、治疗情况及预后有知悉或了解的权利;在不损害患者利益和不影响治疗效果的前提下,医务人员应根据患者的要求提供有关信息。

（6）知情同意权　知情同意权是指患者对给予自己的诊疗护理有权获悉,并在此基础上对医务人员所采取的医疗措施有决定和取舍的权利。《执业医师法》第二十六条规定:"医师进行实验性临床医疗,应当经医院批准并征得患者本人或者其家属同意。"根据规定,医院进行手术、特殊检查及特殊治疗时,必须征得患者的同意,并取得其家属或者关系人的同意并签字;患者有权拒绝治疗和拒绝参加医学实验。

（7）保护隐私权　保护隐私权是指患者享有的私人信息和私人生活依法受到保护,不被他人非法侵犯、获悉、搜集、利用和公开的一种人格权。《执业医师法》第二十二条明确规定:医师要"关心、爱护、尊重患者,保护患者的隐私"。这体现了对患者隐私权的保护。

（8）社会免责权　患者在患病期间免于从事不利于身体健康的工作,治疗结束后仍不能恢复正常身体功能的,由医疗机构出具合法的医疗诊断证明,就可以免除或减轻相应的社会责任和义务,并有权享有法律规定的各种福利待遇。

（9）诉讼索赔权　诉讼索赔权是指由于医方出现差错、事故,直接或间接对患者身体、精神造成无法弥补的伤害,患者享有要求给予经济和精神赔偿的权利。2001 年 9 月 1 日颁发的《医疗事故处理条例》,用一章的篇幅对医疗赔偿作了明确规定。

2）医者权利

医者权利是指医务人员在医疗卫生服务活动中应享有的权力和利益。医者权利是患者权利赋予的,权利的享有是为了更好地实现患者的权利,保证医疗服务质量。《执业医师法》以法律的形式规定了医务人员享有下列权利。

（1）在注册的执业范围内,进行医学诊查、疾病检测、医学处置、出具相应的医学证明文件,选择合理的医疗、预防、保健方案。

（2）按照国务院卫生行政部门规定的标准,获得与本人活动相当的医疗设备基本条件。

（3）从事医学研究、学术交流,参加专业学术团体。

（4）参加专业培训,接受继续医学教育。

(5) 在执业活动中,人格尊严、人身安全不受侵犯。

(6) 获取工资报酬和津贴,享有国家规定的福利和待遇。

(7) 对所在机构的医疗、预防、保健工作和卫生行政部门的工作提出意见和建议,依法参与所在机构的民主管理。

概括起来,医务人员主要有以下权利:维护患者身心健康的权利;诊断治疗的权利(如体检权、化验检测权、处方权、判死权);特殊干涉权(对患者某些有害于自身或他人的行为进行限制);人体实验权;追求正当利益的权利。

2. 义务

义务(duty)就是责任、使命或职责,是指人们意识到的自愿承担的对社会、集体和他人的道德责任。在法律上,义务与权力是相对应的。医学伦理学中的义务是指道德义务,即人们在一定的内心信念和道德责任感的支配下自觉履行的对社会和他人的责任。医学伦理学中的义务主要是指医者的义务,但也包括患者的义务。

1) 医者义务

医者义务是指医务人员在医疗实践活动中所承担的对患者、对他人以及对社会的道德责任。它具有两个基本特征:一是医务人员在尽义务时不以获得对应的权利和报酬为前提;二是医务人员不是受外部强制的,而是在内心信念驱动下,自觉自愿地履行义务的。《执业医师法》第二十一条规定了执业医师的义务如下。

(1) 遵守法律、法规,遵守技术操作规范。

(2) 树立敬业精神,遵守职业道德,履行医师职责,尽职尽责为患者服务。

(3) 关心、爱护、尊重患者,保护患者的隐私。

(4) 努力钻研业务,更新知识,提高专业技术水平。

(5) 宣传卫生保健知识,对患者进行健康教育。

此外,该法还规定了如下义务:合法地填写、保护医学文书;对急危患者不得拒绝急救处置;合理使用药品设备,尤其是毒、麻等特殊药品;如实向患者或其家属介绍病情,特殊治疗应征得其知情同意,并经医院批准;奉命抗灾防疫;按规定报告疫情、非常死亡或者涉嫌伤害事件,等等。医务人员的法律义务是其道德义务的底线和基础。

医务人员的道德义务主要是指作为一名医务人员在道德上应该履行的职责。医务人员肩负着如下多重道德义务。

(1) 对患者的义务,即治病救人是医务人员最基本的义务。

(2) 对同事的义务,即与同事互学互助、合理竞争是医务人员的重要责任。

(3) 对医学的义务,即医务人员要通过专业学习、研究和创新来推进医学事业的发展。

(4) 对社会的义务,即医务人员肩负履行社会公平和保护社会整体健康利益的职责。

2) 患者义务

建立和维护正常的医患关系是医患双方的责任。因此,患者就医时应该履行如下道德义务。

(1) 如实提供病情和有关信息。

(2) 在医务人员的指导下接受并配合医务人员的诊治。

(3) 避免将疾病传播他人。

（4）尊重医务人员和医务人员的劳动。

（5）遵守医院的规章制度。

（6）支持临床实习和医学发展。

（二）良心与荣誉

1. 良心

良心（conscience）是一个最基本的道德范畴，是道德情感的深化。它是人们在履行义务过程中所形成的一种自我道德意识，是人们对自身行为是否符合社会道德准则的自我认识和评价。

1）医德良心的含义

医德良心是医务人员在履行医德义务过程中所形成的一种道德意识，是其医德观念、情感、意志和信念的有机统一，主要是对所负道德责任的自我感知能力和对道德行为的自我评价能力。医德良心的实质就是自律。良心是医务人员内心的道德活动机制，是发自内心深处的情感呼唤、道德律令，是自我选择、自我监督、自我调节、自我评价的自律过程。

2）医德良心的作用

医德良心在医务人员准备从事某项活动时，支配自己的动机选择。它是医务人员在进行医疗实践活动的道德思想和情操的精神支柱，它的作用贯穿于医务人员行为的始终。医德良心的作用主要表现在以下三个方面。

（1）在行为之前，医德良心具有选择作用。当医务人员准备从事某项医疗活动时，良心支配自己的动机选择。它根据医德义务的要求，对行为动机进行检查。凡是符合医德要求的动机，就给予肯定；凡是不符合医德要求的动机，就进行抑制或否定。即使是在无人监督的情况下，也能自觉承担起对患者、对社会应尽的义务。一个医德高尚的医务人员，在良心的支配下，总会自觉地履行医德义务，作出正确的动机选择。

（2）在行为之中，医德良心具有监督作用。在医疗活动中，当医务人员的行为一旦产生不准确的情感、欲念时，医德主体就能够通过"良心发现"克制异常情感、私欲，抑恶扬善，从而调整自己的行为，进行自我约束，改变行为方向，避免不良行为的发生。

（3）在行为之后，医德良心具有评价作用。一个医务人员只有具备比较完善的良心机制，才能正确地评价自己。如果自己的行为结果给患者和社会带来了利益，给他人带来了幸福，行为主体就会有满足和欣慰感；如果自己的行为违背了社会利益或给患者造成痛苦和不幸，行为主体就会内疚和惭愧，并要求自己在今后的行为中加以改正，使医疗行为经得起医德要求的检验。

2. 荣誉

荣誉（honour）是医务人员理性上自尊的表现，在社会层面表达着对医务人员道德行为及其价值的肯定。

1）医德荣誉的含义

医德荣誉是指医务人员履行了对社会和患者的义务后，社会舆论对其道德行为及社会价值的肯定和褒奖。医德荣誉包括两个方面：一是人们和社会对医务人员高尚的行为给予肯定；二是医务人员个人对自己的肯定性评价以及对社会肯定性评价的自我认同，表现为因履行道德职责受到褒奖而产生自我赞赏，进而获得满足感和幸福感。

2) 医德荣誉中的矛盾

医德荣誉中的矛盾主要有如下三点。

(1) 荣誉感与虚荣心的矛盾,这是主体内在的一对基本矛盾。荣誉感以集体主义为基础,由知耻心、自尊心与进取意识、竞争意识等整合而形成,表现为对自我追求的价值肯定,对自我行为的正确评价,具有浓厚的科学理性。虚荣心则是一种扭曲的荣誉感,它以个人主义为基础,把追求荣誉作为个人奋斗的最高甚至唯一目标,为荣誉而求荣誉,常以投机取巧、弄虚作假、阿谀奉承等恶劣手段骗取荣誉,满足个人的虚荣心,具有强烈的情绪色彩。荣誉感是不可缺少的,虚荣心是必须克服的。

(2) 职业荣誉与个人荣誉的矛盾,这是行为主体中群体与个人的一对基本矛盾。一般来说,职业荣誉与个人荣誉相辅相成,水涨船高,但两者并非完全统一。由于医疗卫生服务关系到患者的生命健康,所以应特别珍惜职业荣誉,决不能靠牺牲职业荣誉而沽名钓誉,捞取个人资本。

(3) 社会毁誉与个人褒贬的矛盾,这是荣誉评价中的一对基本矛盾。一般来说,社会评价是构成荣誉的直接客观基础。自我评价或表现为对社会褒奖的认同,或是纯粹的自我评价。真实的荣誉应是这两种评价的统一。现实生活中,社会评价与自我评价也会出现种种不协调。如果两种评价不一致,要看哪一个评价符合实际、有利于人民健康利益,符合者接受,不符合者拒绝。注意防止单纯以医方或患方的是非为是非的片面做法,要客观、公正地看待这两种评价。

3) 正确对待名誉

医务人员的荣誉是以全心全意为患者的身心健康服务为基础的,将责任与义务、事业与荣誉有机地统一起来,而名誉是荣誉问题的焦点。正确对待医德名誉,能成为医务人员奋发进取、努力工作的动力源泉。因此,医务人员要树立正确的医德名誉观。第一,重视名誉。重视名誉,追求名誉,表明医务人员具有职业荣誉感和个人自尊心,同时也与社会的要求相符。符实之名不必耻言。第二,不唯名誉。医务人员的名誉永远同医术、医德相伴随。在追求名誉时,一定要与履行医德义务、为医学事业做出贡献紧密相连。如果离开医学事业,片面地追求个人名誉,名誉就变得虚伪,就毫无价值。第三,求名有道。从获得名誉,再到保持名誉,都必须确立正当手段。总之,医务人员要树立正确的名誉观,克服虚荣心理,不断提高专业知识、业务水平和能力,以高超的医术和高尚的医德为自己赢得名副其实的名誉。

(三) 情感与理智

1. 情感

情感(emotion)是指在一定社会条件下,人们根据社会道德观念和准则,去感知、评价个人和他人行为时的态度和体验。

1) 医德情感的含义

医德情感是指医务人员在医疗实践中对自己和他人行为之间关系的内心体验和自然流露。医德情感包括同情感、责任感和事业感。同情感是最基本的道德情感,表现为对患者深切的同情,是促使医务人员为患者服务的原始动力;理性成分较大的责任感可弥补同情感的不足,使医务人员的行为具有稳定性,并能真正履行对患者的责任;事业感能够激励医务人员为医学事业的发展奋发图强,不计个人得失,敢于为患者的利益承担风险,真正实现全心全意为人民健康服务的道德原则。

2)医德情感的作用

医德情感的作用主要有如下几点。

(1)有利于患者康复。良好的医德情感可以促进医务人员努力做好本职工作,从而有利于患者的康复。现代医学心理学研究以及临床实践证明,良好的医德情感能使患者减少顾虑,振奋精神,增强战胜疾病的信心和力量。这种良好的心理效应对患者可以起到早日恢复健康的作用。同时,良好的医德情感还有助于建立良好的医患关系,实现医患间的良好配合,这也有利于患者的康复。

(2)有利于促进和推动医务人员整体素质的提高。高尚的医德情感是促进和推进医务人员不断提高自身业务和综合素质的动力。正是基于对患者和医学事业的良好情感,才激励了医务人员刻苦钻研、努力工作,在实践中不断提高自己的道德修养和医术水平,从而实现整体素质的提高。

(3)有利于促进和推动医学科学事业的发展。强烈的责任感和事业心是激励医务人员投身医学科学研究和实践的原动力,正是广大医务工作者的不懈努力,推动着医学科学和医学事业不断向前发展。

2. 理智

理智(reason)是指人们在社会实践中对周围事物或现象经过思考与分析,来辨别其是非、利益关系,从而合理、自觉地控制自身的行为。

1)医德理智的含义

医德理智是指医务人员在医疗实践中以医学科学理论为基础,分析与判断自己所作出的行为选择是否符合医德原则与规范的要求,并根据医学规律去实施医疗活动的伦理选择的道德行为。

2)医德理智的作用

医德理智的作用在于把握、调控、驾驭、优化情感。在医疗实践活动中,医务人员的努力和患者的希望是一致的,目的都是治疗疾病,使身体康复,但由于医患双方所处的地位不同,会做出不同的行为选择。理智要求医务人员把医德情感建立在医学科学的基础上,防范自我情感的不良应答、盲目诉求、过度膨胀以及情感缺失,以道德性全面整合自我情感世界,恪守科学原则和医德准则,通过优化情感并整合医学服务中的多元素质,为患者提供最佳的医学服务。

3. 医德情感与理智的关系

情感与理智都是医务人员必备的道德修养。一个合格的医务人员应该集两者于一身。这既是治疗疾病的需要,也是建立和谐医患关系的需要。医务人员必须正确认识和对待患者的情感,在患者痛苦不堪、心态不平而家属情绪化、不冷静的情况下,不为患方的不良心态所影响,不应以无意的廉价的情感去应付、迁就、讨好患方,而应坚持科学精神,保持理性的清醒的头脑,认真负责地实事求是地对待患者,用高度的医德理智驾驭自己的医德情感,正确地做出医疗行为的价值选择,为患者提供最佳的医学服务。

(四)胆识与审慎

1. 胆识

胆识(courage and wisdom)是指人们在处理事物时敢于承担风险和善于化解风险的勇气和能力。

1)医德胆识的含义

医务人员在患者面临风险和难题而自己可以有所作为也必须有所作为时,能为患者预见到风险,敢于承担风险,并善于化解风险。胆识是胆量和见识。胆量以见识为基础,见识因胆量而呈现价值。常言道,艺高人胆大,说的就是胆识。胆识的深层本质是关心患者和尊重科学。

2)医德胆识的价值

在临床实践中,面对某些特殊疾病时,胆识具有突出的价值。胆识可以帮助医务人员把握住有效抢救急、危、重症患者的时机,可以帮助医务人员在患者损伤不可避免时作出争取最大效果和最小恶果的合理选择,可以帮助医务人员对疑难病症及时做出正确诊断和处理。

3)首诊负责

医务人员缺乏胆识,缺乏责任心,就会以各种借口推脱患者,尤其是急、危、重症患者,因而往往造成严重的后果。为防止此类现象的发生,从医院管理上实行首诊负责制,这是一种有效的他律机制。首诊负责,要求首诊医生和医院必须做到:急诊急救患者优先;敢于负责,必须负责,除本院确无该专科或病情允许时可以转院外,必须就地诊治和抢救;凡遇急救患者,依病情需要,可先行抢救,再补办有关手续和交款事宜;借故推诿或者不千方百计创造急救条件者,追究当事者、领导者的责任。

2. 审慎

审慎(circumspection)是指人们在行为之前的周密思考和行为过程的谨慎认真的态度。

1)医德审慎的含义

医德审慎是指医务人员在为患者服务的过程中,处事慎重、严谨、周密、准确、无误。医德审慎的深层本质与胆识一样,它既是医者内心信念和良心的具体表现,又是医者对患者和社会的义务感、责任感的总体表现,是对患者高度负责的精神和严谨的科学作风的有机结合。审慎是医务人员各种品质中最为重要的,也是古往今来著名医家所特别重视的。自古以来,许多名医都以"用药如用兵"、"用药如用刑"来告诫和要求自己。被誉为"当代圣医"的张孝骞教授,把"戒、慎、恐、惧"作为自己行医的座右铭,为审慎及其价值做出了最好的诠释。

2)医德审慎的作用

医德审慎的作用主要有如下几点。

(1)审慎能保障患者的身心健康和生命安全。审慎可以避免由于疏忽、马虎而酿成的医疗差错、失误和重大事故,使医疗服务质量得到保障和不断提高。

(2)审慎能保证及时做出正确的诊断。及时、正确的诊断依赖于医务人员审慎地对患者进行身体检查、询问病史、全面分析等一系列环节。

（3）审慎能选择最优化的治疗方案。《医宗必读》中说："病不辨则无以治,治不辨则无以痊。"在诊断明确后,审慎地对比、筛选、论证、设计、完善治疗方案,是使治疗达到最优化的关键所在。

（4）审慎有利于建立良好的医患关系。医疗行为不仅包含着对医疗技术手段、方案的审慎选择,还包含着言语交流的审慎使用。语言不慎有可能使患者误解,引起不良的心理反应,甚至使医患关系恶化。

3. 坚持胆识与审慎的统一

"胆欲大而心欲小"表述了行医的一个真理:胆识与审慎必须统一,两者不可对立,缺一不可。胆识是"不怕",不怕必然面临风险的选择,审慎是"怕",怕就可能失掉最佳的选择,表面上两者相反;胆识决定敢于救死扶伤,审慎决定能够实现救死扶伤,深层上两者相承,都是医务人员所必须具备的品质。只有胆识与审慎相统一,医学服务才能发挥最佳效应。胆识与审慎相统一的基础,就是医务人员高度的责任感、科学精神和严谨态度。

思 考 题

1. 医学伦理有哪些基本原则?
2. 我国医务人员应当遵守哪些基本道德规范?
3. 医学伦理学基本范畴涵盖哪些内容?
4. 医者、患者各有哪些权利、义务?
5. 医务人员的医德良心、情感在医疗活动中有何作用?

第五章
医疗人际关系伦理

本章提示

　　医疗人际关系是指临床医疗实践活动中人与人之间的关系，它包括医患关系、医际关系和医社关系三大部分，其中医患关系处于核心地位。医疗人际关系是市场经济条件下医学伦理学研究的基本问题。学习、研究和正确处理医疗人际关系中的各种矛盾，对于提高医疗从业人员的职业道德素养，维护患者的切身利益，建设和谐、文明的医疗秩序等都具有重要的现实意义。

案例 5-1：重伤患者更换气管导管后死亡引发医疗纠纷

　　患者卢某，因不慎受伤，于 2002 年 6 月 8 日 16 时至某医院住院治疗。入院诊断为右腰腹部碾压伤、右肾挫裂伤。该院对患者采取保守治疗措施。6 月 9 日 2 时，医院会诊认为患者有失血性休克，后腹膜广泛血肿，给予输血、加快补液，积极抗休克治疗。6 时医院向患者家属交代患者病情危重，有生命危险，在积极抗休克、输血的同时为患者联系转院。7 时 20 分卢某转入距离较远的另一城市的第一人民医院住院治疗。8 时许，该院为卢某行右肾切除＋腹膜后血肿清除术。术中吸出腹腔积血总量约 4000 mL。手术探查见患者卢某右肾有五处长约 3cm 的裂口，均深达肾盂，贯穿肾实质全层。12 时 50 分，患者更换气管导管后突然面色发绀，颈动脉搏动消失，经抢救无效死亡。

　　2002 年 12 月 18 日，市医学会作出医疗事故技术鉴定，认为患者因更换气管导管时反射性引起心跳呼吸骤停而死亡，与该院无直接因果关系，因此本案例不属于医疗事故。但是，死者家属不同意该医院事故鉴定结论，上告到法院。请对本案例作一分析。

　　【分析】　医院作为医疗机构，在医疗活动中应该严格遵守医疗卫生管理法规及诊疗护理规范，对患者进行正确、及时诊治。本案卢某受伤后入住的首家医院进行诊治时患者被诊断为右肾挫裂伤并对其采取保守治疗措施。而客观事实是患者右肾多处破裂，且裂口深达肾盂，贯穿肾实质全层，是严重的右肾碎裂伤，这显然不宜采取保守治疗措施。该院未能及时诊断出患者病情的严重程度，存在诊断不明的过错，并且在发现患者病情发展严重的情况下，仍未能及时采取有效治疗措施，存在明显治疗措施实施不力的过错，有悖于医务人员救死扶伤和精益求精的人道主义原则；在患者病情加重时，又将患者联系到较远的医院救治，这必然会导致患者的病情加重，违反了首诊负责制和有利、不伤害原则。虽然后转入的医院其医疗行为与患者卢某的死亡没有直接因果关系,不属于医疗事故,但因医院(尤其是首诊医院)在卢某的诊疗行为中存在上述过错,仍应承担相应的民事赔偿责任。

第一节 医患关系伦理

医患关系是医疗人际关系中最基本、最重要、最活跃的人际关系,它是人类在抵御疾病过程中结成的第一个利益联盟。学习和研究医患关系,探讨医患关系的发展趋势,努力构建新型医患关系,对保障人民的身心健康,促进医疗卫生事业的改革和发展有着重要意义。

一、医患关系的含义与特点

(一)医患关系的含义

医患关系是指医疗实践活动中客观存在着的医务人员和患者及家属,双方相互交往而建立的一种双向人际关系。

医患关系有广义和狭义之分。广义的医患关系,"医"不仅指医生,还包括护士、医技人员、医疗机构的行政管理和后勤人员等医疗群体;"患"不仅指患者,还包括与患者有关联的亲属、监护人、单位组织等群体。因此,广义的医患关系是指以医生为主的医务人员群体和以患者为中心的群体在治疗或缓解疾病过程中所建立的相互关系。狭义的医患关系,是指医者与患者之间在医疗护理过程中产生的相互关系。临床诊治活动中,主要涉及的是狭义的医患关系。

(二)医患关系的特点

医患关系是一种双向的、特定的人际关系,与其他人际关系相比,有着不同的特点。

(1)医患关系是平等的权利义务关系 医患关系是建立在平等基础上的权利义务关系。医患双方当事人的法律地位是平等的,都具有独立的人格,没有高低、从属之分,医患之间是一种同志式的平等关系,即医务人员尊重患者的医疗权利,一视同仁地提供医疗服务;患者尊重医务人员的劳动,并密切配合诊治,共同完成维护健康的任务。医患双方应平等相待,都应该尊重对方的人格和权利。

(2)医患关系是信任托付的契约关系 由于医患双方在医学知识的掌握上的差距和患者求医时的弱势心理,医患之间存在着事实上的不平等状况,患者只能在信任的基础上,把健康和生命托付于医务人员,医务人员在接受委托后,应做到真诚相待并努力减轻患者的身心痛苦。患者自愿求医就医,医务人员主动负责的诊治过程中,双方以挂号、病历、处方、手术协议书等形式,形成了一种信任托付的契约关系,作为契约,患者就医和医者行医同样受到法律保护。

(3)医患关系是服务与被服务的价值关系 医患关系是在彼此平等、相互信任基础上的特殊的服务与被服务的关系。医生以救死扶伤、防病治病为己任,以某种执业权利和医疗技术为保证,在为患者提供服务中实现自身价值;患者通过接受医生的服务,获得自身的健康价值。医患双方通过这种服务与被服务的关系,获得自身利益,实现自身价值。医生具有医学知识和一定的主导地位,这就要求以高尚的医德、精湛的医术全心全意为患者服务,确保服务质量;患者在接受服务的过程中,要遵守医疗规章,尊重医生劳动,积极配合医疗诊治工作。

二、医患关系的基本内容及其模式

医患关系是在医疗实践活动中表现出来的医生角色与患者角色之间特定的人际关系,其内容可以归纳为技术关系和非技术关系两个方面。

(一)技术关系及其模式

医患技术关系是指在医疗技术活动中,医生和患者之间建立起来的行为关系。目前,国外提出以下两种医患关系分类模式:

1. 维奇医患关系模式

维奇医患关系模式是由美国学者罗伯特·M·维奇(Robert·M·Veatch)提出的三种医患关系模式。

(1)纯技术模式 又称工程模式。在这种模式中,医生充当一名纯科学家的角色,从事医疗工作只管技术,不问其他。维奇提出,在这种模式中,医生的角色是将所有与疾病、健康有关的事实提供给患者,让患者接受这些事实,然后医生根据这些事实,解决相应的问题。这种把患者当成生物体变量的生物医学阶段的医患关系,在新的医学模式问世后已被淘汰。

(2)权威模式 又称教士模式。在这种模式中,医生充当家长式的角色,具有很大的权威性,一切均由医生决定,患者本人丧失了自主权,不利于调动患者的主观能动性。

(3)契约模式 医患之间的关系是一种非法律性的关于医患双方责任与利益的约定。在这种模式中,医患双方相互之间有一些共同的利益,分享道德权利并履行道德责任,同时要对作出的各种决定负责。这一模式较前两个模式是一大进步,并有可取之处。

2. 萨斯-荷伦德模式

萨斯-荷伦德模式是国际上广泛引用的、适用于新医学模式的医患之间技术关系的基本模式,是由美国学者萨斯(Szase)和荷伦德(Hollendel)提出的依据在医疗措施的决定和执行中医生和患者的地位和各自主动性大小的不同确定的。

(1)主动-被动型 主动-被动型是在目前仍被普遍接受的模式,其特点是医患双方不是双向作用,而是医生对患者单向发生作用。这种模式是指在医疗过程中,医生的权威性得到充分的肯定,处于主动地位;患者处于被动地位,并以服从为前提。这种医患关系见于昏迷、休克、严重精神病、严重智力低下及婴幼儿等某些难以表达主观意志的患者,其要点和特征是"为患者做什么"。主动-被动型医患关系模式有益于发挥医生积极作用,但完全排除了患者的主观能动性,犹如父母与婴儿之关系,对于能够自主的患者会影响诊治效果则是这种模式的缺陷。

(2)指导-合作型 指导-合作型是最广泛存在的一种医患关系。在这种模式中,医患双方在医疗活动中都是主动的。医生有权威性,充当指导者,患者接受医生的指导,并密切配合,可以对治疗效果提供信息,提出意见和要求。这种关系犹如父母与少年的关系,双方关系是融洽的。这种医患关系广泛地适用于患者,特别是急性患者或虽病情较重但他们头脑是清醒的,能够表述病情并与医生合作的患者,其要点和特征是"告诉患者做什么"。这种模式能够充分发挥医生的主观能动性,医患之间是双向活动,有利于提高诊治水平,无疑比主动-被动型前进了一大步,是目前我国应当大力提倡的。

（3）共同参与型 共同参与型是指在医疗过程中医生和患者具有近似同等的权力,共同参与医疗的决定和实施。这种关系犹如成年人之间的相互关系,都已成熟,并认为患者的意见和认识不仅是需要的,而且是具有价值的,能够参与意见而去帮助医生作出正确的诊治。这种模式多见于长期慢性病且具有一定医学科学知识水平的患者,其要点和特征是"帮助患者自疗"。这种模式对提高诊治水平,建立良好的医患关系是有现实意义的。

应当指出,以上三种医患关系,在它们特定的范围内,都是正确、有效的。但对大多数患者来讲,应当按照指导-合作型和共同参与型的医患关系来组织诊疗,特别是社会发展有一种"自己的生命自己负责"、医疗工作由医生为中心转化为"和患者共同医疗"的趋势。因此,如何发挥患者的主观能动性,充分尊重患者的权利,是当前医患关系中值得重视的课题。

（二）非技术关系及其内容

医患之间的非技术关系是指实施医疗技术过程中医生和患者由于社会、心理、经济的等方面的影响,所形成的伦理关系、利益关系、价值关系、法律关系和文化关系。

（1）道德关系 在医疗活动中,尽管医患双方的目的是共同的,但由于所处地位、利益、文化教养、思想修养的不同,对待医疗活动及其行为的方式、效果存在不同理解,常常发生矛盾。为了协调和处理好医疗活动中医患之间的关系,双方都必须遵循一定的道德原则和规范,从而产生了双向的道德关系。就医生而言,应该具有崇高的道德修养,尊重和爱护患者,为此常常以或多或少的自我牺牲为前提,表现出崇高的道德情操。就患者而言,也应该遵守就医道德,履行道德义务,尊重医生的权利,自觉维护医疗的正常秩序。当然,由于医患关系中医生处于主导地位,社会和人们对医生道德的要求比较高。因此道德关系既是双向的、平等的,又是有主次之分的,即医生的道德修养起主导作用。

（2）利益关系 在医疗活动中,为满足医患双方各自需要而产生了物质利益和精神利益的关系。医生为患者提供医疗服务,消耗了劳动和物化劳动,需要得到补偿,获得工资、奖金等经济利益;同时因医疗服务解除了患者的病痛而医生也获得了心理上的满足和愉悦,这就是医生的精神利益。同样,患者的利益表现在支付了医疗费用而满足了解除病痛、身心康复并重返工作岗位的健康利益需要。医患双方的利益关系是在社会主义物质利益原则指导下的互助、平等人际关系的反映。

（3）价值关系 在医疗活动中,医患双方相互作用、相互影响,都在为实现或体现着各自价值而形成了价值关系。医生运用医学知识和技能为患者提供优质服务,解除病痛,促进恢复健康,体现了医生对患者及社会的责任和价值。同样,患者恢复了健康重返工作岗位又对他人及社会作出了贡献,实现了个人的社会价值。医生的价值实现离不开患者,患者的价值实现也离不开医生,这正是"我为人人,人人为我"集体主义原则的体现。

（4）法律关系 在医疗活动中,医生行医和患者就医都既受法律保护又受法律约束,在法律范围内行使各自的权力与义务,形成了法律关系。对患者来说,若就医的权利受到侵犯,以致造成不应有的伤残、死亡等,那么患者和家属就有权诉诸法律。同样,患者和家属扰乱医疗秩序,出现违法行为,同样要受到法律的制裁。因此,加强法制建设,完善卫生法规,对于保护医患双方权益、化解医患矛盾、和谐医患关系是十分重要的。

(5) 文化关系　在医疗活动中,医疗行为总是在各种各样的文化条件下发生的,医患双方又总是存在着各种各样的文化背景的差异,因此医患关系始终表现为一种文化关系。医患双方由于文化、信仰、宗教、风俗、生活习惯等方面的差异,彼此有一个相互尊重、相互体谅的问题,这对建立和谐、良好的医患关系是十分重要的。

上述五种关系是交织在一起的,具有综合性的特点。因此,我们可以把医院看做是精神文明的窗口,医患关系是各种社会关系的集合体。

三、医患冲突与协调原则

随着社会的发展和人们自我保护意识的增强,随着医学服务技术的发展和人们利益诉求的多元化,医患关系日趋紧张,医患冲突时有发生。分析认识医患关系紧张、医患冲突的原因,建立化解和避免医疗纠纷的有效途径,对于构建和谐的医患关系,提高医疗质量,维护医患双方的利益具有极其重要的意义。

(一) 医疗纠纷的含义和类型

1. 医疗纠纷的含义

医疗纠纷一般是指在医疗过程中产生的引起一定后果的特殊的医患矛盾冲突现象。一般分为广义的医患纠纷和狭义的医疗纠纷。

广义的医患纠纷,是指患者和家属在整个医疗过程中,因各种原因与医务人员、医疗机构及其各岗位工作人员之间出现的较大的争议和矛盾,并表现为激烈的冲突。这是民事纠纷在医疗服务领域中的特殊表现,其中既包括对诊疗护理过程中的医学行为及后果的不同认识引发的矛盾,也包括诊疗护理过程中非医疗行为引起的广泛意义上的民事纠纷。狭义的医疗纠纷主要指患者一方与医者一方在诊疗护理过程中,因出现与治疗康复等医疗行为及其后果直接相关的严重分歧而产生的医疗争议和冲突。包括医疗护理中的技术差错、延误治疗、增加了患者痛苦甚至造成伤残或死亡的严重后果等。

医患纠纷是一个外延宽泛的概念,主要是医方和患方两个特定主体之间在医疗全过程中发生的各种权益争议;医疗纠纷则是在复杂的医患纠纷中特指有争议的诊疗护理专业行为及其后果的概念。医患纠纷中包含医疗纠纷,而医疗纠纷则是医患纠纷的一种。

无论是广义的医患纠纷还是狭义的医疗纠纷,都严重影响医患双方的心态,干扰医疗过程,恶化医疗环境,造成了医患关系的不和谐,既直接伤害了患者,也对医生形成强大的压力和负担。长此以往,将使医生不敢承担必要的医疗风险,以至于在疑难病的抢救或治疗中不能尽全力去争取可能的最优化的结果,造成对广大患者长远和本质意义上的潜在伤害。

2. 医疗纠纷的类型

根据引起矛盾的原因不同和责任的认定,医疗纠纷可分为两类:由医方原因引起的纠纷称为医源性医疗纠纷,由患者或其他原因引发的矛盾称为非医源性纠纷。

1) 医源性医疗纠纷

医源性医疗纠纷是指主要由医务人员的医疗护理行为及其后果而引起的医患双方的纠纷。其中,根据医护人员一方在诊疗护理过程中有无过失及其损害程度,又可分为有过失的医疗纠纷和无过失的医疗纠纷。

（1）有过失的医疗纠纷 有过失的医疗纠纷是指由于医务人员的过错而造成对患者的损害结果，而医患双方对其损害结果的认定存在分歧并因而产生纠纷。有过失的医疗纠纷责任通常在医务人员一方。根据伤害程度的不同，有过失的医疗纠纷又可分为医疗事故和医疗差错。两者没有本质差别，主要差别在于伤害结果程度不同。造成严重后果的属于医疗事故，而未造成严重后果或者说未达到医疗事故分级标准规定的损害程度的定为医疗差错。

医疗事故是指医疗机构及其医务人员在诊疗护理活动中，违反了医疗卫生管理法律、行政法规、部门规章和诊疗护理规范、常规，过失造成患者人身的损害事故。医疗差错可根据对患者的损害程度分为一般医疗差错和严重医疗差错。一般医疗差错是指未给患者造成额外的痛苦，没有产生不良影响，但不符合医务人员的责任要求或技术要求，医务人员操作确实存在过错。严重医疗差错一般指当医务人员的过失已经给患者造成了一定的不良后果，但没有造成明显的人身损害后果。如增加痛苦，增加经济支出，延长治疗时间，出现轻度并发症或后遗症等。

（2）无过失的医疗纠纷 无过失医疗纠纷是指在诊疗护理过程中并非由于医护人员的过失和错误，而是由于其他非人为的医学或生物学因素导致患者伤残、组织器官损伤、功能障碍甚至死亡的结果，包括医疗意外、难以避免的医疗并发症、猝死等。患者不予理解和接受，从而造成医患之间的矛盾和纠纷。这类纠纷既可能是由于医学本身发展尚不够完善或局限性所致，也可能是由于患者的个体差异导致的不良后果所引发。

2）非医源性医疗纠纷

非医源性医疗纠纷是由非医务人员以及非医学的原因而引发的纠纷。它可以是源于患者自身行为的原因，如不遵守院规，不遵从医嘱或谎述病史而导致了自身的损害结果；或者由于缺乏医学知识，患者对医疗结果抱有不切实际的过高期望，当治疗结果不能满足自己的要求时不能理智面对，迁怒于医务人员，引发了医疗纠纷。还有由于社会的原因而引发的医疗纠纷，如医疗收费标准不合理，医疗资源不足，医疗条件不能满足群众的医疗保健需求，不良动机和别有用心的诬陷等。如社会上的"专职医闹"就是恣意恶意挑起事端，以制造医患纠纷为其谋生手段的团伙。

（二）引发医患冲突的因素

医患双方由于道德水平和客观因素的制约，再加上旧的传统观念、社会不良风气的影响，因而会存在一些利益冲突。就目前而言，影响医患关系的主要因素有以下几个方面。

1. 医生的因素

（1）医生的医疗观念 由于传统医学模式向生物—心理—社会医学模式转变，健康观念也发生了相应的变化。1990年世界卫生组织大会对健康的阐述是"健康即在躯体健康、心理健康、社会适应良好和道德健康四个方面皆健全"。然而，有些医生受传统的旧医学模式的束缚，看不到或不重视情感、思想、意识等心理因素的影响，加之高新技术在临床广泛应用后医患关系的"物化"趋势，加重了医患之间的心理、思想、情感交流的障碍，势必造成医患之间的隔阂，甚至产生矛盾。

（2）医生的道德修养 少数医生过分强调自身的利益，未把对患者的救治看成是应尽的义务,甚至颠倒了医患之间的关系,缺乏全心全意为人民服务的精神,存在着恩赐观点及某些市侩作风。在社会主义市场经济条件下,医患关系存在着不同程度的"经济化"趋势,个别医生暗示患者及家属送礼,直接影响了医患关系。

（3）医生的服务态度 医生如果对工作不认真负责,对患者缺乏同情心,态度冷漠,怕担责任,敷衍行事,相互推诿,延误诊治,不接受患者的意见,把为患者服务视作负担,无视患者的医疗权利,则将直接对医患关系产生负面影响。

（4）医生的医疗技术 如果医生不学无术,做一天和尚撞一天钟,不钻研业务,不求上进,不更新知识,满足于一知半解,头痛医头,脚痛医脚,这样的结果,必然差错百出,甚至给患者的健康和生命带来危害,造成医患关系的紧张。

（5）医生的法律意识 医生如果法律意识淡薄,不学法、不懂法,违规操作,那么也会引起患者及家属的不满,并产生医患纠纷。

（6）医生的心理状态 医生心理学知识缺乏,不关注患者的心理个性特征,不善于与患者进行语言沟通,往往会造成不必要的误会。

（7）医生的收入偏低 众所周知,医生是一个高劳动强度、高风险的职业,但医生的收入是和工作的强度、风险极不相称的。在我国各行业收入排名中医生的收入在10名以后,医生的收入长期偏低,将无法体现医生的劳动价值,这也是造成现在一部分医生收红包、吃回扣的重要因素。

（8）医生工作量大 由于医疗资源分布不够合理,大医院(三甲医院)看病和小医院的收费档次没有拉开,看同样的病种价格相差无几,患者都愿意直接到医疗条件较好的大医院去看病,导致医院级别越高,医生工作量越大。在繁重的工作压力下,医生往往疲于应付,无暇回答患者方面提出的疑问,无暇做细致的必要的说明,从而极易造成医患之间的隔阂和关系的紧张。

2. 患者的因素

（1）不信任心理 主要表现在:无端怀疑医生处置的正确性,因而产生打折扣执行医嘱的行为;不按时吃药,给治疗带来困难,甚至影响医疗活动的正常进行;不向医生如实反映病情或隐私,造成治疗措施不力,影响疗效等。

（2）不遵守规章 不服从医生的合理安排,就诊时不按号或不挂号,或强令医生为其做某项检查,或点名开药,甚至个别患者不交住院费,损坏医院公共设备又不赔偿等。当一些无理愿望得不到满足时,便口出秽言,谩骂、围攻、侮辱甚至殴打医生。

（3）不尊重医生 认为我是患者,是上帝,我交了钱就要得到享受,医生是仆人、佣人,应该一刻不停地为我服务。稍不如意就指责、刁难、谩骂,甚至无理取闹,大打出手,严重影响医患关系。

3. 管理的因素

（1）医疗卫生市场化 伴随着我国的经济体制改革,尤其是在市场经济建立的过程中,国家对医疗行业的投入比例不断减少,医疗单位为了生存和提高效益,采取了"以药补医"利益驱动模式,药品收入成为医疗经济效益的重要组成部分,直接导致了医院和医生为了获取经济利益的"大处方"用药行为。不完善的市场化定价服务,还引发了医疗单位竞相引进高端医疗设备,通过高定价的"大检查"增加经济收入。最为突出的是随着药品企业的完全市场化,药品企业为占领市场,极力采取虚高药品价格,给医院医生回扣的不正当竞争方式,既满足自己利益,又满足医疗行业利益的所谓"双赢"模式,导致药品价格节节攀升。这种医疗卫生市场化的理念和改革,最终把负担片面转嫁到了广大患者身上,导致了医患双方利益关系的分离与对立,成为公立医院"非公益化"的罪魁祸首,是大范围医患冲突的深层次根源。

(2)管理机制滞后 受计划经济向市场经济过渡的转型体制以及国情等因素的影响,医疗卫生管理体制和社会调节机制的相对滞后,成为导致我国目前医患关系欠佳的最重要原因之一。主要表现为,医疗卫生人员资源供给(如专家和全科医师缺乏)与卫生需求人口比例失调、医生与护士人员比例失调,医疗卫生机构的官僚作风,医疗卫生系统的过度集中和多部门管理、制度僵化,医生待遇低、对职业不满意、无积极性、服务质量差,医疗卫生部门过度提供卫生服务等。

(3)服务环境不良 患者到医院看病不是仅靠吃药打针就能解决问题的,医院要从生物—心理—社会医学模式出发,创造一个有利于患者身心全面康复的舒适环境,才能提高服务水平和服务质量。目前,环境不良主要表现在两个方面:一是有些医院秩序混乱、噪声和喧哗吵闹声太大,没有导医人员,缺少就诊指南等,给患者带来许多困难;二是医疗设备和生活设施不能满足需要,或数量不够,或质量不高,医院环境脏、乱、差,病室不卫生等。

4. 社会的因素

(1)医疗保健供需矛盾 当前,我国医疗卫生事业的发展还不能满足广大人民群众日益增长的需要,主要表现在卫生资源不足、分配使用不合理、资金不足、设备差、病床少、医护人员结构和比例不合理、整体素质不高,因而存在"三长"(挂号时间长、候诊时间长、交费取药时间长)、"三难"(看病难、住院难、看好医生难)。这些问题往往容易引起患者的不满情绪。而医护人员也由于长期超负荷劳动,工作、生活条件差,心情也不舒畅。

(2)卫生法规不够健全 卫生法规的制定是为了保障人民健康。它对医疗卫生机构、医务人员、患者和社会人群都具有制约和保护作用。新中国成立后,特别是近几年来,我国先后制定和颁布了许多卫生法规,对保障人民健康,维护医疗卫生秩序和医患双方的合法权益,起到了积极作用,但是,仍然存在着卫生立法缓慢,卫生法规尚不健全,法制观念淡薄等现象,致使扰乱医院秩序、殴打医务人员、砸坏医疗设备等事件时有发生。

(3)不正之风滋生蔓延 在医者和患者的少数人中,由于受传统意识和社会不正之风的影响,热衷于找熟人、拉关系、走后门。在临床实践中,常常遇到有一定社会地位的患者,总是想方设法亮明自己的身份,以期待医务人员的特殊照顾。少数医务工作人员,也想摸清患者的社会地位,以便拉关系、办私事,互相利用,这样会给医患关系带来不同程度的负面影响。

(4)舆论导向出现偏差 随着市场经济运行速度的加快、开放程度的不断加大,社会舆论的约束力日益减弱,而经济要素的作用却日益增强,在经济利益的驱动下,一些媒体和传媒人士出于吸引公众眼球或为了追求所谓的轰动效应,有时竟然置良知于不顾,经常刊登一些似是而非、以偏概全的文章,过分突出和夸大医患关系的"阴暗面",给本已紧张的医患关系火上浇油。

(三)医患关系的伦理原则

医患纠纷,既有医疗机构和医务人员的原因也有患者及家属的原因,避免和化解医患纠纷,协调处理医患关系,是医患双方共同的责任。建立平等、团结、友爱、互助的和谐医患关系,就必须遵循一定的医德原则。

1. 互相尊重和平等协作的原则

医患之间的互相尊重、平等协作是处理好医患关系的基本道德原则之一。社会生活中,每个人都在各自不同的岗位上为国家和他人尽义务、作贡献。人人为我、我为人人的劳动服务中,每个人都希望得到服务对象的尊重和理解,建立平等互助、互相尊重的关系。医学活动中,医务人员要尊重患者的生命、尊重患者的人格尊严,尊重患者的知情同意和知情选择的自主权利,平等真诚地对待每一个患者。医疗服务对象是受疾病折磨的患者,虽然地位不同,文化素质、年龄、性别以及病情都有差别,来医院求医的目的是共同的,都是要治病,早日康复,所以在治疗过程中,要平等互助待人,尽量满足患者在治疗、生活、心理、精神上的合理要求和需要。患者要尊重医务人员独立自主的行医权利,不得随意干扰医生履行职业职责,尊重医务人员的人格和尊严,尊重体谅医务人员的辛勤劳动,尊重医嘱和治疗方案。不得随意刁难医务人员,提出一些不合理、不符合医疗常规的要求。医患双方在医疗活动中只有互相尊重理解、积极协作互助,才会使整个医疗活动在平等、友好、和谐的气氛中进行,才能建立和形成和谐的医患关系。

2. 科学行医和文明就医的原则

科学行医、文明就医是现代医疗活动中的基本要求,更是减少医患冲突,和谐医患关系的基本伦理原则。医疗活动中医患双方都要在尊重科学,相信科学的基础上文明行医就医。医务人员要牢固树立科学的态度和刻苦钻研的精神,不断探索医学领域的奥秘,不断提高医疗技术水平,对技术始终做到精益求精;大力培养大胆细致谨慎的工作作风,严格遵守科学的操作规程,始终对工作极端负责,确保诊疗的科学效果;要始终从医学科学出发、从患者利益出发,实事求是地诊断治疗。患者要牢固树立相信科学的态度,科学文明就医。要正确对待和信任医务人员对所患疾病的诊断和治疗;要正确认识分析医疗效果的争议,科学对待疾病的康复效果;要科学认识医疗的高风险性,正确认识对待医务人员在治疗过程中的失误,细心听取专家判断,科学分析问题责任,不能一味怪罪,更不能无理取闹和殴打谩骂。医患双方都要遵守道德规范,自觉约束其言行,才能逐渐建立和形成科学良好的医患关系。

3. 社会公益和以人为本的原则

社会公益和以人为本是现代医疗卫生工作的基本价值目标,医患双方都要正确处理个人利益和社会公益的关系,当个人利益和社会公益发生矛盾冲突时,要无条件服从社会公益。作为医生当自己的个人利益和患者的生命健康利益发生矛盾时,要从患者的健康利益出发,自觉按照以患者为中心的原则,维护患者利益。当患者的个人利益和社会公共健康利益发生矛盾时,要以社会公益为重,说服帮助患者正确处理好个人利益和社会公益的关系。作为患者,当自己的个人利益和社会医疗公益发生矛盾时,必须自觉端正就医动机,以社会和集体人群的公共健康利益为重,充分理解和正确对待医务人员为维护社会公益所做的工作和采取的措施,服从社会公益。

4. 共同遵守法律和规章制度的原则

医疗卫生活动中的法律规章制度,是现代医疗卫生工作健康运转的重要保证,是维护医疗秩序,确保社会健康利益的强力后盾。在医疗卫生活动中,除必须遵守行医和就医道德外,医患双方任何一方都不能无视法律,超越法制限度,侵犯医务人员行医权益或者践踏患者就医的合法权利。尤其是在医患双方发生冲突和产生医疗纠纷时,都必须克制规范自己的言行,做到依法办事、依法维权。医务人员在医疗活动中发生的医疗技术责任事故和患者及其家属殴打、谩骂行医者,都将承担法律责任。因此,对于法律、法规,医患双方要自觉遵守,共同维护。

(四) 和谐医患关系的构建

医患之间的问题往往是社会、经济、政治、文化、法制等多方面因素共同作用的结果。构建和谐医患关系,必须要坚持政策和法律联动,体制和机制联动,医学领域和社会领域联动,精神舆论和道德规范联动,确保综合建设、形成合力,才能富有成效。

1. 强化政府责任职能,消除政策体制弊端

导致医患关系紧张的原因是多方面的,从政府角度分析原因,主要存在政府对医疗卫生经费投入不足、医疗保障体制不够完善、医院体制改革以及对药品价格监管还不到位、不健全等,最终导致群众"看病难"、"看病贵"等问题不能缓解,是引发医患冲突的基础性原因,因此在构建和谐医患关系中,政府承担着非常重要的角色和任务。

(1) 政府要在增加卫生投入的基础上,规范医疗药品市场秩序,遏制医疗的过度商业化,确保医疗卫生的公益性。一要加大医疗投入,加强政策引导和法律调控,推行医药分开,切断医疗和药品营销之间的直接利益关系;规范调整高新仪器设备检查的使用和费用;合理调整医疗服务收费价格,确保优质优价。消除乱收费、大处方、乱检查政策体制根源,规范医疗市场秩序,促进医患和谐。二要对药品企业进行有效的规范制约,把药价降到合理水平,减轻患者负担,缓解医疗领域的利益冲突,缓解医患利益的对立,为和谐医患关系创造良好的经济条件。

(2) 政府要健全社会医疗保障制度,扩大覆盖范围,确保老百姓享有基本的医疗保障。针对患者医疗负担沉重的现实,政府要积极推进医疗保障制度改革,尽快建立覆盖全社会的基本保障制度,减轻患者和家庭的就医顾虑,进而缓解医患冲突。

(3) 政府要公平分配卫生资源,加大基层医疗投入,缓解看病难的问题。针对医疗资源分布不合理导致看病难的问题,政府卫生投入必须重点用于公共卫生、农村卫生、城市社区卫生和城乡居民基本医疗保障,加强社区卫生机构和乡镇卫生机构等公共卫生服务体系建设,促进城乡居民享有均等的公共卫生服务。整合现有城市卫生资源,逐步实现社区首诊、分级医疗和双向转诊,做到"小病在社区、大病到医院、康复回社区。积极解决基层群众"看病难"、"看病贵"的问题。

总之,只有强化政府责任职能,确保政策科学,才能在全国逐步建立覆盖城乡居民的基本医疗卫生制度,包括普遍建立比较完善的覆盖城乡的公共卫生和医疗服务体系,比较健全的覆盖城乡居民的医疗保障制度体系,比较规范的药品供应保障体系,比较科学的医疗卫生机构管理体制和运行机制,努力缓解城乡、地区、不同收入群众之间基本医疗卫生服务差距扩大的趋势,适应人民群众多层次的医疗卫生需求,有效缓解人民群众看病就医突出问题,才能不断和谐医患关系。

2. 强化医学职业精神,提高服务质量

医学职业精神是指从医者表现在医学行为中的职业思想和职业精神,是其在医学实践中创立和发展并为整个医学界乃至全社会、全人类所肯定和倡导的基本从业理念、价值取向、职业人格及其职业准则、职业风尚的总和。医学职业精神是医学的灵魂,是引领整个医学界发挥其社会职能的旗帜。

《新世纪的医师专业精神——医师宣言》主要是针对当前医疗环境的恶化和医务人员敬业精神的下滑,发出新世纪的职业理念和职业精神,倡导并给予民众一种承诺。对于促进医患和谐具有极其重要的作用。

(1) 强化患者利益首位和利他主义的医学职业精神,是和谐医患关系的核心要求。《医师宣言》将患者利益放在首位的原则作为基本原则的第一条,得到全世界普遍的认同,是由医学职业本质所决定的医德的一条黄金律。患者利益至上的原则,是医学活动建立在为患者利益服务基础之上、为治病救人而存在的这一事实作为根据的,没有了治病救人的任务,就没有医学的存在和发展。医务人员只有站在利他主义的立场上,才符合医师的职业角色,只有大力发扬"毫不利己、专门利人"的精神,心无旁骛地考虑如何以最有效、最及时的措施和最优的治疗方案去解除患者的痛苦,根除过分强调经济效益、以赚钱为目的、只顾眼前利益,乱检查、乱用药、乱收费三乱现象,才能确保医疗质量和患者的利益,赢得患者的信赖和支持,建立和谐的医患关系。

(2) 强化尊重患者自主权利原则的医学职业精神,是和谐医患关系的基本条件。医学面对的是具有自我意识的作为主体存在的患者,是能够作出主体决定、主动进行行为选择的患者,而不是由他人随意摆弄的机器。医疗服务活动中必须尊重患者的自主权,坚持患者自主原则。处于弱势地位的患者,往往有屈从于强势群体或权威意志的习惯,在这种情况下,就应当更加凸显患者自主的原则,这是医学职业精神的体现,也是整个医疗活动的基石和医患和谐的基本条件。

(3) 强化医疗公平公正的医学职业精神,是和谐医患关系的必然诉求。医务人员和医学界,负有促进社会公平,确保全民共享医疗卫生服务的神圣任务。社会公平,促进医疗资源合理分配,使人人能够享受必要的医疗卫生服务,是由医学职业精神决定的医生和医学界应当追求的一种境界。社会对医生和医学界的信任是建立在医生个人以及全行业正直和公正的基础上,对公平负责而不是考虑医生或行业的私利,是使医生得到公众拥护的先决条件。面对有限的医疗卫生资源,医生们有责任也有能力共同制定高效低耗的医疗保健指南;有责任也有能力提高整个社会的健康水平;有责任也有能力节约资源,避免提供过度的服务,不要做伤害患者又减少其他患者获得资源的机会进行大处方、大检查;有责任也有能力消除资源公平分配中的歧视现象,确保"贵贱贫富,长幼妍媸,怨亲善友,华夷愚智,普同一等",确保患者平等就医机会。公平公正对待患者,公平公正分配医疗资源,是消除社会公众负面情绪,减少医患冲突,和谐医患关系的必然诉求。

3. 提高公众医学认知,消除苛求误解

营造良好的社会认知氛围促进医患和谐,既要对公众偏激和不正确的意见进行解释和说明,更要提高社会公众对于医学科学和医疗工作的理解和认识。

(1) 普及医学知识,增强患者对医学科学风险性、局限性的认识和理解,降低过高期望,促进医患和谐。医患关系是自觉自愿形成的平等互利、诚实信用、有偿服务关系,又隐含着享有的医学知识的不平等因素,造成医患在医疗概念认识上的差异,引发医患纠纷。

尽管医学知识的普及,人们对医疗工作有一定程度的了解,但医学的特殊风险性仍没有得到社会认同,某些夸大的医疗宣传,特别是铺天盖地的虚假广告,医学客观存在的误诊、后遗症、并发症被忽略,相当于一场"造神运动",给人以医疗行业神通广大,起死回生无所不能的错误印象,导致对治愈的不同理解,一旦疗效不好就认为是医生的过错事故,发生医患冲突。必须大力开展健康教育,普及医学知识,让广大患者认识到医疗行业的风险性,降低过高的期望,理解医生的工作,尊重医生的劳动,促进医患关系和谐。

（2）普及医学知识,增强患者和疾病作斗争是医患双方共同责任的意识,促进医患和谐。和谐理想的医患关系模式是医患共同参与配合、共同参与治疗方案的决定、实施和修改。患方不再是无知的被动接受治疗,是尊严的面对、客观的知悉、主动的参与、审慎的质疑、理性的选择、积极的遵医、共同的负责、宽容的接受。社会公众要改变"健康是自己的事、疾病是医生的事"的传统观念。要多关注自身健康问题,要选择健康的生活方式,改变不良的生活方式和饮食习惯,重视疾病预防,做到疾病的早发现、早诊断、早治疗;要勇敢地承担患方应承担的义务和责任,积极配合医方的医疗服务,包括对医方的尊重、病史信息的采集、治疗方案实施的配合、医疗费用的支付、按时服药复诊等,强化双方责任义务,和谐医患关系。

（3）普及医学知识,引导患者善于选择适合自己的医疗服务。患者要了解国家、地方的医疗、医保政策,科学、合理地选择适合自己当下的医疗服务,改变传统就医观念,不同的疾病类型选择不同的医院和医生,在节约医疗成本的同时,为自己争取最大的资源和收益,最后获得满意的医疗服务,促进医患和谐。

（4）普及医学知识,可以增强医生和患者之间的感情,促进医患和谐。医院医生要针对门诊患者和住院患者进行系统、有针对性的教育,使患者了解自身疾病的发展和应该注意的问题,既体现了医生对患者的关心爱护帮助,又增强了双方的情感互动,有助于医患的沟通和医患关系的和谐。

4. 重视社会媒体作用,端正舆论导向

健全的社会离不开良好的舆论环境与监督氛围。公众舆论作为强大的社会力量,对人们的认识和行为会产生重要的影响作用。从医学的社会功能和职业精神出发,公众舆论要求医务人员必须全心全意为患者服务,承担起救死扶伤的社会职能,对于医务人员可以起到巨大的激励作用和监督作用。公众对医务人员行为的认可,对医术精湛、医德高尚的"白衣天使"的称颂和传颂,无疑是对医务人员最大的激励。公众舆论对医疗领域的收受红包、回扣、开大处方等不良现象以及医患纠纷的报道,对加强医德医风建设,切实提高医疗服务质量和水平有着积极意义。

作为负有舆论监督的特殊使命的媒体,应当公正行使自己的话语权,这也是对公众知情权的尊重。医学界是大众健康的守门人,而媒体是社会知识传媒的守门人,因此,作为守门人的媒体,应坚持公正、真实、客观的原则,自我加强医学知识的科普工作,增强对医疗工作的认知,做到对公众负责,对医患之间的问题和现象进行客观、公正分析,正确宣传和引导医患之间建立并形成良好的人际互动关系,为人类的健康、生命的维系共同努力。

作为公众要不断提高对健康和疾病信息的理解力。生活中有关健康和疾病的信息非常之多,挑战着我们的理解力和知识面。患者和公众在利用这些资源时,要学会质疑和求全,收集不同的信息,倾听不同的声音,力求获得信息的全面客观。

5．健全激励制约机制,优化医风建设

(1) 建立健全利益驱动和精神驱动相统一的医德医风建设激励机制。构建医德医风运行机制,必须遵循物质决定精神,同时精神又反作用于物质的基本原理,把市场经济条件下的医德医风建设与医务人员的物质利益结合起来,才能把医德医风建设落到实处,才能变成医务人员的自觉行动。

构建医德医风建设的激励机制的另一个重要方面就是坚持严格执纪。正面教育、激励强化医德医风建设之所以收效甚微,除了没有健全的利益驱动机制外,一个重要原因就是没有严格执纪,一直采取"教育从严、处理从宽"和"下不为例"等做法,带来了严重的后果。一是对那些明知故犯者客观上起到了包庇纵容的作用,不但不能改正错误,反而因此获得了好处而更加肆无忌惮。二是对坚持原则兢兢业业的医务人员的积极性形成打击,踏踏实实工作也没有什么好处,以医谋私反而有油水可捞,产生错误认识,产生从众行为,加入到以医谋私行列。三是危害着医德监督威信和工作人员积极性,监督、管理到头来却不处理,自己还得罪了人,讨人嫌,最终在工作上放弃原则,导致制约力量的丧失。只有抓好严格执纪,才能真正配合正面教育引导工作的精神激励机制发挥作用。

(2) 建立健全责权统一的医德监督制约机制

①构建相对独立垂直统一的科学监督体制。要建立规范的医德监督专门机构,除卫生部的医德监督机构归同级行政单位直接管理领导外,其他各级医德监督部门要改变单位自设自管方式,变为归上级医德监督部门领导管理。体制上各级监督部门为上级医德监督部门的派出机构,归上级医德监督部门直接领导,各级医德监督人员由上级委派任命组成,并保证医德监督部门人事权、财务权、监督权的相对独立性,为各级医德监督部门对同级医疗机构和人员的医疗活动实施监督创造条件,避免干扰,提高办事效率和监督力度。

②建立责权利相统一的制约机制。各级医德监督部门有对违纪人员的处理权和查处权,同时要对所监督对象的医德问题负一定责任,如果监督不力,失监、不监、虚监,要查处有关监督人员的责任,只有建立起这样责、权、利统一的机制,被监督的医务人员一旦出现失当和越轨行为,监督主体就会因责任和利害关系之故,即刻作出反应,让行为主体付出得不偿失的代价。这种硬性制约措施不仅具有事后的惩戒作用,而且具有事前的防范作用。迫使每个监督者和被监督者,在权衡利益成本的基础上,时时处处提醒作出正当的选择,从而避免当前医德医风领域普遍存在的监督者不监督,被监督者不接受监督和无视监督的现象发生,必将较为有效地遏制不良医风的蔓延,改善医德医风的状况。

6．健全法律法规机制,规范医患行为

道德是法律的完善和补充,法律是道德的强有力后盾。加快卫生立法,完善各项法规,对医患双方的权利、责任、义务作出明确详细的规定,依法治医治患必将推动医疗行业风气的好转。要依法规范医院和医务人员的行为,依法治医。把加强卫生法规制度的建设,加大卫生执法力度,作为一项十分紧迫的任务抓紧抓好。要依法规范患者的行为,依法治患。用法律手段来规范患者行为,文明就医,依法维权,维护医院的正常秩序,促进医风的好转。

卫生立法还要注重在医疗事故鉴定和医疗纠纷处理方面作出相关法律规定和程序规定。医疗纠纷久拖不决给医患双方带来麻烦,必然也会危害医疗单位的正常工作,完善这方面的法律制度,有助于医疗鉴定和纠纷处理的公正和高效,有利于促进医患和谐。

第二节　医际关系伦理

医际关系不是单一的人际关系,而是由从事相同医疗职业的医务人员在医疗实践过程中形成的多方面人际关系的复合体。认真研究医际关系伦理问题,认清医际关系的道德意义,对于加强医疗单位内部管理、协调人际关系、履行道德责任、改善医疗服务、提高医疗质量等都有重要的现实意义。

一、医际关系的含义及模式

(一) 医际关系的含义

医际关系是一种特殊的人际关系,是指从事相同医疗职业的医务人员形成的一种业缘关系。它有广义与狭义之分。广义的医际关系是指医务人员相互之间、医务人员与行政、后勤管理人员之间的人际关系;狭义的医际关系是指医生、护士、医技人员自身之间与相互之间的关系。建立和谐的医际关系,是当代医学发展的客观需要,是搞好医院管理,提高医疗护理质量的重要保证。

(二) 医际关系的模式

医际关系的模式有主从型、指导-被指导型、并列-互补型、竞争型四种。

(1) 主从型　主从型关系模式是指在医务人员相互关系中,一方处于主导地位或绝对权威地位,另一方处于服从地位或被动地位。这是一种传统的医务人员关系模式,在医生与护士之间,甚至在领导与被领导者之间、临床医师与医技人员之间、上级医务人员与下级医务人员之间轻重不等地存在着这种关系模式,显示出相互间的不平等,而且主导者容易产生官僚主义或主观主义,服从者不能发挥其能动性而产生消极被动、不负责任的思想。随着医学模式的转变和观念更新,这个主从型模式正在发生变化,将被新的模式取代。

(2) 指导-被指导型　指导-被指导型关系模式是指在医务人员相互关系中,一方处于指导地位,另一方处于接受指导地位。这种模式虽然指导方处于相对权威的地位,但是并不限制其接受被指导方积极性和主动性的发挥。指导者的思想、经验、知识、能力等都优于被指导者,在医院领导者与被领导者之间、上级医务人员与下级医务人员之间形成这种模式,既有助于发挥领导者和上级医务人员的积极性,也有利于被指导者和下级医务人员的迅速成长。然而,这种模式不是绝对的,也不是一成不变的。被指导方有他们的长处,同时随着他们的成长也会出现"青出于蓝而胜于蓝"的情况,因此要兼顾互补或向互补关系型转变。

(3) 并列-互补型　并列-互补关系模式是指在医务人员相互关系中,双方完全处于平等地位,没有地位高低之分,只有分工不同。像医院的临床医师与医技科室人员之间、同级医务人员之间、医生与护士之间、医务人员与后勤人员之间等都应是并列-互补关系,即双方既保持各自的独立性、自主性,又通过相互协作达到互补。这种模式既有利于双方积极性和主动性的发挥,又有利于形成医院的整体效应,这是一种新型的医务人员关系模式。

（4）竞争型　竞争关系模式是指在医务人员相互关系中,在德才和为人民健康服务的贡献上比高低。随着市场经济体制的深入发展和医疗卫生体制改革的逐步深化,竞争机制逐步被医疗卫生机构及其医务人员所接受,医务人员之间、医院科室之间、各专业之间、医疗单位之间等都存在着竞争。竞争有利于破除平均主义"大锅饭",有利于人才辈出,有利于资源共享,有利于推进卫生事业发展,但是这种竞争又必须建立在公平、诚信和科学规范的基础之上。

二、医际关系的意义

正确协调和处理医际关系,是医疗卫生系统自身建设的重要内容之一,具有深刻而广泛的道德意义。

（一）有利于医学事业的发展

随着现代医学的发展,一方面,医学分科越来越细,多达几十个学科门类,数百个分支学科;另一方面,学科间的综合渗透更加广泛紧密,临床学科之间,基础学科之间,临床与基础之间,医学与自然科学、社会科学、工程技术学科之间不断相互渗透融合。学科的分化和医学的专科专业化发展,既深化了医务人员对相关疾病的认识和研究,又客观造成了个人知识面的狭窄,影响了对医疗的整体认识。为适应学科的综合渗透的趋势和医学发展的要求,一方面医务人员必须"以博促专",努力扩展自己的知识面;另一方面要求不同学科的医务人员必须加强学科间的合作与交流。由于人的生命和精力是有限的,一个人无论如何勤奋,都不可能穷尽所有学科的知识和精通各个专业。在浩如烟海的医学知识面前,没有同行之间的团结协作,可以说很难完成好临床医疗和科学研究的任务,医学难题的攻克、复杂手术的完成、危重患者的救治,往往需要跨科室、跨医院、跨地区、甚至跨国界医学同行的沟通协作。因此,从医学事业发展需要来说,各类医务人员学会和善于建立良好的医疗人际关系具有重要的意义。

（二）有利于医院整体力量的发挥

医院社会职能发挥得好不好,取决于单位整体工作效能,而整体效能的发挥又取决于医际关系的协调与否。医际关系说到底是个内部团结问题,我们常说团结就是力量,医疗内部人际关系的好坏,直接影响着群体合力的发挥。如果在医院内部的医务人员之间建立形成了融洽和谐的人际关系,每一个人都心情舒畅、精神振奋,充分发挥工作的积极性、主动性、创造性,工作效率就会极大提高;每一个人都怀着强烈的集体荣誉感和职业责任精神对待工作和同事,配合默契、取长补短,整体合力就会大大增强。相反,如果人际关系紧张、人心涣散,就会互相扯皮、互设障碍、相互掣肘和互相猜忌,内耗不断,不但个人的工作效率下降、整体合力也会降低甚至出现负值。

（三）有利于医务人员成才

医务人员的成才既需要自身的努力勤奋,更需要良好的外部成长环境。和谐的人际关系是个人成长成才的重要条件,医务人员成才过程中,离不开继承和创新,离不开合作与竞争,也就离不开良好的医际关系,良好的人际关系是医务人员同行间保持主动以及获得信任、支持、帮助的前提。良好的医际关系,不仅要强调后人对前人的尊重与继承,同样强调老同志对年轻人的关心与扶持;不仅要强调各类医务人员之间的合作,同样允许以发展医疗卫生事业为目的的竞争;不仅重视维护医疗卫生单位的整体利益,同样要重视维护每个人的正当利益。作为医务人员要经常反省自己的人际关系状况,提高人际交往能力,端正交往价值取向,积极建立良好的人际关系;作为单位要注意加强医疗人际关系的引导和建设,从而为人才成长建立良好的环境条件。

(四)有利于医患关系的和谐

医际关系的协调与否直接关系到医患关系的好坏。在医疗实践中,医务人员之间的关系是围绕为患者健康服务而展开的工作关系,如果医务人员能够和睦相处,彼此尊重,相互支持,齐心协力地密切协作,不仅有利于患者的诊疗和康复,而且对建立良好和谐的医患关系具有积极的促进作用。相反,如果医务人员之间闹不团结,各自为政,分工分家,不顾大局,互不支持配合,互相推诿扯皮,甚至互相诋毁,就会影响医疗工作顺利有效地进行,影响或降低医疗质量,危及患者的利益和健康,引发医患矛盾和医疗纠纷。紧张的医际关系一旦被患者感知,更会严重冲击医务人员的社会道德形象,诱发社会对医疗卫生工作的不信任感,造成大范围医患关系的不和谐,为医患矛盾和纠纷埋下社会心理隐患。

三、医际关系的伦理要求

医际关系的伦理要求是指协调医务人员之间的关系,处理好他们应遵循的行为准则和要求。

(一)彼此平等,相互尊重

在维护患者利益和社会公益的共同目标下,虽然医务人员有分工不同、职称之分及领导与被领导之别,但是在工作性质、人格上没有高低贵贱之分,彼此是平等的。只有相互之间形成并列-互补关系以及树立医务人员都是为患者服务的思想,才能达到医护之间、医生与医技人员之间、医务人员与后勤人员之间的真正平等。平等还表现在医务人员之间的相互尊重,包括尊重他人的才能、劳动和意见,保守他人的隐私等。

(二)互相帮助,相互信任

医务人员的专业、岗位不同,但是相互之间都要承认对方工作的独立性,并且要相互为对方的工作提供方便、支持和帮助,这样才能建立良好的医际关系,才能有利于共同目标的实现。例如,在医院里,任何一个科室或专业的医务人员,都不能认为别的科室或专业医务人员是依附自己而发展的,更不能错误地认为护士、医技科室人员都是依附于临床医生而存在的。医务人员之间要相互承认对方工作的独立性和重要性,而且履行相互支持与帮助的义务。

医务人员之间在相互支持和帮助的同时,还要相互信任。医务人员之间要达到相互信任,首先要立足于本职,从自己做起,在自己专业岗位上发挥其积极性、主动性和创造性,以自己工作的可靠性和优异成绩去赢得其他医务人员的信任。同时,自己也要对其他医务人员的能力、品格等有一个正确评估,评估过低难以产生信任,评估过高则产生的信任也难以持久。

(三)团结协作,彼此监督

医务人员之间的协作是医院医疗、科研、教学的客观需要,医疗只有协作才能提高医疗质量,科研只有协作才能出成果,教学也只有协作才能培养出高素质的人才。医务人员之间的协作是相互的、互利的,不能以自我为中心,要采取积极主动的态度,这样才能达到实质上的协作而不是表面上、形式上的协作。如医护之间的协作,护士除了按医嘱要求敏捷、准确地完成护理任务外,还要主动地协助医生观察患者,及时给医生提供各种信息,以利于医生诊治工作的顺利进行;医生也要主动地倾听护士对诊治方案的意见,积极采纳其合理化建议,并尽力协助护理工作或为护理工作提供方便。如果医护在诊治中出现了差错事故,则要本着实事求是的态度,双方都不要推卸责任。

医务人员在协作中,还要彼此制约与监督,其目的是防止差错事故的发生,以维持患者的利益。如护士在执行医嘱或药剂人员在发药时,如果发现医嘱或处方不当或有错误应及时向医生提出纠正,不能抱着消极、不负责的态度盲目执行,否则会危害患者,甚至造成难以挽回的后果。再如,医务人员对待别人出现差错事故的苗头,应该及时提出忠告或批评,不能袖手旁观,听任差错事故的发生。另外,对待医疗差错事故的责任者或有失医务人员尊严的行为也要敢于批评。医务人员对待别人的忠告、揭发和批评,应抱着虚心的态度认真对待,不能置若罔闻,更不能认为是有意刁难。

(四) 互相学习,公平竞争

在医务人员中,各人的年龄不同、专业各异、智力优势和个性有差别,相互学习可以取长补短,实现医务人员之间的互补与师承功能。老年医务人员经验丰富,学术造诣和威信高,然而年迈体衰,心有余而力不足,有时思想保守,创造力有所下降等;中年医务人员既有理论又有实践经验,而且年富力强,可以发挥承上启下的作用,然而对事物的敏感性和探索精神有时不及青年医务人员;青年医务人员朝气蓬勃,敢想敢干,富有创造精神,然而稍欠成熟、稳重,也缺乏经验。医务人员相互学习,可以发挥老、中、青三代各自的优势,形成互补和师承,可以促进医务人员博学多知,有利于开展综合性研究和疑难病的攻关,可以产生合力,达到智力上的互补。

但是,医务人员之间相互学习、共同提高绝不是不允许"冒尖"。我们要鼓励医务人员发挥各自的优势,相互竞争。而且,随着市场经济的建立和卫生改革的深入,竞争观念已深入人心,医务人员之间竞争也是客观存在的。不过,我们提倡的竞争是充分发挥技术特长和智能优势的竞争,是以维护和增进人类健康为目的的竞争。为了鼓励竞争,医院应努力为医务人员创造竞争的环境和提供平等竞争的机会,并为优胜者创造更好的条件,以促进医院的发展和人才的成长。

第三节　医社关系伦理

随着社会的现代化和医学的社会化,医疗卫生事业与各部门、各行业之间的联系越来越密切。协调好医社关系已成为社会安定与进步的重要因素。

一、医社关系的含义

医社关系是指在社会发展过程中,出于对人类整体健康的维护,在医务人员与社会之间、医疗卫生部门与社会有关部门之间发生的具有道德意义的社会关系。通过这种关系，医学向社会扩展了自己的责任，社会为医学的发展提供了支持，规范了其发展方向和目标。

二、医务人员的社会责任

随着医学科学的发展和医学实践活动社会化发展趋势的加快，医学伦理学关于医务人员责任的认识发生了较大变化，即在强调医务人员对患者负责任的同时，还必须对社会人群乃至社会发展负责任。具体表现为以下五点。

（一）预防保健的责任

在诊疗手段的选择中，要体现社会公益原则。如医务人员漏报传染病、滥用药品、开大处方、乱开检查单等都会带来许多社会问题。

不仅要重视对临床患者的医治，还要重视疾病的预防，重视群体的卫生保健和健康教育。要主动宣传普及医药卫生知识，提高人们自我保健和预防疾病能力，支持和参与卫生防疫和环境保护工作，对整个社会人群的健康承担起责任。

医务人员的服务对象不仅是患者，而且还包括健康人；医务人员不仅要医治患者躯体的疾病，而且还要医治心理障碍及社会适应不良的人，提高人群的心理健康水平和适应社会的能力。

（二）提高人类生命质量的责任

建立社区医疗卫生服务网络体系，为社区群众提供医疗保健、医学遗传咨询、家庭病床等服务；积极参加优生优育、计划免疫和提高人类健康素质的工作；重视老年人的保健与疾病诊治；开展认识生命与死亡的教育工作，促进社会的文明进步。

（三）承担社会现场急救的责任

对突发公共卫生事件、自然灾害以及工伤、车祸等意外事故，医务人员应立即奔赴现场，尽力抢救，维护社会利益和民众的生命安危，不得以任何理由耽误急救工作，承担起稳定社会秩序，保护人民生命安全的重要责任。

（四）发展医学科学的责任

为增强人类健康水平，消除疾病，不断满足广大人民群众日益增长的身心健康的需求，医务人员有责任研究、探讨医学新理论、新技术、新方法。医学科学的发展，关系到社会的发展和人类的进步，是一项光荣而又艰巨的使命，医务人员应以一种执著的追求献出自己的毕生精力。

（五）参与制定并遵守、执行医疗卫生政策的责任

医务人员要积极参与卫生政策与卫生发展战略方针的制定，并要坚持公正、效用的原则，在稀有医疗卫生资源的分配上必须符合大多数人的利益和社会公益。同时，医务人员要模范地遵守、执行卫生法规和各项卫生方针、政策，承担起社会责任。

三、医社关系中的伦理要求

（一）医学高新技术应用中的伦理要求

医学高新技术的临床应用，在极大提高临床诊治水平，保障人民群众身心健康的同时，

也为医务人员在履行社会责任时提出了新的伦理要求。

1. 树立新的生命伦理观,对社会负责

高新技术在临床的广泛应用,提高了维持生命的有效手段,积极为患者解除病痛,甚至可以依靠相应医疗支持系统延长生命,但不恰当地运用高新技术会使生命质量相对降低。新的生命伦理观认为,生命的神圣在于它的质量和价值,我们应当在提高生命质量和生命价值的条件下去维护生命的神圣尊严。

2. 全面考虑问题,把对患者负责与对社会负责统一起来

高新技术的临床应用要求医生更加全面考虑问题,既要对患者负责,更要对社会负责,并使两者有机地统一起来。高新技术一方面具有高效、精确、迅速的特点,另一方面又带来了放射线、同位素污染等问题。例如,放射诊治的 X 线辐射所产生的生物效应有明显抑制机体免疫功能,具有致畸、致癌、损害性腺造成遗传病等副作用。医务人员如果不考虑患者的承受力和原来健康水平,超量非正常使用,或出于追求经济效益而人为使用高新技术设备,造成受检查者个人辐射损害,增加社会"全人口辐射量",并造成卫生资源分配不合理,这也是不道德的。然而,对确实需要借助高新技术诊治的,也不能过分强调负面作用而使患者产生恐惧心理。在诊疗时医务人员应本着简便、准确、经济的原则,凡能通过生化检查、X 线检查、B 超检查的尽量不使用 CT、磁共振等检查手段,将对患者负责与对社会负责统一起来。

(二) 社会公共服务中的伦理要求

随着医学科学技术的发展和社会进步,医疗卫生工作必须实现以医疗为中心向以预防保健为中心转变,这就要求医疗机构既有现代化分科很细的综合性医院,又要建立相当数量的专科医院、康复医院、诊所、社区卫生服务中心和家庭病床等。多层次的预防保健服务为医务人员提出了更高的道德责任要求。

1. 医务人员对高危人群服务的伦理要求

高危人群是指易受疾病侵扰的对象,它比一般人群被侵害的可能性高。医务人员要根据他们发病原因、治疗、护理、康复等各个阶段的心理、社会因素,开展社会工作,提供社会支持,妥善解决他们心理、社会及人际关系中的问题,提供心理卫生指导和社会服务,促进康复。

2. 医务人员在社会公共卫生服务中的伦理要求

医务人员应积极参加妇幼保健、儿童预防接种、老年保健、计划生育与优生优育的健康指导,开展家庭病床以及常见病、多发病、传染病和地方病的防治,并积极开展科研工作。

3. 医务人员在重大社会险情救援中的伦理要求

遇有重大灾害,如火灾、水灾、传染病流行,医务人员应当奔赴现场,参加抢险救援,提供技术指导,履行自己的社会责任。

4. 医务人员在社会公共关系中的伦理要求

(1)坚持原则,维护社会整体利益 医务人员应面向社会积极开展预防疾病、卫生科普宣教、疾病的社会控制等工作,满腔热情地为增进社会群众健康水平而贡献自己的力量。在履行自己的社会责任时,如果遇到患者个人利益与社会整体利益发生矛盾,则要坚持原则,维护社会整体利益,不为少数个别患者的利益而损害社会整体利益。

（2）恪守职责，任劳任怨　医务人员面向社区和高危人群提供医疗保健和社会工作时，无论是诊治、护理还是康复，都有大量的技术性工作和服务性工作，事无巨细，要求医务人员一切为了维护患者和社会整体利益，恪守职责，兢兢业业，为社区居民和高危人群提供优质服务。

（3）主动支持，全力以赴，履行社会责任　医务人员对其所担负的预防保健、灾情和疫情处理以及爱国卫生运动等都应全力以赴、主动支持，提供技术指导，加强信息交流，不断总结经验，提高社区保健的业务和技术水平，完成各项任务，这是对社会群体健康应尽的义务。

思　考　题

1. 简述医患关系的内容和模型。
2. 试述和谐医患关系的建立及其意义。
3. 医际关系的伦理要求是什么？
4. 在医社关系中医务人员应承担哪些社会责任？医务人员在社会公共服务中的伦理要求是什么？

第六章
临床诊疗伦理

本章提示

　　临床诊疗工作是临床工作的中心,是一个连续而统一的过程,是医务工作者实现救死扶伤职责的具体手段。从表面上看,医疗技术对于疾病的诊断与治疗起着关键性作用,但医学伦理道德以其特有的方式维护所有临床决策与医疗行为能符合患者的健康利益。只有坚持诊治技术及其行为与医德的统一,才能促进患者的早日康复和减轻患者的痛苦,最终促进社会和谐。

案例 6-1：错将需要扁桃体摘除的患儿做了心脏瓣膜修补手术

　　某城市的大医院,收入一先天性心脏病患儿,需通过手术进行心脏瓣膜修补,但该院无人能承担该手术。为了提高医院的影响和档次,从省城请来具备资格的名医生主刀。手术当日,儿科除该手术外,还有另一患儿做扁桃体摘除手术。结果在心脏瓣膜修补手术台上,主刀医生发现该患儿胸廓正常,但继续手术;开胸后发现心脏外型正常,但还是切开了左心室。至此才发现错将扁桃体摘除的患儿推上了心脏瓣膜修补的手术台。

　　【问题】　这一案例的分析要点在哪里?

　　【分析】　该案例应做如下分析:①此案例是一起因医院医生护士疏忽而引起的医疗责任事故;②医院和医生在对患者实施诊疗的过程中,缺乏高度的责任心,应在认真检查患者后,选择手术方案及主刀医生,如果不具备手术条件则不应在该院进行手术;③医院和医生违背了临床手术治疗中各个环节严谨审慎的伦理要求,徒增患者的痛苦;④医院的护士在将患者从病房接至手术室过程中,没有履行严格的查对制度,致使错将扁桃体摘除术的患儿推上了心脏瓣膜修补术的手术台。

第一节　临床诊疗工作中的伦理要求

一、临床诊疗工作的特点

(一) 诊疗技术的双重性

临床医学存在局限性、不完美性,诊疗技术与措施均有双重性,即在诊断和治疗疾病的同时,有时也不可避免地对患者健康带来损害,严重的损害可造成功能障碍,甚至危及生命。化学药物治疗是临床上最常用的治疗方法,然而其治疗作用以外的毒副作用及并发症,也颇为常见。"是药三分毒"反映了普通大众对药物毒副作用的基本认识。卫生部药物不良反应监督中心报告:近年来,中国内地住院患者中,年均 19.2 万人死于药物不良反应。1990 年,我国有聋哑儿童 182 万人,其中有近百万人是因药物中毒所致,且药物中毒性耳聋以每年 2 万~4 万人的速度递增。

手术治疗是切除肿瘤、清除病灶、解除梗阻、矫正畸形、修复损伤等最常用、最有效的方法,但具有术中出血、损伤邻近器官及术后切口感染、形态异常或功能障碍等并发症。如阑尾切除术是外科最常见的手术,它是临床医学专业学生在毕业实习期间应学会的手术之一。尽管阑尾切除手术本身并不复杂,但当其出现坏疽穿孔、粘连严重、解剖关系不清时,就增加了手术并发症的危险性。因此,手术医生必须对手术治疗的双重性有足够的认识,术中认真分析,仔细操作,减少不必要的副损伤,这不但是临床诊疗伦理的要求,也是避免医疗纠纷、杜绝医疗事故的需要。

随着科学技术的发展,各种诊断技术被广泛地应用于临床,有些技术不但能对疾病作出正确诊断,而且还能同时实施相应的治疗。但是,诊疗技术同样具有双重性。如 CT 检查,在为全身各个器官的肿瘤提供诊断依据的同时,其本身也具有致癌性。再如冠状动脉造影检查和介入治疗,开创了冠心病诊断和治疗的新纪元,但由于它的"有创"性质,可能出现穿刺部位血肿或血栓、心肌梗死、脑卒中、心律失常等并发症,甚至能引起死亡。

诊疗技术的双重性,要求医务人员在为患者选择某项诊疗技术时,不但要考虑诊治疾病的需要,还应照顾到患者的全身情况,更要熟知该诊疗技术可能带来的并发症和风险。

（二）服务对象的特殊性

首先,临床诊疗服务的对象是一个由生理、心理、社会、文化、宗教等综合因素构成的整体的社会人,服务质量的好坏,不仅直接关系到人的健康与生命,而且关系到人类社会的文明与进步。人的生命之所以宝贵和无价,不仅在于它只有一次,更重要的在于它能够不断地创造社会价值,推动人类社会的前进与发展。唐代名医孙思邈《备急千金要方》中的"人命至重,有贵千金,一方济之德逾于此"深刻指明了重视生命的伦理思想。"天覆地载,万物悉备,莫贵于人",人命关天,不容懈怠。"救死扶伤、治病救人",诊疗者必须铭记在心。

其次,临床诊疗的对象是罹患疾病、遭受痛苦的患者,他们具有器官病变、系统功能紊乱、心理反应复杂等特点。病情轻者,影响正常生活、工作和学习;病情重者,生活不能自理、依赖他人照顾或随时都有生命危险。因而,焦虑、恐惧、渴望健康、渴望生存、渴望得到及时、有效的医学救助是所有患者的共同心态,惧怕治疗痛苦、顾虑治疗花费、担心预后不良或留下后遗症,也是所有患者的心理反应。然而,不同疾病（如瘫痪、癌症、急性疾病等）、不同年龄（如小儿、青年、老人等）的患者,心理反应又会有所不同。可见,为患者服务要求高、难度大,必须做到全面考虑、细致周到、身心兼顾。

（三）疾病过程的复杂性

疾病是机体在一定病因的损害性作用下,因自我调节功能紊乱而发生的异常生命活动过程,是以致病因素及其所引起的损伤为一方面,以机体抗病能力为另一方面的矛盾斗争过程。疾病在这种矛盾的斗争中发生、发展、变化,因而也是一个复杂、动态的过程,可引起机体机能、代谢、形态结构的异常变化,导致各器官、系统之间,机体与外界环境之间的协调关系障碍。

个体差异及疾病过程的错综复杂,使患者所患疾病及患病后的表现各不相同,同一患者可能同时患有多种疾病;同一种疾病在不同的患者身上,其症状和体征又有差异,由此,给临床诊治带来了困难。有关统计显示,即使是最好的医院,临床误诊率也在 10%~15%。特别是在疾病初期,重要症状或特异性体征尚未出现之前,较难做出正确诊断。急性阑尾炎是外科最常见的急腹症,其早期诊断的正确率也只有 85%。关于复杂疾病、罕见疾病的诊断正确率,就可想而知了。此外,还有些疾病,如病因不明的疾病、遗传性疾病等,虽然能做出正确诊断,但是缺少有效的治疗方法,其治疗结果也不理想。

(四)医务人员的差异性

医务人员与行业外人员的主要区别在于其掌握了医学的基本知识、理论和技能,具备医学专业能力并能为患者提供服务。但就每个医务人员而言,他们都是具有独立个性的人,彼此存在着较大的差异性。这种差异性至少表现在两个方面。一是在服务理念、职业情感、事业心、伦理修养等方面。有的医务人员热爱工作和患者,事业心和责任心强,乐于奉献,以患者利益为重,不怕担风险,被患者赞为"医德高尚";有的则相反,不但不被患者喜欢,还可能因为态度蛮横、玩忽职守或草菅人命,被患者或家属责难。二是在专业知识、职业能力、技术水平等方面。有的医务人员不断学习,更新知识,探索新技术,掌握新方法,走在学科前沿,被患者誉为"妙手回春";而有的医务人员故步自封,不求上进,技术水平落后,诊疗效果欠佳,甚至酿成医疗技术差错或事故,被患者推到法庭的被告席上。因此,医务人员应克服自身不足,加强伦理修养,转变服务理念,刻苦钻研业务,提高诊疗技术,缩短个人与时代要求之间的差距,为患者提供优质服务,为社会创造最大价值。

二、临床诊疗的定位

(一)临床医学具有特殊地位和历史作用

从医学科学的角度上讲,临床是相对基础而言的。所谓"临床"即直接面对患者、直接诊治患者。这里的"床"应该是病床,"临"是面对、面临的意思。而临床医学是直接面对疾病、患者,对患者直接实施治疗的科学。从医院内部分工来说,则分为临床、医技、行政、后勤等部门。临床科室是医院的主体,它直接担负着对患者的收治、诊断、治疗等任务;临床人员包括直接参与治疗、护理患者的医生、护士;医技科室即过去所说的"非临床"科室,它也有医生和护士,但是不直接参与对患者的治疗和护理,只是为临床诊断、治疗直接提供服务。而行政、后勤则也为患者服务,但是这种服务是间接的,是从行政管理、物资供应、生活保障等方面提供的。因此临床医学的界定是非常明确的,即研究疾病的病因、诊断、治疗和预后,提高临床治疗水平,促进人体健康的科学。

医学与每个人的健康息息相关,医学关系到千家万户的幸福,医学影响着国家各项事业的发展,甚至影响一个国家和民族的兴亡。而临床医学在其中起着举足轻重的作用。2003 年抗"非典"战役的胜利就证明了临床医学对于个体、国家和全人类的健康事业具有重要的意义。汶川地震中医务人员不顾个人安危积极深入地震的重灾区实施抢救,挽救了无数的生命,再一次体现出临床医学的巨大作用。

（二）临床医学的伦理定位

1. 以"人"为中心，把患者利益放在首位

现代医学科学的进步，诊疗仪器越来越先进，能够帮助医生对疾病进行更为准确及时的诊断和治疗，为患者带来福音。但是现代医学的实验性的特点，科学技术的泛化和异化，使得一部分医生对先进仪器的过度依赖，带来了医生对于疾病的实证的重视，而忽略了患者的社会因素、情感因素和环境因素。现代医学模式的发展要求临床诊治过程中要以"人"为本。患者是现实生活中立体多维的人，疾病的发生发展受到患者个人、家庭和社会多重因素的影响，医务人员要全面整体关注患者，加强彼此沟通。

2. 建立共同参与的医患关系模式，发挥医患双方的积极性

虽然患者对于医学知识和技术的了解有限，对于疾病的诊断和治疗方案的选择不会提出更具建设性的意见和建议，但是患者却是疾病和治疗的承载者。疾病对健康的影响、不适和痛苦只有患者具最深切的感受，而治疗效果的体验也是直接来自患者。医患双方共同参与疾病的诊治，对于疾病的治疗和患者健康的恢复极为重要。

3. 患者利益至上，兼顾社会利益

在一般情况下，患者的利益是与家庭、第三方和社会利益一致的。但是特殊的情况下，患者的利益往往和社会及第三方产生冲突。艾滋病患者的保密权利就可能影响到无辜第三方的健康；对传染病患者实施隔离，如"非典型肺炎"和"甲型H1N1流感"患者的隔离，限制了患者的一些权利和自由，但对于疾病的控制和无辜第三方的安全可得到保障；对于某些患者的救治就会带来医疗资源分配的不均衡，甚至是对稀有卫生资源的浪费。因此，医务人员要妥善解决患者利益和社会利益的关系。

三、临床诊疗工作的伦理原则

（一）临床诊疗伦理的含义

临床诊疗伦理是指医务人员在临床诊疗实践中处理各种人际关系的行为准则，是医德原则、规范在临床医疗实践中的具体运用。临床诊疗伦理是在医务人员长期的诊疗实践中产生和系统总结出来的，既体现了医学伦理基本原则和具体原则的要求，又是做好临床诊疗工作的重要保证。

（二）临床诊疗伦理的原则

在临床诊疗工作中，医务人员应遵循患者第一原则、最优化原则、整体性原则、生命神圣与质量、价值统一原则、密切协作原则等基本原则，并在这些原则的指导下，规范职业行为，实现为患者提供优质服务的目的。

1. 患者第一原则

患者第一，以患者为中心是临床诊疗工作的最基本原则，既是诊疗工作的出发点和归宿，也是衡量医务人员医德水平的一个重要标准。它要求医务人员在诊疗过程中，一要维护和尊重患者的医疗权利，并在科学和条件允许的范围内尽量满足其需求，甚至在必要的诊疗手段遭患者拒绝或有一定风险时，也能够本着高度负责的精神，耐心地说服患者合作，敢于承担风险。二要一视同仁地对待所有患者，决不能以是否有酬谢作为前提，对患者在病态心理支配下的过激言行能够容忍,并对患者的身心痛苦具有高度的同情心。三要在诊疗过程中如发现有损害患者利益和不尊重患者的现象,要敢于抵制、批评,切实维护患者的生命健康权益。

2. 最优化原则

所谓最优化原则是指在各种可能的诊治方案中,选择以最低的代价获取最大效益的方案。具体地说,这一原则的内容包括疗效最佳、安全无害、痛苦最小、耗费最少。为此,医务人员在诊疗过程中,既要有精湛的诊疗技术、良好的临床思维能力和全心全意为人民健康服务的伦理思想,又要把希望患者尽快康复的良好愿望、敢为患者承担医疗风险的行动与最优化的诊疗手段结合起来,实现诊疗目的与诊疗手段的统一,达到最佳诊疗效果。

3. 整体性原则

整体性原则是指医务人员在诊疗过程中要把患者作为一个身心统一的整体来对待。现代医学模式指出,患者既是自然的人,又是社会的人,是生理、病理、心理的统一体。因此,医务人员在诊治疾病的过程中,既要重视患者的躯体疾病,又要了解和关注患者的心理状态和社会环境,以整体的观点对待疾病和患者,防止局部的、片面的观点,并调动患者参与治疗的积极性,解除疾病的心理障碍,使之在良好心境下接受诊治。

4. 生命神圣与质量、价值统一原则

人的生命质量、价值不仅关系到自身的幸福,也关系到人类的命运、国家民族的兴衰。坚持生命神圣与质量、价值统一原则,要求医务人员在诊治疾病的过程中,对临近终末期的不可逆转的垂危患者、脑死亡的植物人、严重缺陷的新生儿等,在尊重患者及其家属意愿的前提下,可以不必不惜一切代价地抢救。提倡临终关怀,保持患者临终前的尊严,尊重其临终生活,提高终末期生存质量。

5. 密切协作原则

密切协作原则是指诊疗过程中医务人员之间、专业之间和科室之间通力协作、密切配合的伦理要求。现代医学的发展使临床专业分工愈来愈细,对各专业之间的协同与配合要求也越来越高。因此,医务人员在诊疗过程中要树立整体观念,相互信任、支持、配合与协作,重视发挥各科室、各专业间的优势互补作用,使患者得到最佳的诊疗。

四、临床诊疗工作的一般伦理要求

现代医学模式要求临床诊治工作必须把患者的生理、病理、心理与社会环境有机地结合起来。

(一)现代医学模式对医德的影响

现代医学模式要求医务人员在诊治工作中由以疾病为中心转向以患者为中心,即强调患者是服务的主体,要将患者的利益放到第一或最高位置,这种转变对医德产生了重要而深远的影响。

1. 医学模式的转变促使医术与医德向统一的高层次复归

我国古代称"医乃仁术",就是把医学技术与仁爱的医德精神统一了起来,因此大多数医学家都遵守"无德不成医"的信条,医患之间形成了比较密切的关系。在实验医学时期,以疾病为中心,片面地强调技术对人们的健康和生命的决定作用,从而使医务人员只关注疾病而往往冷漠患者,甚至出现见病不见人的现象,患者也抱怨医务人员把他们当作一架机器拆来拆去而缺乏人情味,因此医患之间出现了情感淡漠与非人格化倾向。现代医学模式要求把人作为一个整体,医务人员不仅要关注疾病,而且要同情、关心患者,满足患者多层次的需求,促使医术和医德向统一的方向复归,而且是高层次的复归。即医务人员应发扬"医乃仁术"的精神,以全心全意地为患者服务为宗旨,提高社会人群的健康水平。

2. 医学模式的转变使医德的内容更加丰富和完善

现代医学模式促进良好医患关系的建立,进而促进医德观念的变化,而医德观念的变化又必然反映到医德规范体系和医德活动等方面,从而使医德的内容更加丰富和完善。现代医学模式要求以患者为中心,反映到医德原则中必然强调对患者诊治要无伤、有利、自主和公正等,反映到医德范畴中必然强调对患者诊治要讲诚信,有情感和义务感,培养审慎作风等,反映到医德规范中必然强调对患者诊治要尊重患者、一视同仁,在为患者解除痛苦时不仅要注意为躯体的生理、病理服务,而且要开展心理和社会服务等。总之,现代医学模式使医德的内容更加丰富和完善,要求医务人员不仅关注疾病,而且同情、关心患病的人,满足患者多层次的需求,实现科学和道德的完美统一。

（二）现代医学模式对诊治工作提出的伦理要求

上述分析表明,现代医学模式对医务人员的诊治工作提出了如下伦理要求。

1. 既要关注疾病,又要重视患者

在生物医学模式的指导下,医务人员只关注患者的局部病灶而忽视了人的整体,只重视疾病的病理而忽视了患者的心理、社会因素,而且促使医务人员技术主义的滋长而忽视了与患者的情感沟通和交流。而现代医学模式要求医务人员诊治疾病以患者为中心,既关注疾病又重视患者的整体。为此,医务人员必须更新知识,培养人际沟通、交往能力,并加强医德修养,以适应现代医学模式的要求。

2. 既要发挥医务人员的主导性作用,又要调动患者的主观能动性

在诊治疾病的过程中,医务人员处于主导地位,患者是服务的主体,只有两者密切配合才能取得良好的诊治效果。医务人员由于掌握诊治疾病的知识,具有解决患者问题的能力和经验,必须发挥主导作用。但是,医务人员的主导性作用有赖于患者的主动配合和支持,甚至需要患者的参与,否则会影响诊治工作的顺利进行,甚至发生误诊、漏诊和差错事故。

3. 既要维护患者的利益,又要兼顾社会公益

患者利益至上,一切为了患者的利益是医务人员诊治疾病的出发点和归宿,是取得最佳诊治效果的重要保证。因此,医务人员在诊治疾病过程中,一要尊重患者的知情同意权。在科学和条件允许的范围内,医务人员应尽力保证患者自主性的实现;当患者选择对自身弊大利小的诊治方案时,应耐心说服患者选择弊小利大的诊治方案。二要一视同仁地对待患者。对精神病患者、残疾患者、老年患者、婴幼儿患者,医务人员要像对待其他患者一样,甚至给予更多的同情和关心。对患者因病态心理而产生的过激行为要有容忍之心,并以自己的深厚感情温暖患者的痛苦心灵。三要对损害患者利益的现象敢于抵制、批评,维护患者的权益。

一般来说,在临床诊治过程中患者的利益和社会公益是一致的。但是,有时候两者在某些患者身上也会出现矛盾,如有限卫生资源的分配、传染病患者的隔离、计划生育措施的实施等。这些矛盾的妥善解决都是对社会公益负责的表现。所以,从整体上讲,为了社会公益而放弃个人利益是符合道德要求的。

4. 既要开展躯体疾病服务,又要开展心理和社会服务

在诊断疾病时,医务人员既要重视生物因素的作用,也不能忽视心理、社会因素的影响;既要诊断躯体疾病,又要关注心理、社会问题。在治疗疾病时,医务人员既要重视药物、手术、营养等方面的治疗,又不能忽视心理治疗和社会支持。总之,在诊治疾病的过程中,医务人员应提供全面服务,做到诊治及时、准确、安全、有效,帮助患者尽快全面康复。

第二节　临床诊断中的伦理要求

临床诊断是医生通过深入了解病史、仔细进行体格检查、运用实验室或辅助检查手段等对疾病的部位、性质、严重程度、并发症或伴发病等进行综合分析与审慎判断的过程。诊断是治疗的前提,诊断的正确与否,将直接影响到治疗的正确性与治疗效果。正确的诊断不仅依靠医生精湛的专业技术,还有赖于良好的伦理修养。

一、询问病史的伦理要求

询问病史是医生通过与患者、家属或有关人员的交谈,了解疾病的发生与发展过程、治疗情况以及患者既往健康状况和曾患疾病情况的活动。询问病史是医生获得患者病情资料的首要环节和疾病诊断的主要依据之一。能否取得齐全、可靠的病史,关系到下一步检查、诊断、治疗和护理的准确性。询问病史的伦理要求如下。

(一)举止端庄,态度热情

在询问病史时,医生的举止、态度会影响与患者的沟通与交流。医生举止端庄、态度热情,可以使患者产生信赖感和亲切感,这不仅能使患者的就诊紧张心理得以缓解,而且有利于患者倾诉病情,告知与疾病有关的隐私,从而获得全面、可靠的病史资料。相反,医生衣冠不整、举止轻浮、态度冷淡或傲慢,会给患者带来不安全感或心理压抑,不愿畅所欲言,难以获得全面的资料,可能造成漏诊或误诊。

(二)全神贯注,语言得当

在询问病史时,医生精神集中而冷静,语言通俗、贴切而礼貌,能使患者增强信心和感到温暖,从而有利于准确地掌握病情。相反,医生无精打采或漫无边际的提问,会使患者产生不信任感。而专业术语常使患者难以理解,惊叹、惋惜、埋怨的语言会增加患者的心理负担,生硬、粗鲁、轻蔑的语言会引起患者的反感,这些都会影响病史资料的收集,甚至会发生医患纠纷。

(三)耐心倾听,正确引导

在医生询问病情时,患者因求医心切、生怕遗漏而往往滔滔不绝。此时,医生不要轻易打断患者的陈述或显得不耐烦,而应耐心倾听,并不时点头以示领悟。在倾听患者主诉时,医生还要避免有意识地暗示或诱导患者提供自己希望出现的疾病资料,以免问诊走向斜路,造成误诊或漏诊。此外,当问及与疾病有关的隐私时,必须讲明目的、意义,以免患者误会。

二、体格检查的伦理要求

体格检查是医生运用自己的感官和简便的诊断工具对患者的身体状况进行检查的方法。中医体格检查包括望诊、问诊、闻诊、切诊,而西医诊断主要靠望诊、触诊、叩诊和听诊。它们都是简便、经济的诊断方法,也是确定诊断的重要环节。认真、细致、全面的体格检查,有利于获得准确的疾病信息和下一步的疾病治疗,减少患者的痛苦和经济损失。体格检查对医务人员的伦理要求如下。

(一)全面系统,认真细致

全面系统、认真细致,就是要求医生在体格检查过程中按照一定的顺序检查而不遗漏部位和内容,不放过任何疑点,尤其是重点部位。对于模棱两可的体征,要反复检查或请上级医生核查,做到一丝不苟。对于急危重症患者,特别是昏迷患者,可以只做重点检查以争取抢救时机,但也要尽职尽责,病情好转后仍要进行补充性检查。在进行体格检查时,要避免主观片面、丢三落四或粗枝大叶、草率从事,否则会造成漏诊或误诊。

(二)关心体贴,减少痛苦

患者疾病缠身、心烦体虚和焦虑恐惧,需要医生关心体贴、减少痛苦。因此,医生在体格检查时,要根据患者的病情选择舒适的体位,注意寒冷季节的保暖,对痛苦较大的患者要边检查边安慰。同时,检查动作要敏捷、手法要轻柔,敏感部位要用语言转移患者的注意力,不要长时间检查一个部位和让患者频繁改变体位,更不能我行我素、动作粗暴,以免增加患者的痛苦。

(三)尊重患者,心正无私

尊重患者、心正无私,就是要求医生在体格检查时思想集中,根据专业的界限依次暴露和检查一定的部位,在检查异性、畸形患者时态度要庄重,如患者不合作或拒绝检查时也不要勉强,对异性患者体检要有第三者在场。查体时医生心不在焉,暴露与检查无关的部位或任意扩大检查范围,对异性、畸形患者有轻浮、歧视的表情或言语,或者强行检查等,都是不符合道德要求的,甚至是违法的。

三、辅助检查的道德要求

辅助检查包括实验室检查和特殊检查,它是借助化学试剂、仪器设备及生物技术等手段,对疾病进行检查和辅助诊断的方法,有时它对疾病的诊断起着关键作用。在辅助检查时,临床医生应遵循以下伦理要求。

(一)根据需要,目的纯正

辅助检查要根据病情的诊治需要、患者的耐受性等综合考虑确定检查项目。诊治需要且患者又能耐受,即使是做多项检查、反复检查,也是无可指责的。但要注意的是:简单检查能解决问题的,就不要做复杂而危险的检查;少数几项检查能说明问题的,就不要做更多的检查。因怕麻烦、图省事,需要的检查项目不做,是一种失职行为;出于"经济效益"的需要而进行"大撒网"式的检查,或为了满足某种需要而进行与疾病无关的检查,都是不道德的。

(二)知情同意,尽职尽责

医生确定了辅助检查项目以后,一定要向患者或家属讲清楚检查的目的和意义,让其理解并表示同意再行检查。特别是一些比较复杂、费用昂贵或危险性较大的检查,更应得到患者的理解和同意。如果患者对某些必要的检查,如腰穿、骨穿、内窥镜等,因惧怕痛苦而拒绝检查时,医生应尽职尽责地向患者解释和规劝,以便尽早确定诊断和进行治疗,不能听其自然而不负责,也不能强制检查而剥夺患者的自主权。

(三)综合分析,切忌片面

随着现代生物医学技术的进步,辅助检查的手段能够使医务人员更深入、更细致、更准确地认识疾病,从而为疾病的诊断提供重要依据。特别是一些疾病的早期,在没有明显症状和体征时,辅助检查可以及早诊断发现。但是,任何辅助检查都受到种种条件的严格限制,而且结果反映的是局部表现或瞬间状态。因此,为了避免辅助检查的局限性,必须将辅助检查的结果同病史、体格检查的资料一起综合分析,才能作出正确的诊断,切忌片面夸大辅助检查的诊断价值。

(四)密切联系,加强协作

辅助检查分别在不同的医技科室或研究室进行,各医技科室和研究室都有自己的专业特长,医技人员应利用自己的特长独立、主动地开展工作,并要在自己的专业领域不断进取,以便更好地为临床服务。但是,医技人员为临床服务不意味着为临床医生服务,而是和临床医生一样是为患者服务。因此,临床医生与医技人员既要承认对方工作的独立性和重要性,又要相互协作,共同完成对患者的诊断任务。如果出现辅助检查与临床检查不一致的地方,双方应主动协商探讨。如果双方出现分歧,则应通过沟通达成共识,以便更好地为患者服务。

第三节　疾病治疗中的伦理要求

疾病的治疗包括药物治疗、手术治疗、心理治疗、康复治疗、饮食营养治疗等。疾病的治疗是建立在疾病正确诊断的基础之上的,各种治疗方法的效果都与医务人员的道德有密切关系。因此,医务人员应遵守疾病治疗的伦理要求,并努力提高自己的治疗技术水平,以使各项治疗措施取得最佳效果。

一、医源性疾病与临床诊疗

(一)医源性疾病的定义

医源性疾病是指患者在诊治或预防疾病过程中,由于医学的某种原因,包括用药、诊疗措施,医师的行为和语言以及错误的医学理论或实践导致除原患疾病外的另一种疾病。在医学史上,有一些比较典型的、影响比较大的医源性疾病案例。

"虎口挛缩症"：20世纪50年代末、60年代初,在我国基层医院盛行一种合谷穴位注射解热镇静药治疗小儿发热的方法,当时认为该方法简便易行,用药量小,得以推广。直至这部分儿童中相当一部分人出现不能用手写字而被诊断为"虎口挛缩症"时,医学界才认识到这种穴位注射法是其祸首,即使再给病儿做部分肌肉松解术,也很难恢复到正常人水平。于是,经过儿科专家们的呼吁,此法不再继续使用。

"四环素牙"：20世纪60年代,口腔科医生发现一些就诊儿童牙齿发黑,经过一定规模的普查后发现这种现象很普遍,主要与儿童期服用四环素类药物有关,因而将其命名为"四环素牙"。由于那个年代可供医生选择的抗生素种类十分有限,很多儿童不得不服用四环素类药物,直至20世纪70年代国家卫生部正式发文禁止小儿使用四环素类药物,才逐渐杜绝了这一病症的发生。

"反应停事件"：20世纪60年代中期,西方一些国家妇女热衷于服用一种叫做"反应停"的药物,以减轻早期妊娠反应,但随之出现的是1万多名"海豹儿"(四肢短小畸形的婴儿)的出生,经调查证实与反应停有关,成为震惊世界的"反应停事件",有关药厂迅速停止生产该药。

在癌症治疗上的两难局面：尽管医学科学的发展,大大提高了恶性肿瘤患者的生存率,但实际上目前采用的放射治疗和药物化疗均不能真正有效地控制癌细胞发展。治疗失败的根本原因,是因为患者不能承受治疗副作用的打击和癌细胞耐药后的迅速扩散。即使手术治疗,为了避免复发,医生往往采取的是保全性命、牺牲脏器的原则,因而也就出现了胃大部切除术后并发的"倾倒综合征",小肠大部切除术后并发的"短肠综合征"等。类似综合征的出现,不一定与医生水平有关,主要取决于肿瘤的大小和剩余脏器的功能代偿情况。这些后果手术前很难准确预测,医生施术也是不得已而为之。

(二) 医源性疾病的种类

根据发生的阶段可以分为：诊断性医源性疾病,由于漏、误诊导致,如诊断水平低、条件差、资料不足或判断失误等；治疗性医源性疾病,由于误治或治疗不当引起。

根据发生的原因可以分为：药物性医源性疾病、手术性医源性疾病、输血性医源性疾病和感染性医源性疾病。

1. 药物性医源性疾病

也称为药源性疾病,又称药物诱发性疾病,是医源性疾病的最主要组成部分。指在药物使用过程中,如预防、诊断或治疗中,通过各种途径进入人体后诱发的生理生化过程紊乱、结构变化等异常反应或疾病,是药物不良反应的后果。据WHO统计,全世界每年死亡的病例中,约25%死于各种药源性疾病。

药源性疾病主要包括：①副作用：药物治疗剂量下出现的不良反应。由药物的生物学效应引起的功能性改变,如利多卡因具有抗心律失常、神经阻滞的作用,药物进入机体后这两种作用同时表现,治疗作用也可能是副作用。②毒性反应：用药量过大或时间过长引起,为病理性病变,如链霉素导致的神经性耳聋、四环素牙等。③过敏反应：与药物及过敏体质者相关,如青霉素类抗生素、免疫制剂等。④二重感染：长期或大量应用抗菌药或清热解毒的中草药,特别是广谱抗生素引起体内菌群失调引起的,一般发生在采用激素或抗代谢药(如抗肿瘤药)治疗的20天以内。⑤致畸、致癌、致突变。⑥药物依赖性：主要为作用于中枢神经系统的药物,如吗啡等。

2. 手术性医源性疾病

由于手术对机体的损伤或其他原因在手术中引起的疾病,主要包括:出血、伤害神经、损伤脏器、突然死亡等。严重的并发症、合并感染、脏器粘连在腹腔手术中多见;梗死、梗阻常见于管腔器官的手术;瘘管形成多见于缝合部位等。

3. 输血性医源性疾病

由于验血送血等环节疏忽,给受体(患者)输入了血型不合的血,输入有污染的血,输入有传染病源的血液等。

4. 感染性医源性疾病

感染性医源性疾病如院内感染等。

(三)医源性疾病的病因

导致"医源性疾病"的原因是多方面的,几乎每一种药物,每一种术式,每一种治疗方法,每一种有创检查都会引起这样或那样的问题。从诊断到治疗,从药物到手术甚至医务人员的语言、医院环境等因素均可造成医源性疾病。既有医务人员医德医风差,造成差错事故等人为因素,也有因医学理论和诊治技术局限对药物和医疗措施的毒副作用和患者特异体质认识不清等难于完全避免的非人为因素;既有医疗秩序混乱、医疗质量差等管理因素,也有患者医学知识欠缺,胡乱投医用药等因素。不必讳忌,医源性疾病的发生相当一部分是由于医务人员在诊疗过程中处置不当,人为的过失因素引起的,如手术误伤、用药差错等,此类医源性疾病可通过加强医德、提高技术水平等措施加以防范。基本包括三个方面。

(1)医者方面　由于医务人员的失职造成的医源性疾病的主要原因有:医疗人员医德素养差,不负责任,患者或家属诉说病情时医生漫不经心、工作不认真,医生作风拖拉;用错药、打错针、输错液、开错刀或在人体内遗留纱布等;医术不佳;违反操作规程、误诊误治;注重个人利益,违反首诊负责制等。

(2)患者方面　患者或家属有过分要求、期望值过高;患者维权意识增强;患者不配合医生的诊治工作。

(3)社会及经济源性原因　政府投入不足;医疗管理混乱,非法行医事件频发;一些医疗机构以经济利益为办院的唯一目标等。

二、药物治疗的伦理要求

药物治疗是医务人员促进和维护人类健康的有力工具,它不仅能控制疾病的发生和发展,而且也能提高人体抵御疾病的能力。但是,任何药物都有双重效应,即治疗作用与轻重不等的毒副作用。以下介绍临床医生在药物治疗中的伦理要求。

(一)对症用药,剂量安全

对症用药是指医生根据临床诊断选择相适应的药物进行治疗。为此,医生必须首先诊断明确,了解药物的性能、适应证和禁忌证,然后选择治本或标本兼治的药物。如果疾病诊断未明确且病情较为严重,或诊断明确而一时尚没有可供选择的治本或标本兼治的药物,可以暂时应用治标药物,以减轻病痛和避免并发症。但是,医生要警惕药物对症状掩盖的假象,以防止给诊断带来困难和延误病情及发生意外。

剂量安全是指医生要在对症下药的前提下,因人而异地掌握药物剂量。因为用药剂量与患者的年龄、体重、体质、重要脏器的功能状况、用药史等多种因素有关,医生应具体了解患者的以上情况,用药灵活,有针对性,努力使给药量在体内既达到最佳治疗量,又不会发生蓄积中毒,即既防止用药不足,又避免用药过量给患者带来危害。医生要切实体会"用药如用兵"的古训。

(二)合理配伍,细致观察

在联合用药时,合理配伍可以提高患者抵御疾病的能力,也可以克服或对抗一些药物的副作用,从而使药物发挥更大的疗效。合理配伍,要求医务人员首先要掌握药物的配伍禁忌,其次要限制药物种类,如果多种药物联合使用,会因为药物的拮抗作用给患者带来近期危害,而且由于耐药的发生也会给日后的治疗设置障碍。因此,有些医生盲目地采用"多头堵"、"大包围"或为追求高的经济效益乱开大处方的现象是不符合医德要求的。

在用药过程中,不管是联合用药还是单独用药,都应细致观察,了解药物的疗效和毒副作用,并随着病情的变化调整药物种类、剂量,以取得较好的治疗效果和防止药源性疾病的发生。

(三)节约费用,公正分配

在药物治疗过程中,医生应在确保疗效的前提下尽量节约患者的药费。常用药、国内生产的药物能达到疗效时,尽量不用贵重药、进口药;少量药能解决治疗问题的,就不要开大处方,更不能开"人情方"、"搭车方"等。

(四)严守法规,接受监督

在进行药物治疗时,医生必须按照我国《执业医师法》第25条的规定,使用经国家有关部门批准使用的药品、消毒剂。严格遵守《麻醉药品管理条例》、《医疗用毒药、限制性剧毒药管理规定》等法规,除正当诊断治疗外,不得使用麻醉药品、医疗用毒性药品、精神药品和放射性药品,以免流入社会或造成医源性成瘾。要坚决抵制使用假、劣、变质、过期的药品,危害患者健康。

医生在用药过程中,应随时接受护士、药剂人员和患者的监督,以便尽早发现不当或错误的处方、医嘱。如果用药后其他医务人员或患者发现有误,医生应抛掉私心杂念,及时采取补救措施,以免发生更严重的后果。

三、手术治疗的伦理要求

手术治疗是一种临床常用的医疗手段。但由于它本身具有复杂性、风险性和损伤性等特点,因此,对从事手术治疗的医务人员,无论是道德上,还是技术上都有比较高的要求。

(一)手术治疗的特点

(1)损伤的必然性 临床上所采用的手术治疗手段虽然说是为了治疗病患,但任何手术都不可避免地给患者带来一定程度的损伤和破坏,如疼痛、功能受损、器官缺损、形态变异等。其中有些损伤是暂时的、可逆的,有些则是永久的、不可逆的。手术损伤的程度一方面取决于疾病的性质,患者的身体状况,另一方面取决于医务人员的技术水平、道德素养、责任心和手术条件等多种因素。

（2）技术的复杂性　手术治疗的专业性强，复杂程度高，手术主刀医生及参与人员之间要密切配合。操作者的技术水平，参与人员配合的默契程度，术后观察的细致程度、及时性和全面性，都直接影响手术的疗效。尤其是随着现代医学的发展，外科手术也越来越向高、精、尖方向发展，对手术人员的技术、敬业精神、责任心等的要求也越来越高。

（3）过程的风险性　由于病情的多变、患者个体的差异以及许多未知因素，任何手术都具有一定的风险。危重疑难病症的手术，病情复杂，变化很多，风险更大。手术一旦发生事故或意外，将给患者造成严重的损伤，甚至危及生命。因此，承担手术的医务人员都肩负着关系患者生命安危的重大责任。

（4）患者的被动性及术前的焦虑状态　由于患者本身经验和知识所限，尤其是手术过程中麻醉或局部麻醉的作用，患者对医务人员的行为是无法作出正确判断和评价的。他们可能处在无意识状态，一般很难积极主动地配合手术，个别人甚至会因为疼痛、害怕而产生消极行为；另一方面，患者也可能出现紧张、担忧、恐惧等心理，尤其是大多数患者可因手术而产生焦虑，加重了恐惧、紧张的心理，其原因一般与对手术缺乏了解，担心医生技术水平等有关，这些都有可能给手术带来困难。

（二）手术治疗的伦理要求

手术的准备、实施过程，实质上也是医学伦理道德的选择、判断过程。从实践过程看，手术治疗的伦理要求包括术前、术中、术后三个方面。

1. 术前准备的伦理要求

（1）严格掌握手术适应证，手术动机正确。医务人员应根据患者的病情和手术特征，对手术治疗与非手术治疗、创伤代价与效果进行全面的权衡。由于手术具有创伤性和风险性等特点，所以，医务人员在选择某一治疗方案时，必须严格掌握手术指征，充分考虑患者对这一创伤的接受程度，考虑患者付出各种代价后所得到的治疗效果是否满意，考虑这样的选择是否符合有利无害的原则。只有当治疗效果较好，代价相对较低，患者可以接受，选择手术才符合医德要求。

（2）要遵循知情同意原则。确定采用手术治疗时，必须得到患者及其家属的真正理解和同意，这也是患者的基本权利。为此，医务人员要向患者及其家属认真分析病情，客观地介绍手术治疗和非手术治疗的各种可能性，以及不同治疗方案的效果和代价。

（3）要认真制定手术方案。术前应在有丰富经验的医务人员主持下，根据疾病性质、患者具体情况制定一个安全可靠的手术方案，要充分考虑麻醉和手术中可能发生的意外，并制定出相应的对策。

（4）帮助患者做好术前准备。术前准备包括患者的心理与躯体准备。在手术前，医务人员要积极帮助患者在心理上、躯体上做好手术准备。在这一阶段，医务人员耐心、细致的工作方法，认真负责的工作态度和自信心对患者的心情有着极为重要的影响。

2. 术中、术后的伦理要求

（1）关心患者，体贴入微　患者进入手术室通常比较紧张和恐惧，对医务人员有生死相托之愿望。因此，医务人员要多关心、理解患者，体贴和安抚患者，尽量与患者做一些交谈，帮扶患者上手术台，满足患者的合理要求。在裸露消毒、束缚四肢、注射麻醉剂时要向患者解释清楚，使患者情绪稳定，以利于手术进行。

（2）态度严肃，作风严谨　手术开始后，参与手术的医务人员要始终保持严肃的态度，做到全神贯注，避免谈论与手术无关的话题，认真操作，一丝不苟。严格遵守无菌操作规程，对手术中可能发生的意外应做好思想上、技术上和客观条件上的准备，一旦手术中遇到问题，要大胆、果断、及时地处理。术中遇到难题与术前有差异时应及时与家属联系，取得家属知情同意，并再次签字。缝合切口之前，要认真清点器械、纱布等，防止遗留在切口内。

（3）精诚团结，密切协作　手术治疗需要参与人员相互之间的密切配合与协作。尤其是随着医学的发展，手术规模、难度的增大，以及现代医疗技术的应用，这种配合协作的意义就显得更为重要。因此，所有参加手术的医务人员都应该把患者的生命和健康利益看得高于一切，不计较个人名利得失，把服从手术需要和保证手术顺利进行看作是自己应尽的义务，精诚团结，密切协作，齐心协力地完成手术。

（4）严密观察，勤于护理　手术结束并不意味着手术治疗的终结。患者回到病房后，要密切观察患者的生命体征，如伤口有无渗血、各种导管是否通畅等情况，同时要认真做好患者的心理、伤口、口腔、生活等护理，使患者顺利度过术后阶段。

（5）减轻痛苦，加速康复　患者在术后常常会出现疼痛和活动受限等其他不适，有的患者还会因手术失去某些生理功能而产生焦虑、忧郁等心理问题。对此，医务人员要同情、理解患者，努力解除患者的不适，有针对性地开展心理治疗与护理，解除躯体疼痛，协助其早日活动，使其早日康复。

四、心理治疗的伦理要求

心理治疗是用心理学的理论和技术治疗患者的情绪障碍，并矫正行为。心理治疗不但是心理性疾病的主要疗法，而且也是躯体疾病综合治疗中的一种辅助疗法。心理治疗对医生的伦理要求如下。

（一）要掌握和运用心理治疗的知识、技巧去开导患者

心理治疗有它独特的知识体系和治疗技巧。只有掌握了心理治疗的知识，才能在与患者的交谈中了解心理疾病的发生、发展机制，从而做出正确的诊断。只有掌握了心理治疗的技巧，才能在诊断的基础上有针对性地进行相应治疗，并取得较好的效果。如果不具备心理治疗的知识和技巧，只靠一些常识，如同给普通人做思想工作一样地施以安慰和鼓励，把心理治疗简单化，不能有的放矢，甚至发出错误的导向，是不符合医德要求的。

（二）要有同情、帮助患者的诚意

接受心理治疗的患者，在心理上都有种种难以摆脱的困扰与不适。因此，医务人员要有深厚的同情心，理解患者的痛苦，耐心听取患者倾诉苦恼的来龙去脉，在此基础上帮助患者找出症结所在，并通过耐心的解释、支持和鼓励，甚至作出保证，使患者改变原来的态度和看法，逐渐接受现实和摆脱困境，培养新的适应能力，从而达到帮助患者治疗的目的。但是，医务人员要避免把自己的情感、判断和利害掺杂进去，以免误导。

（三）要以健康、稳定的心理状态去影响和帮助患者

心理治疗要求医务人员自身的基本观点、态度必须健康、正确，保持愉快、稳定的情绪，这样才能影响、帮助患者，以达到改善患者情绪的目的，否则不宜或暂时不宜从事心理治疗

工作。如果医务人员的观点、态度不当或错误,不但不能帮助患者,而且还有可能导致患者的病情恶化。如果医务人员因为个人、家庭的巨大变化而造成不平衡的心理状态,不仅没有更多的精力和耐心去体会患者的心理负担,而且由此产生的不良情绪也会影响患者,同样也可以使患者的病情恶化。

(四)要保守患者的秘密与隐私

患者向医护人员倾诉的资料,特别是秘密和隐私,不能随意张扬,甚至对患者的父母、配偶也要保密。否则,会失去患者的信任,使心理治疗难以进行下去。但是,如果医护人员发现患者有自伤或伤害他人念头时,就要转告家人或他人。

(五)要重视环境对患者心理的影响

在医护人员与患者交谈时,创设一个相对分隔、有围护设施,较安静、干净、舒适、优雅,色彩适宜,人文气息浓厚的环境,已越来越受到医患双方的欢迎和重视。在这种环境中,能给患者以美好的心理感受,从而提高心理治疗的效果。

五、康复治疗的伦理要求

康复治疗是康复医学的重要内容,其服务对象主要是各种残疾人。它通过物理疗法、言语矫治、心理治疗等功能恢复训练的方法和康复工程等代偿或重建的技术,使残疾人的功能复原到最大限度,提高其生活质量。康复治疗的伦理要求如下。

(一)理解与尊重

不论是先天或后天、疾病或外伤等所致的各种残疾,都会给残疾者带来终生难以挽回的损失。他们不仅有躯体上的创伤,而且有轻重不等的自卑、孤独、悲观、失望等心理痛苦。因此,在康复治疗时,医务人员要理解和同情他们,绝不讥笑和伤害他们的自尊,选择效果佳且患者乐于接受的康复方法,以建立起和谐的医患关系,并促进他们尽快康复。

(二)关怀与帮助

残疾人行动不便,有的生活难以自理。因此,在康复治疗时,医务人员应在细微之处关怀与帮助他们进行生活与训练,训练前向患者讲清目的、方法及注意事项,以利于配合和保证安全。训练时要随时鼓励他们一点一滴地进步,使他们逐渐由被动治疗转为主动参与治疗,以增加他们重返社会的信心与毅力。

(三)团结与协作

残疾人的康复,需要多学科的知识和多学科的医务人员、工程技术人员、社会工作者、特种教育工作者等的共同参与和努力。因此,在康复治疗时,康复科医务人员除了必须扩大自身的知识面外,还要与各种人员密切联系,加强团结协作,避免发生脱节,出现矛盾时要及时解决,共同为残疾人的康复尽心尽力。

六、饮食营养治疗的伦理要求

饮食营养治疗是根据诊治疾病的需要,合理调配食物中所含的营养素以及采用科学的烹调方法,使其在疾病治疗中起到辅助作用的一种疗法。在进行饮食营养治疗时,医务人员应遵循以下道德要求。

（一）保证饮食营养的科学性和安全性

运用饮食营养治疗的某些特殊性疾病,对患者的饮食质量和营养都有一定的标准。医务人员应根据病情要求和规定去设计饮食,计算膳食的营养价值,配制食谱,开出科学的营养处方。

（二）创造良好的进餐环境和条件

干净、舒适、优美的进餐环境,能给患者美好的心理感受,增进食欲,提高饮食营养治疗的效果。因此,医务人员要努力消除引起患者不愉快、不利于进餐的因素。例如,及时清除室内的污物、垃圾、便器及异常气味,保持餐具清洁、干净、无损。同时,还要为患者的进餐创造良好的条件,如进餐前,医务人员要尽力排除患者的烦恼,帮助不能自理的患者洗手、漱口和安排合适的体位等,进餐时,对不能自理的患者应主动、热情、耐心地喂食,对食欲不佳的患者要耐心地劝导其尽力配合饮食营养治疗等,进餐后,医务人员要让患者漱口,对不能自理的患者帮助洗刷餐具,及时将室内的残羹剩饭清除干净等。这样才能使饮食营养治疗顺利进行,并保证治疗效果。

（三）尽量满足患者的饮食习惯和营养需求

我国地域辽阔、民族众多,不同地区和民族的饮食习惯不同。因此,在不影响患者治疗的情况下,医务人员应尽量满足患者的饮食习惯,特别是要尊重少数民族的饮食习惯。同时,由于患者的年龄、性别、病情不同,营养需求也不同,医务人员还要尽量满足患者的营养需要。

总之,在医疗实践中,临床医疗行为是否符合医德伦理要求的关键是,看这种行为的出发点、过程和后果是否有利于抢救患者的生命,是否有利于患者恢复健康,是否尊重患者的人格和权利。

第四节 急诊、会诊、转诊中的伦理要求

一、急诊的伦理要求

（一）急诊工作的特点

危重、急症患者的抢救是临床工作的重要内容。对急重患者能否高效率、高质量地抢救,是医院管理水平和医疗质量优劣的重要标志,也是医德水平高低的集中体现。急诊科室工作有其显著特点。

（1）随机性强 危重、急症患者在多数情况下,就诊时间、病种等都带有很强的随机性。这就需要急诊科室处于常备不懈的战斗状态,随时接受应急的考验。

（2）时间性强 危重、急症患者往往病情危险、变化快,抢救时必须突出"时间就是生命"的观念,做到分秒必争,给予积极救治。因为,任何拖延都会给患者带来严重后果。

（3）变化性快 危重、急症患者的病情常呈现瞬息万变的特性,其生命指标紊乱、变化

多端,险象环生。医务人员务必做到细致、准确、及时判断和正确处理。

(4)协作性强　危重、急症患者的病情复杂多变,常会涉及多个系统、多个器官,抢救工作经常需要多学科、多专业、多位医务人员的参与。

(二)医务人员急诊的伦理要求

(1)常备不懈,随时应诊　急重患者发病突然,情况紧急,就诊时间不确定。接诊医院或科室,能否及时接诊并顺利组织抢救工作是抢救能否成功的关键。因此,必须做到常备不懈,使人员安排、药品器械准备等处于良好的运行状态,一有情况,马上就能主动应诊。

(2)争分夺秒,积极救治　对急重患者的抢救如同一场战斗,抢救工作分秒必争。因此,急诊科室医务人员必须牢固树立"时间就是生命"、"抢救就是命令"的观念,要突出一个"急"字,分秒必争,积极救治。

(3)技术精湛,果断处置　参加抢救工作的人员必须经过专门培训,要具有广博的专业知识和精湛熟练的抢救技术,力求精益求精。面对重危患者,要根据病情变化,准确灵敏地进行分析判断,分清主次,抓住主要矛盾和问题,及时采取抢救措施。

(4)满腔热情,心理治疗　有些急重症患者可能处于昏迷或垂危状态,生活上不能自理,如癌症晚期、截瘫、重度烧伤、重度心脏病、严重交通事故等患者、伤员,十几天、几十天,甚至成年累月处在抢救中,给医务人员带来很大的工作量。对于这些患者,医务人员应保持满腔的工作热情,要以深切的同情心去理解患者的痛苦,给患者热情周到和亲友般的医疗服务和生活照料,做到始终如一地为患者服务。还要在精神上、心理上给予更多的关心、安慰和开导,帮助患者增强战胜疾病的信心,鼓起其重新生活的勇气。

(5)勇担风险,团结协作　急诊患者多为病情复杂、预后较差的危重患者,常伴随着风险。急诊医务人员面对危重患者,敢不敢勇担风险和抢救责任是一个严峻的职业考验。医务人员对待风险和责任的正确态度应是慎重而又果断。同时,危重患者的抢救工作往往不是一个人或某个科室所能完成的,需要多个科室医务人员的团结协作、密切配合。如1997年1月3日下午,上钢五厂一青年女工不慎被2.3吨重的钢锭砸在脐区,造成骨盆粉碎性骨折、膀胱破裂、肠多处损伤、左髂外动静脉断裂、右膑骨粉碎性骨折、右胫腓骨下端粉碎性骨折、左踝关节开放性骨折。当被送到第二军医大学长海医院时,伤员已处于濒死状态。医院先后组织15个科室、40多位医护人员,经过8个月的精心救治、护理,在输血3万余毫升、输液15万余毫升,手术10余次,处理医嘱3000余次的大量工作中没有出现一点差错,成功地救治了一位罕见的特重创伤伤员。

二、会诊的伦理要求

会诊是医疗工作中常用的一种重要形式,医务人员彼此尊重,互相学习,谦虚谨慎,同心协力,以患者利益为重,共同为患者的健康服务,这是会诊的总的伦理原则。具体来讲,医务人员在会诊时应遵守以下伦理要求。

(1)热情诚恳,态度谦虚　经治医生对负责治疗的疾病诊治有困难时,应及时提出会诊申请,不可拖延时间,贻误病情。在会诊时,应正确估价自己,虚心学习别人长处,对会诊的医生,不论年龄大小、职称高低、工作年限长短,都要热情诚恳接待,态度谦虚,不可表现出傲慢轻侮的言行。介绍病情必须全面具体,实事求是,关键性的问题不能遗漏,更不能出于不良动机而夸大或缩小病情,隐瞒事实真相,以免影响会诊的效果和患者的诊治。经治医生还应认真做好会诊记录,不能凭主观印象而取舍,以保持会诊记录的真实性和完整性。

（2）相互尊重,认真负责 当接到会诊申请后,应邀医院或科室要尽快确定会诊人员准时参加会诊,院外会诊则应指派科主任或主治医师以上职称的医务人员前往参加,以确保会诊质量。急诊和危重患者的急、会诊更应随请随到,以争取抢救时机,挽救患者生命。会诊时要认真听取病情介绍,仔细询问病史,并重点检查有关部位和脏器。要尊重患者,尊重经治医生和该科医务人员,平等待人,不要盛气凌人。要时刻想到患者的利益,一言一行都要对患者负责。远程网上会诊更要发言准确,简明扼要,切中要害。对病情分析要从实际出发,诊断治疗意见要层次分明,重点突出。不能为炫耀自己知识渊博而故弄玄虚,有意提出一些不着边际、耸人听闻的看法,以免影响会诊的进度和正确诊治意见的提出。

（3）亲自主持,认真实施 申请会诊的科室主任应亲自主持会诊,不能推托,不能让不适合的人主持,这是对兄弟科室和医院的尊重。不论是科内、院内还是院外的会诊,在围绕解除患者疾苦、寻求好的诊疗方法的过程中,都要注意倾听不同意见,集思广益,发扬学术民主,应处理好医务人员之间、科室之间、医院之间关系,做到相互尊重、团结协作,共同寻求诊治疾病的最佳方案,并立即认真组织实施。否则,不仅会影响医务人员之间的关系,还会直接影响会诊目的。

（4）虚心学习,善于思考 会诊的全过程是一次极好的现场学习机会,请来会诊的医生,一般都具有较深的医学理论知识、较高的医疗技术水平和独立解决问题的能力。下级或资历较浅的医生,要虚心学习,在不影响正常诊疗工作的前提下,尽量争取参加会诊活动,从中得到启发,受到教益。同时,也要发挥自己的主观能动性,善于独立思考,勇于提出自己的看法,不因会诊者是技术权威而不敢发表自己的意见。但当自己的意见被否定后,则应以良好的态度修正自己的看法。

三、转诊的伦理要求

转诊是指医院根据病情需要,将患者从本院转到其他医院,或从一个科室转到另一个科室,或由其他医生进行诊疗或处理的一种制度。转诊一般包括转院、转科和医生的更替。

（一）转院中的伦理要求

（1）量力而行,及时转诊 对本院因医疗技术水平、技术力量和设备无法承担或完成诊治任务的患者,出于治疗需要和对患者负责的目的,应考虑转院。不能出于经济利益而不予及时转诊。

（2）转运患者,确保安全 要预见到患者可能在转院途中发生的意外,做好相应准备,也要讲明可能发生的无法预料的意外。对明知转院也不能挽救患者生命的,应向家属晓之以利害,不予转院,以邀请上级医院会诊为宜,并做好记录。

（3）首诊负责,强化责任 对急诊、夜诊患者,只要有治疗条件,不允许以任何借口转院治疗;对身份不明的患者绝不能见死不救而转走,必须强化首诊负责制。

（二）转科中的伦理要求

（1）合理确定转诊 对本科不能处理或诊治把握不大的危重患者,应请有关科室会诊,不能推脱或搁置不管,更不能让家属带着患者四处奔波。对确实需要转诊的患者,主管医生应向患者或家属详细说明转科的原因,交代清楚转科应注意的事项,做好转科的安全措施,做好转科记录。不能为了本科室省事而将患者推走了事。

对危重患者,特别是休克患者,应就地会诊抢救,绝不能在危险未脱离期间随意转科,以免因转科搬动而发生意外。

(2)热情接受 接收转科患者的医生,要认真负责,以患者利益为重,满腔热忱地接待患者。对适合本科和自己处理的,绝不能为了减少自己或本科麻烦与负担而拒绝接受,更不能出自不良动机而使患者蒙受损失。

(三)医生更替中的伦理要求

医生的更替(易诊)有两种情况:一种是由组织安排的;另一种则是患者要求的。无论出于何种原因的易诊,都涉及医务人员之间的关系和患者的利益,必须妥善处理。易诊的伦理要求如下。

(1)更替医生理由正当 为有利于对患者连贯性的诊治和观察,考虑同志间的团结和维护医务人员的威信,一般不要轻易安排更替医生,在诊治时确实遇到困难,尽可能用会诊的方式谋求解决。如果患者提出易诊,并确有正当理由的,应以患者的利益为重,尊重患者的意愿,及时安排,不能顾全个别医生的情面而影响正确诊治的进行。但对不必要的或无正当理由的易诊,应说服和劝阻患者,放弃易诊要求。

(2)离任医生正确对待 原经治医生既不能对提出易诊的患者有所歧视、怀恨,又不能对新接治医生产生嫉妒心,必须协助、支持后继者治好患者。同时,无论何种原因的易诊,都应向接管医生详细交代好自己掌握的信息,对患者负责,不能一走了之。

(3)接诊医生尊重前任 接诊医生必须尊重原经治医生的劳动,不能以优胜者自居。要认真阅读病历,了解掌握患者病情,如有疑问真诚请教。对原诊疗措施,正确的应充分肯定,继续施行,如有不妥之处,则应及时纠正,但不能在患者面前有意张扬,要注意维护原经治医生的威信,更不能自恃医术高明一味吹毛求疵,贬低、打击原经治医生,抬高自己。

思　考　题

1. 简述临床诊疗伦理的基本原则。
2. 简述临床诊断、治疗的伦理要求。
3. 试述如何保障用药安全。

第七章
特殊科室诊疗的伦理

本章提示

　　妇女患者的健康关系到下一代和家庭的幸福,儿童患者身心尚未成熟,精神病患者神志不清、行为异常,传染病患者、皮肤性病患者心理压力大、易传染,五官科的诊疗效果影响患者的容貌,他们都是临床诊疗中的一些特殊患者,收治此类患者的科室是一些特殊科室,因而对医务人员提出了较高的特殊的伦理要求。

案例 7-1:产妇子宫破裂死亡案

　　一产妇,身材矮小,骨盆狭窄。临产时经试产无法顺利分娩,医生决定采用剖宫产。于是,将有关情况告诉了产妇的丈夫,但其丈夫故意躲着医师不签字。他倒不是担心妻子接受剖宫产有风险,而是害怕妻子生的是女儿。产妇再三请求医生为其实施剖宫产,而医师以家属不签字为理由,没有及时做手术,结果导致产妇子宫破裂,此时才进手术室实施子宫全切术,但为时已晚,结果产妇和胎儿俱亡。

　　【分析】　在本案例中,丈夫受陈旧落后观念的影响,对其妻子和胎儿的生命采取了不负责任的态度,在医生声明利害关系后,仍不表态,致使医生左右为难,其错是一目了然的。但是,作为医生在这一事件中该承担什么责任呢?是否采取手术究竟应该由谁说了算?

　　这起不幸事件的发生,经治医生是有责任的。首先,拯救患者的生命,是医生至高无上的义务,当患者生命受到威胁时,医务人员有责任舍弃其他因素,全力救治患者。在一些紧急情况下,即使没有患者一方(包括患者本人、家属及其单位负责人等)的承诺,抢救生命的任何措施均可以采取。本案例中的产妇,头盆不称,自然分娩可能出现的后果是显而易见的。但是这一点,却被医务人员忽视了,或者说由于一味强调患者家属的首肯,而听任危险的出现。其次,我们抛开可能危及产妇与胎儿生命的因素不谈,该剖宫产手术究竟由谁承诺方可实施,这是临床常规,亦为一条基本的临床伦理学准则。患者一方包括患者本人及其代理人。手术首先是要由患者本人同意,当然患者应具有自主意识,能够做出合乎理智的判断。当患者意识丧失,或精神不正常,不能做出理智判断,或者年龄小于 16 岁时,需要由代理人同意。代理人包括配偶、父母、单位领导等。由此可见,患者同意是优先考虑的。

该案例中的产妇为正常人,头脑清醒,完全有权力对是否采取手术做出决定。遗憾的是医务人员却把决定的权力交给了产妇的丈夫,甚至产妇再三请求医生为其实施手术都未获准,实在令人费解。医务人员可能想,生孩子是夫妻双方的事,因为孩子是夫妻共同拥有的。这并不错。譬如,在要不要孩子、什么时候要等问题上夫妻任何一方都不能一人说了算,但是既然已经怀孕,又已临产,采用何种方式分娩,恐怕主要是妻子的事情。本案例中的医生对产妇要求的漠视是错误的,这导致了产妇和胎儿生命的结束。

这一悲剧的教训是深刻的,并不是医务人员没有力量、没有水平救产妇和胎儿的生命,而是由于其对一些最基本的伦理准则不了解。

第一节　妇产科诊疗的伦理要求

妇产科的诊治对象都是女性,妇产科的诊断治疗工作不仅关系到女性自身的健康,而且还往往影响后代的平安、夫妻家庭生活的幸福美满。这是妇产科患者的特殊性。

一、妇产科患者的特点

(1) 妇女患者在生理上有其特殊性。妇女本身有其自身生理方面的周期性变化,同时还要适应怀孕、生产、养育后代的重任。产科患者病情变化多而快,急症情况多,分娩不分节假日、白天黑夜,又容易发生意外,出现一些情况若处理不及时常可造成严重后果。

(2) 妇女患者在心理上有其特殊性。妇产科疾病涉及生殖系统。女性得了妇产科疾病后,有些人会表现出多疑多虑、多愁善感,一些妇女会产生害羞、焦虑、恐惧、压抑等心理,有些患者感到难以启齿,在讲述有关情况时,或者有所保留,或者编造一些"事实",给疾病的诊治带来不便。

(3) 妇女患者的健康关系到下一代和家庭幸福。现在,由于国家提倡一对夫妇只生一个孩子,产妇的家人对产妇及胎儿往往非常关注,对医疗护理工作要求也高,不能容忍出现事故,否则容易出现矛盾纠纷。

二、妇产科诊疗的伦理要求

(1) 任劳任怨,不怕苦累　妇产科工作,特别是产科,因产妇分娩季节性较强,忙时特别忙,病床周转快,加上夜班多,医务人员经常不能按时就餐和休息。另外,产科医务人员经常要接触分娩过程中的羊水、出血、粪便等物。因此,妇产科医务人员必须具有不怕脏、不怕累,不计较工作时间长短、任劳任怨的精神。

(2) 冷静果断,准确处理　妇产科患者具有病情复杂多变的特点。在妊娠和分娩过程中可能突然发生严重的意外,危及母婴生命,这就要求妇产科医务人员随时做好应付各种情况的准备,遇到突变情况要冷静果断,准确、敏捷地处理,以保证孕产妇的生命安全。

(3) 尊重患者,注意保密　针对妇产科患者心理问题比较多的情况,妇产科的医务人员应注意服务态度,设法打消患者的紧张、焦虑、压抑等不良心理影响,注意尊重和维护患者的自尊心,不可嘲笑、训斥或冷淡患者,无视患者的心理感受。对未婚怀孕患者不要歧视、冷漠,注意为患者保密。询问病史和检查身体都应尽量回避无关人员,注意保护患者隐私。

(4)加强责任,审慎处置 在妇产科疾病的诊断治疗过程中,各种检查、用药及手术等都要慎之又慎。用药及手术要严格掌握指征和适应证,以免对孕产妇及胎儿造成不应有的伤害,并应在采取医疗措施时向患者和家属交代清楚,做到知情同意。手术治疗要遵守操作规程,手术过程中如果出现可能影响或破坏性功能或生理功能的情况时,应事先向患方交代清楚,并征得其同意。特别是切除子宫、卵巢等要慎重对待。对未婚女性应尽可能保持其生理器官和功能。剖宫产等手术要严格掌握手术指征,不可过度医疗,随意扩大手术范围,以减轻产妇的痛苦,防止给患者造成不必要的损害。

第二节 儿科诊疗的伦理要求

案例 7-2:医护配合救患儿

某医院儿科收治一名高热患儿,经医生初诊"发热待查,不排除脑炎"。急诊值班护士凭多年经验,对患儿仔细观察,发现其精神越来越差,末梢循环不好,伴有谵语,但患儿颈部不强直。于是,护士又详细询问家长,怀疑是中毒性菌痢。经肛门指诊大便化验,证实为菌痢,值班护士便及时报告给医生。经医护密切配合抢救,患儿得救。

请对护士的行为作伦理分析,它符合哪些护理道德?

【分析】 第一,护士的行为符合儿科护理"要细致观察,及时为医生提供病情变化的信息"的道德要求。由于护士对患儿仔细询问和检查,使之确诊,并及时配合医生抢救,患儿转危为安,这是履行道德责任的表现。

第二,护士行为符合护患关系中"热爱本职,精益求精"的道德要求。由于该护士热爱护理职业,工作积极努力,刻苦钻研,做到技术上精益求精。因此,能善于观察、发现问题,及时处理。

第三,该护士符合医护关系中"平等协作,密切配合"的道德要求。在完成护理工作时她能与医生密切配合,当患者病情发生变化时,对患者负责,体现了医护工作的整体性。

一、儿科患者的特点

儿科患者由于年龄小、心理、生理及智力不成熟,因而在生理、病理、心理等方面都表现出不同于成年人的一些特点。

(1)儿科疾病起病急、变化快 儿童年龄幼小,正处于身心完善、成长发育的初期,体内各种器官、组织都很脆弱,生病后自身调节能力及抵抗疾病的能力不足。因而,儿科疾病常常是起病急、变化快,如处理及时、准确往往可以转危为安,若处理不力,则不仅增加患儿的痛苦,而且有可能使病情迅速发展、恶化,甚至危及患儿生命。

(2)儿科患者病情表述不力 儿童特别是婴幼儿,由于他们的意识正在形成和发育中,没有足够的知识和判断力,往往不能表达或准确表达自己的感受和疾病发生的情况,他们常常不能主动配合诊治,也不能及时诉说治疗反应,因而给诊治工作带来了一定的困难。

（3）儿科患者依赖性强　儿童通常独立性差,依赖性强,心理脆弱,特别是婴幼儿更缺乏或没有独立生活能力。有的患儿哭闹、逃避,难以配合。而且现在独生子女多,许多家长对孩子疼爱有加,娇生惯养,有求必应,使一些孩子或任性或脆弱、孤僻;还有一些孩子顽皮好动,治病时态度不够友好,甚至打骂医务人员,给诊治工作造成了不便。

二、儿科诊疗的伦理要求

（1）要有认真负责的工作作风　儿科疾病诊治比较困难,而患儿病情又复杂多变、危险潜伏,因此,医务人员一定要以认真负责的态度和严谨慎重的工作作风争分夺秒,及时、准确地进行诊治。查体要认真负责,仔细检查,这样才能发现阳性体征。儿科患者年龄小,器官发育不成熟,其功能也较弱,肝脏等器官对药物的解毒、排毒功能也不健全,因此儿科用药一定要科学、规范,以减少药物的并发症、毒副作用等给孩子造成的伤害,为孩子的健康成长负责。儿科医务人员要经常巡视病房,对患儿勤观察,做到及时恰当、准确、有效地发现和处理患儿的病情变化。只有这样才能真正发现问题,尽快明确诊断,减少误诊,准确无误地解除患儿的疾苦。

（2）要耐心细致地询问病情　医务人员在询问患儿病情时要循循善诱,对有一定表达能力的患儿的片语只言要认真分析,不可忽视。因为孩子一般不会说谎,他们的表述往往是真实的,一定要认真对待。由于患儿对自己的病史、病情等多表述不清,医务人员往往要通过家长了解有关患儿患病的情况,而家长也只能通过患儿患病时的表现及简单的表达来判断,也不一定说得很准确,但家长的陈述对疾病的诊断仍不失为一种有价值的信息。医务人员要耐心倾听家长诉说患儿情况,从中获得宝贵的诊断资料。

（3）要关心患儿,消除恐慌　患儿生病,本来已十分痛苦,加之诊疗期间面对陌生的医院环境和陌生的医务人员,许多患儿会感到紧张、恐惧,产生一些不良的心态。医务人员要有一颗慈母心,应多关心体贴患儿以消除其紧张和恐惧的心理,使之更好地配合治疗。不要以为孩子小,什么也不懂就可以任意对待。因此,儿科医护人员对待患儿要态度温和,语言亲切,就像对待自己的亲人一样,多鼓励表扬,少批评指责,这样患儿才会消除恐惧感,愿意与医务人员接近,才会顺从地接受检查和治疗。对不合作的患儿,医护人员不能发脾气,要多做解释、安慰工作,不能用恐吓的语言来威胁患儿,也不能用哄骗的做法,以防患儿染上说谎的习惯。

第三节　精神科诊疗的伦理要求

精神科医务人员面对的是具有不同程度的精神障碍患者。现代社会由于各种各样的社会压力剧增,使精神疾病多发,精神疾病已成为常见病和多发病。

一、精神科患者的特点

（1）自知力差　患者自知力差,一些患者思维迟缓,记忆力减退,反应迟钝;更有许多患者出现感知、认知、思维、情感等方面的异常;一些患者思维混乱,判断力差,甚至出现幻觉、妄想等,因而常不能像其他科室患者那样诉说病情、病史,常要依靠家属和其他人员提供患者的有关信息和资料,这就给诊治工作带来了一定的困难。

（2）行为异常 某些患者由于缺乏自知力,在发病期间思想、感情、行为都可能失控,常超出社会一般人的行为规范,不仅言行怪僻,举止异常,而且在幻觉和妄想支配下,常常产生冲动行为,甚至出现伤人、自伤、毁物、殴打医务人员的情况,严重影响了正常医疗工作秩序,有时甚至造成比较严重的后果。另外,还有一些患者不能料理自己的日常生活,也缺乏自我保护意识和能力,这也给病房管理增加了许多问题。

（3）病情不稳定易反复 有些患者由于高级神经活动内抑制的减弱而表现易兴奋、易激怒,患病时间较长后因神经细胞功能恢复过程减慢而表现易疲劳、易衰竭;有些患者病情反复发作,情绪不稳定,时好时坏。目前,医学上对精神疾病的发病机制尚不清楚,病情的复发率仍比较高。因而,临床上疾病治愈难度较大,医务人员对患者要有足够的耐心。

二、精神科诊疗的伦理要求

精神科医务人员面对的患者具有其自身的特点,医务人员除应履行一般医者的道德义务外,还应遵循精神科疾病诊疗的特殊伦理要求。

（1）尊重关心患者 精神障碍患者作为一个患者也拥有其人格尊严和作为患者的权利要求。医务人员应把他们作为一个人来尊重,不能歧视他们。精神障碍患者由于遭受精神创伤,有的失去正常的思维和情感,尤其值得人们的同情和关照。医者应理解他们,把他们看成是更加痛苦,更加需要关怀、帮助、体贴的患者来对待。对他们在治疗及生活上的要求应尽量予以满足,对不能满足的要求要耐心解释,讲清道理,不能对其要求态度冷漠或置之不理,要尊重、关心他们,保护他们的正当权益不受侵犯。

（2）认真了解患者病情 由于患者认知、情感、判断力等异常,并对自身生理功能和心理功能异常缺少认知和识别,不能正确地区别现实和幻觉,不能正确描述病情,因而医务人员一方面要通过患者家属或其他相关人员了解有关患者的信息和资料,另一方面也要认真观察、仔细了解患者的身心状况,以便尽快明确诊断,进行有针对性的适当治疗。

（3）克己尽责,正直无私 精神科的医务人员在工作中要自觉、自律、慎独,在任何情况下都要尽职尽责、一丝不苟地完成好医疗和护理工作,不能因为患者缺乏辨别能力、理智不清而随便应付。一些患者在生病期间由于意识障碍,失去控制能力而行为冲动,如有打人骂人现象等,医务人员对此要能够理解,要能忍耐、克制,要多些宽容,不予计较。不能因此而影响应有的诊疗工作。医者对患者要有爱心,对失去理智、精神有障碍的患者能够付出更多的爱心。

（4）理性地对待患者 精神科的医务人员在工作中对待异性患者要自尊自爱,言行举止要稳重、理性,要注意与患者保持一定的心理距离,不要使者因产生误解而导致情感或性方面的妄想。同时,对患者在生病期间的异常行为举止要注意为其严格保密,不向他人泄露。这也是精神科医务人员应遵循的职业道德要求。

（5）正确使用强制性措施 精神科的患者在病情较重、具有暴力倾向时是有很大危险性的:他们可出现自伤、他伤或造成严重的财产损失。在这种情况下,医者可以采取强制性治疗措施,以保护患者和他人安全。在患者的危险行为消除后,应立即解除强制性约束。

医者不能把强制性措施作为报复、恐吓、威胁患者的手段,不应对没有精神疾病的患者或不伴有暴力行为的患者采取强制性措施。

(6)耐心对待病情反复的患者 由于精神障碍疾病的发病机制尚不清楚,加上一些患者生病期间病情本身不稳定,一些患者病情好转后又因各种内外因素的影响而反复的情况较多,因此,医者应有足够的心理准备,认真观察患者的病情,耐心对待情绪不稳定、病情反复的患者。不能因其病情迁延反复而厌烦、失去耐心。对情感性精神障碍的患者,更需要医者的精心、细心和耐心。医者对即将出院的患者及其家属要讲解一些有关疾病的知识,帮助他们识别疾病的复发,以便出现情况时能及时用药减少损失。对痊愈出院的患者也要做一些相应的工作,使他们在以后的生活、工作中遇到挫折时能正确合理地对待;并积极地与患者家属及单位领导协商探讨,安排好患者痊愈出院后的生活和工作,使其能顺利地生活和工作,顺利地融入社会,适应复杂多变的社会生活。

第四节　传染科诊疗的伦理要求

传染病是由于致病性微生物侵入人体而引起的具有传染性的疾病。因传染病具有较大的传染性而对传染科医务人员有一些特殊的伦理要求。

一、传染科患者的特点

(1)传染病易造成疾病的传播扩散 传染病具有传染性。各种传染病都具有特异的病原体。病原体通过呼吸道、消化道、昆虫叮咬等途径,直接或间接进入易感者体内,使周围人群受到传染。传染病病房是各种类型传染病集中的场所,每一个传染病患者都是传染源,若隔离保护不到位,很容易造成疾病的传播和扩散。这就给医院的管理工作提出了较高的要求。

(2)传染病患者的心理问题较多 当患者被确诊为传染病后,多会产生紧张、不安、焦虑、恐惧等心理。他们可因对所患疾病不了解而产生不安全感,严重的可能因恢复较慢而悲观失望,也可因担心子女、家人被传染,工作受影响而产生被限制感、孤独感和自卑感等,同时,又因社会上人们对传染病患者有偏见,也会加重患者的心理负担。

二、传染科诊疗工作的伦理要求

(1)热爱本职工作,不断提高业务水平 传染病与其他科疾病性质不同,它具有传染性、能在人群中传播扩散的特点。治愈一个传染病患者不仅能使患者本人受益,还能有效地防止疾病病原体传染给他人,减少疾病在社会中的流行与扩散。因而传染科医者的工作具有较大的社会效益。传染科医务人员肩负着重大的社会责任,他们要重视和热爱自己的工作,并不断提高业务水平,以精湛的医术和强烈的责任感对待工作。要正确诊断、及时治疗,以避免延误患者治疗的时机。要管理好传染源,控制、切断传播途径,杜绝传染病蔓延。同时,一经确诊为传染病例应及时上报,并积极组织治疗,防止传染病扩散。

(2)要严格执行消毒隔离制度 一个传染病患者不仅是疾病的患者,也是一个传染源。由于住院的传染病患者所患的传染病病种不同,还容易因为相互传染而患上新的疾病,形成交叉感染。为了患者的尽快恢复,也为了控制传染病的流行,保护社会的共同利益,医者应严格执行消毒隔离制度,牢固树立无菌观念和预防观念。切不可因自己工作疏漏,给他人带来不幸和痛苦,甚至促使传染病在社会上传播。在执行有关制度时,既要严格认真,又要向患者及其家属讲清道理,争取他们的积极配合。消毒隔离是传染病管理工作中的重要措施,也是医者从事传染病防治工作的主要内容,医护人员必须重视和认真做好。医务人员每天接触众多的传染病患者,随时有被感染的可能。因此,医者必须以高度的道德责任感切实做好隔离消毒工作。

(3)要有奉献精神 传染科医务人员每天接触传染病患者、接触传染源,每天都有被传染的可能。目前,有些传染病在人群中发病率较高,还远没有根绝。因此,还必须有大批不怕脏苦累、不怕被传染的医务人员承担传染病的防治工作。医者要有无私奉献、不畏艰苦、忠于职守的精神。

(4)重视对患者进行心理疏导 传染病患者有较大的心理压力,他们害怕自己在医院被别的病传染,害怕家人被传染,害怕被亲戚、朋友、同事疏远、孤立等,医者要体谅、尊重他们,不怕脏苦累、不怕被传染,经常去探望他们,给他们以亲人般的关怀和温暖,帮助他们消除思想顾虑和不良情绪,使他们理解隔离措施的必要性,增强战胜疾病的信心,保持平和的心态,积极配合治疗以期收到较好的效果。

第五节 五官科诊疗的伦理要求

一、眼科诊疗的伦理要求

眼睛是人体非常重要的感觉器官,它具有复杂而重要的机能,眼科疾病的检查方法也有其特殊的地方。随着医学的不断发展和进步,医学分工越来越细,眼科已成为一门独立的学科。眼科工作者的伦理要求如下。

(1)不断提高技术水平,对技术精益求精 眼睛是人体最珍贵、精细的感官之一,眼科疾病有它的特殊性,同时与临床各科又有密切的联系。眼睛具有特殊的机能,但又容易受到疾病的损害。在临床上,除了视器官本身的疾病外,全身疾病也可以引起眼部病变。故眼科临床医务人员必须在这种错综复杂的情况下全面分析、科学判断得出正确的诊断和处理意见。这就需要眼科医生要有较高的技术水平,对技术精益求精。

(2)用药、操作要严谨规范 眼科的检查、诊断及治疗有其特殊的方法,如要使用检眼镜、视野计、眼压计、裂隙灯显微镜、前房角镜等。医生在诊治眼科疾病的同时,也应小心操作,珍惜爱护患者的视器官,保护好其功能,不能因操作粗暴或操作不严谨、不规范,造成患者视器官出现不应有的损害。另外,眼科多需要无菌操作,不能发生感染,严重的感染会导致失明和毁容,轻度感染也会给患者带来很大的痛苦。因此,还应强化无菌操作观念和意识,手术室及操作者的清洁卫生和消毒隔离必须严格,以避免眼部医源性感染的发生。

在治疗方面,眼科用药治疗也应科学、规范、严谨,并按患者病情变化随时调整治疗方案。如对慢性青光眼患者,采用缩瞳药物控制眼压,医生必须根据眼压和视野变化随时调整滴药次数和提醒患者准确地用药。如滴药不当而眼压不能控制,会导致视功能降低,甚至造成管型视野和失明。

(3)眼科体检要坚持原则,实事求是　眼科通常要参与新兵入伍、新生入学、就业和保健体检等,各种体检都有严格的标准,体检医生必须认真对待,严格检查,得出客观科学的结论,如实地填写检查结果。例如,入学体检有利于考生选择专业及未来的工作,如色盲、色弱的考生就不适合临床医疗专业的学习及以后的工作。因此,眼科医生对考生的眼科检查必须认真负责,严格把关,这不仅是对自己的工作负责,也是对考生、对社会负责的体现。眼科医生在体检时不认真、不负责任的做法是不符合职业道德要求的。

(4)耐心对待患者,关心患者心理　眼疾不仅关系到人的视力、视野、色觉、立体感等,还影响人的容貌。这种情况使眼科疾病患者的心理变得十分复杂,他们常会担心疾病及治疗对视力和容貌的影响,容易产生一定的心理压力。因此,眼科医生要针对患者的心理问题做一定的解释说明工作,让他们能正确对待疾病,减轻心理负担,积极配合治疗。有些视力很差的患者行动不便,心里有失落感,甚至还会伴有自卑感,医者应体谅他们,给予更多的关照,切不可粗暴对待,甚至借机羞辱患者。

二、口腔科诊疗的伦理要求

(1)对患者有礼貌、热情　口腔科患者数量较多,由于候诊时间较长,患者很容易感到心烦。这时医务人员如果态度不好,语言不当,更容易引起患者的不满。而亲切、礼貌地对待患者就会使患者消除不良情绪,心情能够好起来。同时,在对口腔科患者进行治疗时常要用牙钻等医疗器械,会有酸痛、震动感和机器的响声,患者对此多存在恐惧心理,尤其是患儿恐惧心理更加严重。在临床上常见一些看口腔科的儿童在治疗过程中由于害怕疼痛而拼命抗拒,不肯合作,使诊疗无法顺利进行。因此,医务人员应该亲切有礼,态度和蔼可亲,对患者耐心地解释、安慰,设法消除患者的恐惧、紧张情绪,争取患者的配合,使诊疗工作能取得令人满意的效果。

(2)认真负责,严格遵守操作规程　口腔科疾病诊治的每一个环节都有特定的技术规程和严格的操作要求。为保证诊疗工作顺利进行及诊疗工作能够收到好的效果,医务人员的各项诊疗工作包括病例书写、术后处理及消毒隔离等都应按照技术操作规范去做。如对龋齿的治疗,按操作规程,在填充时应先去掉腐质,形成一定窝洞形态,消毒后再填充,并保护牙髓少受刺激。这些工作的落实很大程度上取决于医生的职业道德。如果医务人员工作草率,不认真负责,腐质没有去干净、去彻底而进行下一步操作,就不能取得预期的治疗效果。

(3)勇于实践,不畏艰辛　医学是一门实践性很强的科学。口腔科工作的特点决定了它对实践的要求更高。口腔科医生熟练、高超的专业技能只有在长期的医疗实践中才能培养起来。在医疗实践中,口腔科医生要把提高专业技能与热心服务、认真负责的态度结合起来,努力提高医疗质量,缩短治疗周期,减少手术次数,减轻患者身心痛苦,追求最佳治疗效果。总之,勇于实践,不畏艰辛既是口腔工作者的成才之路,也是对口腔科医务人员的道德要求。

(4)勤奋钻研,不断创新 口腔医学的技术成分含量大,医务人员完成口腔科的诊疗工作需要掌握多方面的知识和技巧。特别是随着科技的迅猛发展和知识更新的速度加快,新知识、新技术、新材料的大量出现以及高新技术在临床的应用,需要口腔科医务人员勤奋钻研,努力掌握这些新知识、新技能,并加以改进、创新,使之更好地服务于患者。为此,口腔科医务人员要拓宽知识面,了解相关学科的知识,如口腔内科对患者进行充填需要了解各种充填材料的性能、化学成分对人体有无影响,还要考虑患者的需要,以保证最佳效果。在正畸治疗时,选择金属材料要符合治疗最优化原则,要了解金属材料学并在医疗实践中正确运用。总之,口腔科医务人员要勤奋学习,刻苦钻研,努力掌握新知识、新技术,做到知识广博,医术精湛。这是时代对口腔科医务人员提出的道德要求。

(5)安全美观,精雕细刻 口腔科的医务人员要以精良的技术为患者提供优质服务,确保诊疗安全,避免任何差错事故发生。目前,口腔科疾病的诊疗效果与人们的要求还有一定的距离,如补牙技术和材料还不够理想。现在使用的补牙材料,一般和牙齿本身的粘固力还不很强。在补牙过程中,医生要使用牙钻,会使患者感到疼痛。另外,个别医生技术水平低,给患者造成了不必要的痛苦和损失,如拔牙时,拔错牙、出现意外损伤、拔牙后出现感染等情况也时有发生,这会引起患者的不满。因此,医务人员要注意治疗中的安全,使患者及家属放心、有安全感。口腔科医生除解除患者病痛外,还要考虑患者美观方面的要求,做到精雕细刻。口腔科医生的一些诊疗措施有可能直接或间接地影响患者的容貌,因此,在制订治疗方案时要兼顾疗效和美观。在口腔颌面外科中,对有损美观的破坏性手术要慎重,能不做的尽量不做,以使组织损伤减少到最低限度。口腔科医生应掌握一些美学知识,提高自己的审美水平,尽量满足患者的审美需求。

(6)做好口腔科疾病预防保健的宣传工作 口腔科疾病的防治工作越来越为人们所重视,如龋齿的发病范围广,发病率高,危害大,已被世界卫生组织列为继心血管病、癌症之后的第三个重点防治的疾病。预防为主是我国医疗卫生事业的基本方针。预防既可以减少疾病发生,又能节省医疗费用。如口腔内科疾病的预防保健工作做得好,就会减少口腔外科疾病的发生。口腔科疾病的预防保健工作,从孕期、婴幼儿期就应该开始。特别是中小学生正处在进行口腔健康教育的最好时期和最有价值的时期。学校是进行口腔保健工作的最理想场所。对学生进行口腔健康教育,定期进行口腔检查,建立学生口腔健康卡片是行之有效的举措。因此,医生在诊治疾病时,还要做好预防保健的宣教工作。

三、耳鼻喉科诊疗的伦理要求

耳鼻喉等器官的一个特点是外部开口小,内部位置深,检查及治疗常常要借助于仪器设备,检查方法复杂且检查起来费时、费力。耳鼻喉等部位比较敏感,又有分泌物,在生病阶段,分泌物可能更多。医生做检查时常要做一些清洁检查部位的工作,这些检查容易引起患者咳嗽、恶心、呕吐等情况发生,有时可能会弄脏检查者的衣服。因而,耳鼻喉科诊疗也有其特殊的道德要求。

(1)工作认真仔细,富有耐心 每个医生在工作中都应该认真仔细,在耳鼻喉科这点很重要,因为工作中稍一不慎便可能会延误疾病的诊断和治疗。对听力严重障碍者、聋哑人及语言障碍的患者要特别有耐心。向这些人询问病史比较困难,医生要设法与其交流,了解疾病的有关情况,如对稍有微弱听力的患者应尽力与其交流,可借助手势帮忙,甚至使用文字,而不能敷衍了事、简单应付。

(2)各项诊疗操作应轻巧精细　耳鼻喉科诊疗工作存在大量的操作,进行这些操作时应尽量动作轻柔仔细,操作谨慎,不能笨手笨脚用蛮劲,动作粗暴草率否则容易伤及周围皮肤黏膜及其他正常组织。由于特殊的解剖结构和生理特点导致耳鼻喉科的手术条件局限,手术视野窄小、手术操作难度大、要求高,因而需要医生有高超的医术和严谨的工作态度,以确保诊疗效果,减少差错事故发生。

(3)重视术后治疗　与普通外科不同,耳鼻喉科患者的术后治疗工作量较大,术后治疗与手术治疗有同等重要的地位。如鼻部手术术后第二天就要开始做抽取鼻腔内填塞纱条的工作,数天后当纱条已抽取干净时,还要每天检查并清理鼻腔,以防止发生粘连等后遗症。因此,医生要高度重视术后的治疗工作,不能只管开刀做手术,而对术后治疗漫不经心。

(4)及时果断对待耳鼻喉科急诊工作　急性喉梗阻是耳鼻喉科的常见急症,包括急性会厌炎、急性喉炎、喉外伤、喉及气管异物等。它们发病迅速,常可出现突然窒息死亡。因此,医生应争分夺秒,果断、冷静地抢救患者,以挽救患者的生命。

第六节　皮肤性病科诊疗的伦理要求

一、皮肤性病科患者的特点

(1)患者对皮肤病治疗要求较高　皮肤病病变部位在人体的浅层皮肤及黏膜上,疾病表现比较外在,患者对自己的皮肤病变容易发现且常常很在意,观察得比较仔细。患者对皮肤病通常比较敏感,它让人感觉难受,又影响外观,因而,患者常常对治疗要求很高,希望疾病能够得到根治。

(2)性病传染性强,危害大　性病是以性行为为主要传播方式的一种传染性强、对社会危害大的疾病。性病主要包括淋病、梅毒等一类疾病,其病原体都具有很强的传染性。由于人的性行为具有隐蔽性,当事人通常缺乏卫生知识,导致性传播疾病也带有隐蔽性,不易被发现和预防。另外,夫妻中有一方患病,很容易传染给对方。所以,性病对个人、家庭和社会都有极为不利的影响。

(3)性病患者心理负担重　性病是指以性行为为主要传播途径的传染病,因为患者在发病初期多有皮肤损害,所以在临床上把性病划归为皮肤病的范畴。性病的发生绝大多数与不洁性行为有关,一旦生病往往要受到周围舆论的谴责与非议,有的家庭还可能因此出现危机,面临解体。所以,性病患者大都有自卑、焦虑、敏感、多疑、恐惧、内疚、自责等心理,他们希望患病及治疗的有关情况不被外人知道。由于心理压力大,常导致不能及时看病,看病时思想上顾虑重重,对真实病情常感到羞于启齿,还可能隐瞒真实姓名、身份,编造虚假病史等,这给诊治工作带来不便。因此,尽管目前有效治疗药物较多,但对患者进行彻底治疗及系统观察仍较困难,且不易控制传染源。这是目前性病治疗中出现的问题。

（4）性病治疗效果差　性病治疗要有一个过程，需要一定的时间，有一部分人由于心理压力大，不愿或不敢到正规医院看病，而是去一些无照开业的地下诊所就诊，在治疗过程中又常因害怕泄密而不能有始有终地坚持治疗，使性病不能得到有效彻底的根治。患者病急乱投医，又不能坚持规范治疗，很可能导致误诊、误治或延误诊治，病情加重或增加后期治疗的难度等情况。同时，也给社会带来更多的隐患。

二、皮肤性病科诊治的道德要求

（1）努力提高医疗质量　皮肤科门诊患者多，患者复诊率高，而且皮肤病病种繁多，可选药物种类也较多，疗效不一。医者应不断提高技术水平，为患者做好诊断，根据患者的身体状况和病情，选择适合不同患者病情的治疗方案，以期收到更为理想的诊治效果，让患者放心、满意。

（2）对患者要热心、耐心　皮肤科医生工作繁忙、工作量大，在工作中应体贴患者，给患者多些理解和关心，多些耐心和解释。如有些皮肤病变在体表，大家都可看见，医者对此也可以一目了然，但要了解患者疾病真实完整的情况，就需要医者耐心倾听患者诉说，并耐心做好体格检查，以了解患者是否有其他部位的异常改变，而不能不耐烦，否则易漏诊或引起患者不满。另外，要多做解释说明工作。由于有较多的皮肤病病因不明，疾病复发性很强，容易反复，需要进行多次诊治，不易"根治"。因此，要多做解释说明，当患者对治疗要求高，要求根治时，一定要耐心解答，以使患者了解皮肤病的特点，患者所患疾病有无复发的可能性，用药的近期效果和远期效果、有无副作用等，这些都是必要的。

（3）注意尊重患者，打消其顾虑　性病患者担心自己的声誉、前途、家庭等受影响，怕别人说三道四，怕被人瞧不起，因而会自卑、恐惧、焦虑、自责，也担心医生对他们有歧视，给他们看病时态度不好。医务人员应本着对患者和社会负责的态度，医务人员要充分认识到性病是一种疾病，患性病的患者与患其他病的普通患者没有根本的区别。因此，医者对他们要和对其他患者一样，一视同仁，不能有任何的轻视或歧视，不能使用讽刺挖苦的语言，不能态度粗暴地对待他们。医务人员不仅要尊重他们的人格，不歧视他们，而且还要热情礼貌，处处维护患者的自尊心，帮助他们消除心里的顾虑，使他们能够积极配合治疗。

（4）诊治严谨，认真负责　性病本身有其特殊性，为了明确诊断常需要检查患者的性器官。为了使患者感到安全，避免发生不必要的医患纠纷，在检查异性患者时，要有与患者同性的医务人员在场。在整个检查及治疗过程中，医者要严肃认真，细致全面，关心尊重患者，争取患者的配合。要认真负责，从患者利益出发，不做无关的不必要的检查。在收集资料时要准确慎重。判断患者是否得了性病更要特别慎重，防止误诊，把不是性病的患者误作性病诊治是令人难以接受的。在发病初期症状不典型或依据不足时，不要急于做出诊断，以免给患者造成不必要的心理负担。一旦诊断明确，应拟定全面合理的诊治方案，积极治疗。

（5）注意医疗保密　患者就医期间有权要求医者为其保密，这是医者的义务。对待性病患者要特别注意保护他们的隐私，因为性病特殊的传播方式，患者一般不愿意被人知道有关情况，以免引起家庭矛盾和不良后果。医者要充分尊重患者的意愿，保护他们的隐私。在过去，有些医者不注意为性病患者保密或存在歧视倾向，使得患者压力很大。许多患者讳疾忌医,不愿意到治疗条件好的正规性病防治机构就诊,从而得不到正规治疗,贻误了病情。因此,医务人员能否为性病患者保护隐私,不仅是一个职业道德问题,而且关系到能否及时、彻底地治愈患者和解决性病的蔓延问题。为了更好地保护患者的隐私,医生在询问病史时应单独与患者在一个诊室进行,避免其他患者旁听。同时应加强引导,说明医生了解患者病情对诊治的重要性及性病的危害性,使其能配合。并动员患者携带伴侣前来接受检查和治疗,共同做好发病的防治工作。

思 考 题

1. 简述妇产科诊疗的伦理要求。
2. 儿科诊疗的伦理要求有哪些?

第八章
临床护理伦理

本 章 提 示

护理工作是整个医疗服务工作中不可缺少的重要组成部分,护理人员和其他医务人员一起,共同承担着救死扶伤,防病治病,维护人民身心健康的重要任务。护理工作平凡又伟大。当今,随着现代医学科学的发展及医学模式向生物—心理—社会模式的转变,护理学已成为医学科学中一门独立的学科,护士也拥有了独特的地位。从事护理工作,不仅需要广博的专业知识、精湛的护理技术,还需要有良好的护理道德修养。

案例 8-1:患者情绪稳定了,手术治疗顺利了

患者张××,男,65 岁,2003 年 6 月 26 日以尿潴留急诊入院。患者表情痛苦,面色苍白,冷汗,立即给予导尿,共导出茶色尿液 1220 mL。主诉:进行性排尿困难、小便点滴难出。B 超显示:前列腺增生、肾积水。急查肾功能,尿十项显示:蛋白(+),白细胞(++);肛诊:前列腺Ⅲ度肿大。保守治疗效果不佳,决定行经尿道前列腺气化电切术。在采集病史时发现患者焦躁不安,在病房来回走动,考虑患者可能对次日手术有顾虑,而患者却不愿说。为稳定患者情绪,护士介绍两位同病手术后恢复期患者,让他们互相交流,使患者平静许多,开始询问有关手术问题。护士抓住这个有利时机,向患者介绍前列腺的解剖部位以及病理、系列症状和什么情况下必须采取手术治疗、手术的指征等情况,同时又为患者播放手术过程的录像带,告诉患者手术中应如何配合医生。至此,该患者思想已完全放松,态度积极,对手术充满自信,夜间患者安然入睡。

次日手术顺利。回病房后给予麻醉后护理、留置导尿、持续膀胱冲洗等。患者除略感疲乏,余况较好。第二日开始术后健康恢复的早期活动,嘱用餐时可以坐起,可以在床上活动双腿,并对其多种活动给予指导。术后第三天停止冲洗,患者下床活动。但小便色鲜红、量多,使患者情绪紧张、恐惧。护士立即嘱患者卧床休息,遵医嘱用止血药,同时分散患者注意力,使其了解术后有些出血属正常情况,不必紧张。同时告诉患者情绪与疾病的关系,若过度焦虑、紧张,可加快血液流动,加重出血。后患者情绪渐稳定,小便颜色逐渐转清,其他症状也迅速好转。

随着病情好转,患者心理上放松,并开始早晚锻炼身体,此时,嘱患者恢复期内运动量不宜过大,不能持重物,要保持大便通畅。1 周后,患者病情稳定,拔导尿管,准备出院。

【分析】 案例中大量的心理护理工作对患者的康复起到了重要而积极的作用。案例中护士及时发现了患者情绪上的不安和困惑,了解了患者的需要,并选择了恰当的心理护理方式,比如"为稳定患者情绪,护士介绍两位同病手术后恢复期患者,让他们互相交流,"取得了好的效果。而不是护士进行简单的说教,说明护士使用的方法很好。在患者情绪稳定的情况下再告知手术信息,使患者充分知情同意并态度积极,对手术充满自信。手术后及时对患者进行心理疏导及健康教育,运用心理学知识向患者解释情绪与疾病的关系,促进了患者的康复。可见,及时了解患者心理并加以正确疏导,可以稳定患者的情绪,使其自信、乐观、积极向上,对疾病的转归起着至关重要的作用。

第一节　临床护理伦理概述

护理工作是医疗卫生工作的重要组成部分。随着医学科学技术的发展,护理已成为一门独立的专业,它与医疗专业一起共同承担着人类疾病的预防保健、医疗和康复的任务,而且在整个医疗卫生服务体系中护理工作起着非常重要的作用,这种地位和作用越来越为更多的人所认识。护理人员要很好地完成护理工作,除了要有过硬的专业技术水平,还要有良好的职业道德水准。

一、护理的概念与特点

(一)护理的概念

"护理"一词源于拉丁文 nutricius,原意为抚育、抚养、保护、照顾幼小等。南丁格尔(1820—1910)认为"护理既是艺术,又是科学。"她在 1895 年的《护理札记》中写道:"护理应从最小限度地消耗患者的生命出发,使周围的环境保持舒适、安静、美观、整齐、空气新鲜、阳光充足、温度适宜,此外还要合理地调配饮食。"这里南丁格尔从最实际的空气、阳光、温度、饮食、噪音等方面解读护理的内涵,这是理解护理本质的一种方式。

如何定义"护理"一直是护理界学者研究的课题。随着护理职业的独立和社会价值观的变化,护理的方式和理念等也发生了变化,护理经历了从以疾病护理为中心向以患者护理为中心,再向以人的健康为中心的转变。1966 年,Virginia Henderson 提出:"护士的独特功能是协助患病的或健康的人,实施有利于健康、健康的恢复或安详死亡等活动。这些活动,在个人拥有体力、意愿与知识时,是可以独立完成的,护理也就是协助个人尽早不必依靠他人来执行这些活动。"1980 年,美国护士协会提出,每个人对自身存在的健康问题,必有一定的表现和反应,对这种反应的诊断和治疗即称为护理。

最新的护理定义:"护理是综合应用人文、社会和自然科学知识,以个人、家庭及社会群体为服务对象,了解和评估他们的健康状况和需求,对人的整个生命过程提供照顾,以实现减轻痛苦、提高生存质量、恢复和促进健康的目的。"100 多年来,尽管护理一词的内涵和外延都有一些变化,但护理的核心是对患者的关怀照顾,这始终没有改变。

（二）临床护理工作的特点

1. 专业性

护理工作是医疗卫生工作的一个重要组成部分,它以护理科学为基础,具有严谨的科学性和较强的专业性,护理工作的好坏,将直接关系到患者的生命和健康。护理人员需要经过专门的护理专业知识的学习和技能培训,才能胜任工作,并且还要随着护理知识和技术的进步,不断更新自己的知识,完善技能,提高自己的专业技术水平。护理工作中无论是护士的着装、仪表、行为举止,还是铺床、测血压、注射、取血、导尿等都有相应的要求,而且,对患者病情变化的评估及对护理问题的判断,采取果断、合理的处理措施等都需要专门的培训。没有经过专门培训的人是不可能达到相应的要求的。护理工作不是简单的重复劳动,护理工作对象的病情、生理和心理状态、家庭和社会环境各不相同,做好护理工作,就必须懂得护理学的基本知识和规律,熟悉护理工作的技能和技巧。

2. 服务性

医疗卫生行业是为民众提供医疗卫生服务的服务性行业。医疗机构所从事的各项活动,开展的各种项目,进行的各种工作,包括护理工作在内都是为了满足人们防病治病,解除痛苦,增进健康的需要,都是为人们提供医疗服务的。护理工作具有服务性。"护理"一词本身含有扶助、保护、照顾的意思,护理在一定程度上是对患者生理上的帮助,有利于减轻患者的痛苦,是为人们提供身体、生活上的便利和医疗照顾等服务的。它是对患者真正的照顾。护理又是对患者精神上的关爱,是对患者心理上的支持,是真正的关怀;它不仅要求护理人员以自己特有的专业知识、技能与技巧为人们提供医疗照顾方面的帮助和服务,满足被服务者的特定的医疗护理需求,而且还要求护理人员仪表优雅端庄,态度和蔼可亲,满足患者被关怀、被关爱、被照顾的需要。

3. 道德性

南丁格尔曾强调:护士的工作对象不是冰冷的石头、木头和纸片,而是有热血和生命的人类。护士必须具有一颗同情心和一双愿意工作的手。她还强调:护理患者时,应关心患者的幸福,一方面应为患者做善事,另一方面应预防伤害患者。护理工作的核心就是对患者的关怀照顾,就是给患者以关爱,这是"善"的行为,是对人和社会的善举,而善是道德特有的概念。护理以关怀照顾他人为目的,是关心他人、关心患者幸福的工作,是符合善的规定的,因而具有道德性。可见护理工作不单是一门技术,而且还蕴含着丰富的道德内容,它是技术与道德的有机统一。护理工作质量的好坏,关键是道德能否在护理工作中发挥作用以及发挥作用的程度如何。所以在护理工作中,护士不但要有对技术的执着追求,还要有真挚的情感和良好的人际关系交往技能。总之,护理工作是一种高尚的事业,它需要从业人员具有较高的道德水准。护理工作是一项助人的工作,有着独特的道德属性。护理工作往往需要护理人员与患者密切接触,需要护士用爱心关怀、照顾身处病痛中的患者,从这个角度看,护理本身就是一种道德的职业,它与道德、伦理有着内在的联系。

4. 艺术性

南丁格尔说:"人是各种各样的,由于社会职业、地位、民族、信仰、生活习惯、文化程度的不同,要使千差万别的人都得到治疗和康复所需要的最佳身心状态,这本身就是一门精细的艺术。"她还说:"护理工作是精细的艺术中最精细者。护士必须具有一颗同情心和一双愿意工作的手。"一方面,护理工作及护理的技术、技巧,我们可以把它们看作是一种艺术,需要护士精益求精,像追求艺术那样去追求护理技术、技巧和护理工作的完美境界。另一方面,护理艺术又是指护士在护理工作中要耐心、细致地掌握和研究患者的心理,了解患者的心理需要,并能通过恰当的方式,倾注自己的爱心,以高度的同情心、无微不至的关怀、体贴和安慰,使患者在接受治疗和康复中处于最好的身心状态。

5. 广泛性

护理工作是医疗卫生事业的重要组成部分,担负着"保存生命,减轻病痛,促进健康的重任。当今的卫生保健工作已从以医疗为中心转向以保健为中心,并向家庭医学方向发展,为社区群众提供医疗保健服务。因此,医疗卫生工作的范围是广泛的,护理工作的范围也是广泛的,不仅面对患者,为患者服务,而且要面对社会所有人群。现代护理工作也已由医院扩大到社区,由单纯的疾病护理扩展为以人的健康为中心的全面护理,其工作扩大到整个健康人群。凡有人群的地方都离不开护理工作。这就使护士不仅要对患者负责,而且要对整个社会广大人群负责,要对整个社会广大人群承担道德责任,要积极参加防病治病、现场急救、卫生宣教、妇幼保健咨询、家庭医疗保健等,为人们提供社会性的支援。护理工作就是这样时刻关系到千百万个大人民群众的健康及千家万户的幸福,成为广大人民群众健康的保卫者。

6. 协调性

护理人员在工作中经常需要和其他医护人员合作。现代医疗是一个有分工又有合作的整体,它需要各个医学专业的密切配合,协同作战。在临床医疗工作中,医护往往是作为一个整体来为患者服务的。一方面,护士理解和执行医嘱,护理的措施要服从医疗的需要。另一方面,医生的治疗方案要通过护士实施,医生的诊治离不开护士的密切配合,护士不仅为治疗工作的开展创造适宜的环境和条件,还为医生制定和修正治疗方案提供依据。患者的治疗过程是医护分工合作共事的过程。在医疗工作中,医生和护士虽有不同的分工,工作各有侧重,但根本目标是一致的,都是为了治病救人,促进患者的健康。这就需要护理人员在从事护理工作时应与其他相关人员实行有效合作,共同为患者健康这一目标而努力。此外,在许多场合,护士还是医生、医技人员、后勤服务人员之间及与患者联系的中介,在协调医、护、患关系中起着重要的作用,是建立良好医患关系和医际关系的重要桥梁和纽带。

二、护理伦理的作用

(一) 护理伦理的含义

护理伦理(Nersing ethics)是以护理道德为研究对象的,它主要研究护理道德的产生、发展、变化规律及如何运用护理道德原则与规范去调整护理人际关系,解决护理实践中的道德问题。其目的在于使护理人员在护理实践中能依据护理道德的要求来思考和分析问题,选择符合护理道德的言行,使护理工作始终不离为人们身心健康服务的宗旨。

护理道德是护理伦理研究的对象,它是指人们以善恶作标准,依靠内心信念、社会舆论、传统习惯等的力量,来调节护理实践活动中的护理人际关系的行为规范的总和。

护理道德是一种职业道德,是护理人员在执业过程中应该遵循的,用以调节护士与患者、护士与其他医务人员以及与社会之间关系的。

（二）护理伦理的作用

1. 有利于更好地完成护理工作

护理人员在工作中要接触患者、患者家属、医生、医技人员、后勤人员等，接触人员众多，关系复杂。影响护理工作的因素有许多，但主要的是护理人员的护理技术水平和护理道德状况，良好的护理道德是做好护理工作，提高护理质量的条件和基础。护理工作内容多，工作量大，责任重，要求高，且许多情况下，护理工作又护理人员单独完成，因此需要护理人员具有良好的护理道德。具有良好护理道德的护理人员才能有高度的责任感，才能想患者之所想，急患者之所急，对工作、对患者认真负责，对患者有耐心，不怕麻烦、不怕辛苦，把患者健康利益放在首位，不断提高自己的护理工作水平，关心患者的心理需求，用真诚、尊重给患者以信心和支持，用亲切的言行给患者以温暖和安慰，并能严格遵守规章制度和操作规程，协调好方方面面的关系，只有这样才能保障护理工作质量，减少护理工作中的差错事故发生，保证护理工作顺利完成。

2. 有利于提高医疗护理质量

在医院的各类人员中护士占的比重最大。护士是医院技术人员中的一支重要力量，在临床医、护、教、研等各项工作中发挥着巨大的作用。患者诊治中的各项处置多由护士操作执行或需要她们配合才能完成。住院患者的病情变化、心身状态等多需护士的细心观察才能发现问题。护士在医、护、教、研中充当医生与患者、医技人员和患者之间的中介，所以，护理人员的道德水平如何、工作态度、责任感如何将影响医院各项工作的质量。

3. 有利于建立良好的护理人际关系

在医疗护理服务过程中，护理人员要建立多重人际关系，包括护士与医生、护士与护士、护士与其他医疗服务人员及护士与患者及患者家属之间的关系等，其中，最基本的是护患关系和护医关系。

护理人员在工作中与患者接触最多，良好的护理道德会使护理人员时刻想着患者的健康需求和心理需求，并能注意维护患者的权利，注意服务态度，尊重患者的人格尊严，耐心地对待患者，同时也能工作严谨，认真负责，这样就会获得患者的信任和配合，有利于护患关系的和谐融洽。

良好的护理道德能够加强医护之间的团结协作，形成一种和谐融洽的工作氛围。医护双方互相尊重、互相理解、互相配合，共同为患者提供良好的医疗服务，即使医护之间有时也会发生一些矛盾，但良好的护理道德会使护理人员把握工作重点，妥善地解决好出现的问题，化解矛盾，使之不致于影响工作、影响患者的治疗，保障医疗护理工作的质量。

4. 有利于护理人员的自我完善和成长

护理人员的自身素质包括政治素质、思想道德素质、科学文化素质、专业素质、体能素质、心理素质等，这些素质是护理人员健康成长，全面发展所不可缺少的要素。这几方面的素质都很重要，而思想道德素质，政治素质关系到一个人的灵魂、信仰、发展的方向和动力，它决定着一个人如何使用他的聪明才智和发挥他的身心潜能。护理伦理是护理人员培养自己良好思想道德素质的基础，是护理人员自我成长、自我完善的重要条件。护理人员应重视自身思想道德素质的提高，努力成为德才兼备的护理人才，促进自身完善和全面发展，为护理事业的发展做出自己的贡献。

5. 有利于社会精神文明建设

在建设高度社会主义物质文明的同时,努力建设高度的社会主义精神文明,这是我们在新时期的共同任务。道德建设是精神文明建设的一个重要方面,护理道德是整个社会道德的一个组成部分。护理人员在日常工作中所表现出来的道德水平直接反映出社会的道德风尚,是体现社会道德风貌的一个窗口。由于护理人员服务对象广泛,涉及社会的各行各业、男女老幼,与千百万人民群众的健康息息相关,所以,护理人员的护理道德水平如何,将对社会的各个阶层产生重大的影响。如果学习护理伦理学,加强道德修养,就可以使护理人员进一步提高为广大人民群众服务的自觉性,树立文明礼貌和良好的医德医风,努力提高业务水平,为人民群众提供优质服务,就会使医院真正成为传播精神文明的窗口。如果护理人员用精湛的技术、高尚的护理道德,认真对待每一位患者,不但可以使患者及其家属在精神上得到安慰,也会使他们切身感受到社会主义社会的优越和温暖,而且还会受到社会主义精神文明的熏陶,从而产生良好的社会效益,这无疑会在一定程度上推动整个社会的精神文明建设。因此,护理人员提高护理道德水平对促进社会主义精神文明建设,提高全社会的道德水平具有重要作用。

三、护理伦理的历史发展及展望

(一) 护理伦理的历史发展

伴随着医学和护理事业的发展,护理伦理也经历了一个不断发展的过程。我国古代医护没有分开,护理并未成为一个独立的专业,没有专职的护士,也没有护理伦理的专论。直到 1932 年,才有我国外科医生宋国宾编写的《医业伦理学》。

我国古代丰富的医学伦理思想,包括护理伦理思想都散见于医学大家的专业论著中。我国古代一直很重视调养(护理)在医疗中的作用,认为人体是一个有机的整体,从阴阳五行、辨证论治的角度进行医疗护理,重视医疗保健、体育锻炼和精神心理卫生,而且很多医德高尚、医术高明的医生也重视护理道德。

古代医学有"医儒同道"之说,称医术为仁术,称医生为儒医,强调医生美德的培养和仁者爱人的思想,对后世的护理伦理产生了良好的影响。

与中国不同,在古印度,护士是专门的职业。公元前 5 世纪的印度名医妙闻在他的《妙闻集》中讲到,雇佣的伺者(护士)应具有良好的行为和清洁的习惯,要忠于他的职务,要对患者有深厚的感情,满足患者的需要,遵从医生的指导。这是对护士素质的要求。

古希腊的希波克拉底是西方医学的奠基人,被称为西方"医学之父"。他对护理非常重视,在他的论文集中有这样一段话:"命令你的学生,护理患者时要按照你的指示执行,并要进行治疗,要选择有训练的人担任护理,以便在施行治疗时能采取应急措施,以免危险,而且在你诊治患者之后的短短时间里能帮助你观察患者,否则,如果发生了医疗事故,则是你的责任。"当时护理道德并未独立出现。

古罗马沿袭了古希腊的医护思想,但也有自己的特色,比如非常重视环境卫生。医院有品格优良的妇女和老年男士做护理工作。在古罗马的遗址中发现许多护理用的器皿,如灌肠器械、管形材料、药膏瓶等。古罗马末期,一些贵族妇女在新兴基督教的影响下,走出家庭,访贫问苦。有的捐建医院,收容贫困的患者和难民,甚至把患者接到家中进行护理。这在上层社会形成了良好的护理风尚。从公元4世纪起,欧洲进入了长达千年的中世纪。虽被称为"黑暗的一千年",但由于受基督教"爱人"、"利他"观念的传播和战争频繁发生等因素的影响,护理事业反而得到较快的发展,并逐渐形成了纯粹利他的"天使"的职业形象。受基督教观点的影响,教徒们把对患者的护理看成是他们的宗教信仰的表达和他们的宗教职责,并成立各种专门的或兼顾护理的姐妹会和兄弟会,以便更好地护理患者。当时男女护士人数基本持平,他们来自社会的各个阶层。

近代,随着实验医学的兴起,道德观念的进步,护理伦理进入新的发展阶段。弗洛伦斯·南丁格尔(1820—1910)是近代护理工作的奠基人,也是护理伦理学的先驱。那个年代虽然还没有这个学科,但1858年南丁格尔根据她多年积累的丰富的护理实践经验编著了《护理札记》一书,这本小册子内容丰富,语言平实而亲切,处处体现着对患者的关心和爱护。小册子的内容包括:通风与温暖、住房卫生、声音、进食、床及床上物、光线、房间及墙壁清洁、个人清洁、观察患者、总结等。书中有许多有关护理伦理的精辟论述,她写道:"如果患者感到冷,用餐后不适或得了褥疮,一般说来这不是疾病的原因,而是护理不当所致。护士应该做什么,可用一个词来解释,即让患者感觉更好。""要使千差万别的人都达到治疗或康复所需要的最佳身心状态,本身就是一项最精细的艺术","护士要有奉献自己的心愿,有敏锐的观察力和充分的同情心","她需要绝对尊重自己的职业,因为上帝是出于信任才会把一个人的生命交付在她的手上","她必须是一个准确细致、快速的观察者,而且必须作风正派"。

《护理札记》是一本护理伦理思想丰富的著作,那些精辟的论述为护理伦理学的形成打下了坚实的基础,对建立现代护理伦理学有着深刻的借鉴意义。

鸦片战争之后,西医和西方文化一起进入中国。我国护理的发展和护理道德的发展都受到外籍护士的影响。1907年,在华工作的美国护士辛普森建议成立中华护士会。1909年,中华护士会正式成立。1926年,中华医学会制定了《医学伦理法典》,其中涉及中国医生和外国护士之间的关系。可见,中国近现代护理伦理的形成是中外文化交融的结果,以此为基础,逐渐形成了中国自己的近现代护理伦理观。毛泽东同志1939年的《纪念白求恩》一文,极大地鼓舞了广大医务工作者。1941年5月12日,中华护士会延安分会成立。

(二)当代护理伦理的展望

21世纪,社会的发展及医学和护理科学的不断进步,为护理伦理的发展提供了新契机,护理伦理将会有更好的发展前景。

1. 护理伦理的发展与医学模式转变

当今医学模式正在由传统的生物医学模式向生物—心理—社会医学模式转变,新的健康定义也从单纯的身体上的"无病状态"变为"生理的、心理的以及社会适应的良好状态"。为适应这种转变,临床护理工作中提出了"以患者整体为中心"的整体护理理念和护理模式。这种理念将护理工作关注的重点从患者身体上的疾病转向对患者身心全方位的关注。充分考虑了患者需要被关怀、被尊重及得到周到的护理服务的心理。这使护理工作充满了对人的关怀,更具有人性化特征,也更符合当代护理伦理的发展趋势。

2. 护理伦理的发展与护理工作范围的扩大

随着医学的发展,社会的老龄化及现代人疾病谱的变化,护理的职业范围也在逐渐扩大,由单纯的临床护理工作逐步渗入到临终关怀、康复保健、家庭护理及社区护理等领域,突出了护理工作的社会责任,强调了护士为患者尽义务与为社会尽义务的统一。护理工作的对象也从在医院为有限的患者服务扩展为不仅在医院,还要走出医院,为全社会不同的人群服务。护理伦理也将在更大的范围,更广的领域发挥作用。

3. 护理伦理的发展与医学高新技术的发展

随着现代科技的发展,医学高科技在临床得到了广泛应用,使得医务人员和患者的关系出现一些新的情况,特别是医患关系出现"物化"趋势,即高精尖的设备介入医生和患者之间,使他们之间容易缺少以往的信任和情感交流。护理高科技的应用也可能使护患之间出现类似的情况,例如,电子计算机进入护理领域,出现"监测护理","电脑护士"等新生事物,这无疑会减少护理人员和患者之间的直接的思想情感交流和相互之间的接触。如果过于依赖技术而忽视患者的感受,忽视对患者的人文关怀,就会影响护理质量。高新技术的发展和应用要求当代护理人员具有解决新的护理伦理问题的道德实践能力,需要护理人员在工作中要严格要求自己,在运用现代化高新技术时不能忽视道德,要结合高科技的运用及护理工作的实际需要,不断调整对自己的要求,自觉加强道德修养,加强对患者的人文关怀和心理护理。避免出现"物化"趋势。

4. 护理伦理的发展与护理难题的解决

医学科学技术的突破性进展,带来了一系列医学伦理学难题,这是新技术引发的与现有道德观念之间的一些矛盾与困惑。如在人工生殖技术、器官移植、安乐死、遗传与优生、干细胞移植等方面都存在一些伦理难题,这些难题也波及现实的护理领域,护理人员应运用发展中的伦理学知识处理好这些伦理难题。临床上新技术和设备的出现对护理人员的科学知识和人文素质方面的要求越来越高,为了迎接新技术运用带来的伦理挑战,护理人员要不断提高自身的综合素质,除了在技术方面要不断跟上技术进步的脚步,在伦理人文方面也要充实自身,应加强医学伦理、护理伦理知识的学习,了解最新的国际国内有关的技术进展和有关的伦理规范,为处理好、解决好实践中不断出现的护理难题做出努力。

5. 市场经济条件下的医疗服务与护理伦理

随着我国市场经济的发展,护理伦理、护德护风都面临着新的挑战,护理质量受到一定的影响,护理纠纷时有发生,这些都需要在临床医疗护理工作中更进一步发挥护理伦理的作用,避免一切向钱看,只注重经济效益,忽视社会效益,为个人或局部小利益影响患者健康利益的情况发生,公平公正地对待每一位患者。

第二节　临床护理中的护理伦理

一、基础护理伦理

基础护理是护理工作的重要组成部分,它是临床各科护理工作的基础,其工作如何将直接影响临床护理工作的质量。基础护理工作的好坏除了与护理人员的理论知识和技能有关外,还与护理人员的护理道德水准有着密切的联系。

（一）基础护理的含义与特点

1. 基础护理的含义

基础护理是运用护理基本理论、基本知识和基本技能的护理,包括带有共性的生活护理、精神护理和技术护理,它是各科护理的基础和保障,是不同科室的各种类型患者在治疗过程中护理上需要解决的共同问题,也是从事护理专业人员必须掌握的知识与技能。临床各科护理工作的基础,是日常护理工作的主体,它直接为患者提供生活护理和技术服务,以满足患者的基本生活需要和治疗护理需要,是达到治疗目的,减轻患者病痛,促进康复的必要手段。基础护理是临床护理工作的重要组成部分,也是临床进行护理质量评估的主要检测项目。

基础护理的内容广泛,主要包括:为患者提供安全整洁、方便有序的适合治疗康复的休养环境;关照患者的睡眠、维持合理的营养和排泄;处理环境中各种物理的、化学的、生物的因素等对患者的伤害,如防止火、水、电的伤害及摔伤等;保证患者治疗护理的安全,为重症患者选择合适的体位并适时更换调整体位,以防止褥疮发生;了解患者生理、心理状况,观察患者病情,了解患者病情变化情况和治疗效果,检测患者生命体征并做好各种护理记录;辅助患者检查,采集标本,遵从医嘱,协助执行治疗方案,辅助各种诊治处置,消毒隔离,及时有效地配合医生进行急救处置;指导患者功能锻炼,防止发生并发症,促进功能恢复;患者的生活护理,卫生保健和健康指导,住院指导;解除痛苦不适,给患者进行心理护理和咨询等。

2. 基础护理的特点

（1）经常性 基础护理的各项工作大多是每天都要做的常规性的工作,具有经常性,也有一些是按周、按月或不时地根据工作需要来完成的工作。这些常规的、经常性的工作通常可以用制度的形式固定下来,使其按时、按周、按月周而复始地进行。如每天病床的整理,早晚间护理,体温、呼吸、脉搏的测量;口服药品的发放、注射、输液;医疗护理所需物品的领取、消毒灭菌;血、尿等标本的采集或送检等都要在一定的时间内完成,并且是周而复始地进行,这体现了它的经常性、常规性。

（2）连续性 基础护理工作需要了解患者的生命体征、病情的动态变化,要关注患者的需求,保障其安全,这种工作的性质、任务决定了它需要护理人员的工作昼夜 24 h 连续不断地进行。护士在自己当班时的护理工作完成之后,通过口头交班、床边交班及交班记录等方式将护理工作转交给下一班接班的护士,做到换班不换岗,保证护理工作始终有护士在做,以保持护理工作的连续性。通过护士们 24 h 连续不断的工作,及时了解患者病情的动态变化,出现情况时能及时尽早采取有效措施,保证患者的生命安全。

（3）信息性 护士在进行基础护理工作时,通过 24 h 密切接触患者,对患者的情况有一个连续性的了解,能够及时发现患者病情的变化,这些病情的变化可能成为下一步医疗护理的有价值的信息。依据这些有价值的信息,护士可以采取有针对性的护理措施,医生可以调整治疗方案,使之对新情况的处理更加有的放矢。在护理中,护理人员对有关患者新情况的发现和各种信息的反馈,对于指导治疗,调整医疗护理方案,有效控制患者病情,防止病情进一步发展,乃至抢救患者生命具有不容忽视的作用。

（4）协调性 基础护理是整个医院医疗工作的一个组成部分,它不是孤立存在的,而是和医院其他部门、其他医务人员的工作紧密相关、密不可分的,他们之间各有分工,需要互相配合,互相协调,共同为患者康复而努力。

首先,基础护理工作的完成离不开护士之间的协调,每天连续 24 h 的基础护理,哪个环节、哪个时间段的工作都需要做好,要完成好交接班工作,完成好对患者的持续的护理。

其次,基础护理在为患者提供基本的医疗休养环境的同时,还承担着为医生的诊断治疗工作提供必要的物资保障和技术协作的任务。例如,医生工作中需要使用的一般器械、敷料、仪器设备等,几乎都是由护理人员领取、保管、消毒备用。医疗计划和医嘱的落实在很多情况下需要护士的配合。医护之间必须互相支持,通力合作,协调一致,互相监督,才能顺利完成医疗任务。

最后,基础护理工作在护患之间,在护士与其他各科室之间的关系中也起着协调作用。护士在基础护理中与患者、患者家属、医技科室、后勤及其他科室人员的接触直接而频繁。因此,护士在工作中应树立整体观念,并担负起协调的责任,只有这样才能事半功倍,高效率地完成好自己的工作。

(5) 科学性 基础护理工作是大量的、经常的、平凡的、琐碎的,但又有很强的科学性。基础护理是护理工作的一个重要组成部分,它是以医学理论为基础并运用多学科知识为患者服务的。不同的疾病,不同的病情,导致患者生理变化、身体的异常和心理需要的不同。因此,在护理上也会有不同的要求。这就需要护理人员运用所学的医学理论和护理学知识精心护理患者。护理人员只有掌握科学理论,运用科学方法,采取正确的护理措施,才能满足患者的生理和心理需要,促进患者的健康,这体现了基础护理的科学性。如果对基础护理的科学性重视不够,护理措施不当,会给患者带来损失或无法挽回的后果。

(二) 基础护理的伦理要求

基础护理是护理工作的基础,是每个临床护士都要担当的工作,护理人员在进行基础护理时应遵循的道德要求有如下几项。

1. 热爱专业,安心工作

护理工作是高尚而光荣的,然而由于它的平凡、重复、琐碎、艰辛,在社会上不被人重视和看好,个别护理人员受社会上一些消极因素的影响,对基础护理工作的重要性认识不足,在一定程度上影响基础护理工作的质量。基础护理工作虽然不容易显示惊天动地的业绩,但它能在细微处体现对人的最宝贵的生命和健康的关照,是一项人道的、对他人和社会有益的工作。护理人员应该坚定信念,不受社会上各种消极观念的影响和左右,热爱护理事业,爱岗敬业,树立职业自豪感,承担起自己的责任,把精力集中在本职工作上,尽职尽责地做好基础护理工作。

2. 认真负责,严格操作

护理人员对患者的生命安全负有重大责任,基础护理工作的好坏将直接关系到患者的生命和健康。所以护理人员在进行基础护理时一定要认真负责,一丝不苟,精益求精。

护理人员在基础护理的各项工作中应有高度负责的态度。一些基础护理工作是护理人员在无人监督的情况下独自完成的,在这种情况下,护理人员也应遵守操作规程,认真负责地完成工作。护理人员在工作中应严密观察,谨慎处置,严格操作,按章行事。

护理人员应时刻把患者安危放在心上,经常查看病房,巡视患者,密切观察患者的病情变化,不放过任何疑点,一些细微的变化对诊治疾病也可能是有帮助的。工作中要仔细周密,审慎地对待每项工作,防止出现任何差错。例如,为患者注射药品时要严格遵守"三查七对"制度(三查:摆药后查、服药注射处置前查、服药注射处置后查;七对:对床号、姓名、药名、剂量、浓度、时间、用法)。此外,无菌操作制度、消毒隔离制度等也需要护理人员严格遵守、认真执行,不能马虎。严格遵守护理操作规程和医院的各项规章制度,有利于提高护理质量,减少差错事故发生,这是对护理人员的基本要求。

3. 团结协作,互相监督

基础护理的信息性、协调性特点,决定了它与医院许多部门的工作人员有联系,它不仅与医生的工作关系密切,还要和辅助科室、配餐员、卫生员等许多后勤人员取得联系,无论哪些工作都与患者的健康有关。不同科室、部门的工作人员,大家在工作中都是平等的,只有分工不同,没有高低贵贱之分,在工作中应该互相尊重、理解和支持,密切配合,团结一致。

护士要尊重医生,配合医生工作,不能片面强调自己护理工作的独立性而忽视医生的意见;但也不能过分依赖医生,把自己完全置于被动从属的地位,自己能做的也依靠医生去做,给医生增加额外的负担,降低护理职业应有的价值。

护士除按医嘱要求,敏捷准确地完成护理工作外,还要主动协助医生观察患者,及时给医生提供有价值的信息,为正确的诊治创造条件。

护理工作具有集体工作的性质,需要众多护士参与,共同努力才能完成。护理工作的性质决定了护理人员必须通力协作,对自己责任内的工作认真负责,并严格遵守交接班制度,保证护理工作的顺利进行。

护理人员与患者接触频繁,不要在患者或家属面前谈论工作中的矛盾和分歧,同事之间更不应在患者面前互相争吵。护理人员在工作中既要维护患者利益,又要维护医、护、技的威信,这样才能团结协作,做好工作。

医护人员在相互协作的工作中,还要互相监督。医护人员对待他人的提示、忠告、批评等应抱着虚心的态度,认真对待,不能不理不睬,或者认为是有意刁难自己,否则,有可能出现难以预料的、不可预测的后果。

4. 刻苦学习,不断进取

护理学是一门理论性和实践性都很强的融自然科学和社会科学为一体的综合性应用科学。随着医学和科学技术的发展,护理学也在迅速发展。这就需要护理人员不断加强学习,扩大知识面,更新自己的知识结构,掌握最新的护理理论和先进的护理技术,以适应护理工作发展的需要,为完成好自己的护理工作打下坚实的基础。

二、整体护理伦理

(一)整体护理的含义和特点

1. 整体护理的含义

整体护理就是以患者为中心,以现代护理观为指导,以护理程序为基础,对患者进行身心整体护理。它是把护理程序系统化地运用到临床护理和护理管理中去的护理工作模式。

整体护理这种新的护理模式使传统的护理观念从过去的以疾病为中心的功能制护理

转变为以患者为中心的身心整体护理。整体护理的目标是根据人的生理、心理、社会、文化、精神等多方面的需求,提供适合每个人的最佳护理。

2. 整体护理的特点

(1)整体性　整体护理的目标是根据人的生理、心理、社会、文化、精神等多方面的需求,提供适合每个人的最佳护理,这充分体现了其整体性。

整体护理的整体性,一方面表现在,在护理工作中,把患者看作是生物、心理、社会统一的人,关心的是"整体的人",而不是单纯的"病"。在强调人的共性的同时,也看到人与人的不同。重视社会生活和环境因素对患者的影响。要根据患者的身心各方面的需要,妥善安排护理工作的内容,解决患者的整体健康问题。另一方面,把整个护理工作看作一个整体,护理工作不仅是日常大量平凡琐碎的事情,还包括护理制度、护理管理、护理科研、护理服务质量与护理队伍建设等多方面的有机统一体。重视护理工作的整体效应和工作的互相配合,以保证护理整体水平的全面提高。整体护理要求每一位护理人员都要对患者全面负责,围绕患者这个中心工作。

(2)专业性　整体护理以护理程序为基础,对患者进行身心整体护理。这就使护理工作改变了过去多年来靠医嘱加常规的被动工作局面,突出了现代护理工作的独立性、专业性。护理程序为护理工作提供了动态的、连续的、有反馈的科学工作方法。护理程序包括评估、计划、实施、评价和修订计划等阶段。护理程序是一个反馈的过程,这一过程是通过采用护理措施后经过评价来决定下一步护理措施,这就又开始了新一轮的计划、实施、评价过程,直到问题最终解决。这个工作循环是一个螺旋式上升的过程,每一次循环,护理工作都上升到一个新的阶段。工作的全过程是围绕患者的需要解决问题,进行有针对性的有效护理。护理程序是现代护理工作与科学管理相结合的产物,体现了护理工作的专业性、科学性。

(3)主动性　整体护理以护理程序为基础为患者提供全方位的服务,满足患者的身心需要。整体护理模式使护理工作由被动执行医嘱转变为主动设计和执行护理方案。护理人员的工作由简单的"汇报病情—接受医嘱—执行医嘱"向独立制订、实施护理计划和实行生理、心理、环境、情感结合的全方位护理转变。整体护理中护士要依靠自己的专业知识和智慧做出独到的分析、评估和判断,要去自主地、独立地完成整体护理工作,这就意味着护理人员具有更强的主动性。

(4)护理对象的参与性　整体护理不是单纯的疾病护理,而是强调患者身心的整体性,要了解患者各方面的需求,对其进行全方位的护理。整体护理需要患者的参与,需要发挥患者的主动性,患者有身心健康和适应环境的要求,并具有对自己健康负责的意识,就能积极配合整体护理工作,使整体护理收到好的效果。

(二)整体护理的伦理要求

1. 以患者为中心

整体护理是以患者为中心,以现代护理观为指导,以护理程序为基础的一种护理模式,它改变了以往以疾病为中心的做法,其核心就是以患者为中心,把患者视为生物心理社会统一的完整的人,满足患者多方面的护理需要。因而,在整体护理中,护理人员要处处为患者着想,处处为了患者的利益,方便患者,满足患者的需求,为患者提供优质的护理服务。

护理人员在护理工作在中要多与患者沟通，了解患者与疾病有关的情况及个人背景、生活习惯、行为方式、社会心理状况等，以制定适合患者的全方位的护理计划，使患者达到最佳的状态。

2. 勇于承担责任

整体护理体现了护理的专业性和独立性，明确了护理的职责和范围，也指明了解决患者健康问题的方法。整体护理是护理人员以护理程序为基础对患者实施的护理，具有较强的专业性，这个工作一般不依赖医生，是护士根据护理专业知识决定收集哪些资料，如何处理这些资料，如何对患者状况进行评估、制订什么样的护理计划，如何实施护理计划，所有这些都由护理人员来决定。在整体护理中护理人员的主动性、积极性和潜能得到充分发挥。为了使护理人员面对患者的各种复杂情况时能做出准确及时的诊断、评估，为了能制订正确的整体护理计划并确保计划的实施，护理人员应有较强的独立思考和全面分析问题的能力。护理人员在享有自主性、独立性的同时，要对患者负责，对自己在整体护理中的决定负责，勇于承担责任。护理人员只有主动、自觉地承担责任，认真履行在整体护理中的职责，才能提供高质量的护理服务。

3. 勤奋好学

整体护理是以患者为中心，以护理程序为基础的护理新模式。在整体护理中，护理人员不但要考虑生理因素对患者的影响，还要了解社会、心理因素对患者的作用。因此，它要求护理人员不仅要掌握专业知识和操作技能，还要有一定的人文知识，要能够运用心理学、社会学、伦理学、行为学等方面的知识，观察、分析、思考、解决患者的具体问题。只有这样才能对患者的生理、心理、社会、文化、精神等方面的情况进行全面的评估和护理，从而达到整体护理的目的。另外，护理程序要求护理人员通过沟通、协调，为患者解决问题，这就需要护理人员具有良好的观察、理解、表达的能力。因此，护理人员要不断学习，自觉地更新知识，用大量的现代护理知识和人文社科知识充实自己，只有这样，护理人员才能准确地掌握患者情况，发现患者的需要和问题所在，制订和实施整体护理方案，最终解决患者的问题，满足患者的需要。总之，只有勤奋好学，刻苦钻研，不断进取，才能做好整体护理工作，适应护理事业发展的需要。

4. 树立整体观念

整体护理的开展，涉及医院的众多方面，如科室护士在实施整体护理计划时，需要互相配合，共同努力；再有，需要医院领导的支持、护理管理系统的变革、后勤系统的保障，护理科研的开展等。由于整体护理体现了以患者为中心的理念，可以提高护理质量，使患者得到全方位满意的服务，所以，医院内部有关方面应团结协作，密切配合，大力支持整体护理工作的开展，使更多的患者受益。

整体护理需要护理人员转变观念，树立新的整体护理观，不仅要关注患者生理功能的变化，还要重视周围环境和社会因素对患者的影响，要从患者身心健康需要出发考虑护理方案的选择和实施。患者在患病期间，可能会有多方面的身心方面的问题及治疗护理方面的需求，这些具体需求的满足和问题的解决，有时需要不同科室的支持和配合，工作中的任何一个环节出现问题、失误、差错，都可能会影响护理工作的质量。因此，护理人员要具有综合协调能力，学会做好与患者和同行的协作，这样才能保证护理工作顺利完成。

三、心理护理伦理

(一)心理护理的含义及特点

随着医学模式的转变,人们日益认识到人的心理与人的健康密切相关,心理护理在整体护理中具有重要地位,在临床实践中也越来越受到重视。了解心理护理的道德要求,对于改进患者心理状态,促进患者康复具有重要作用。

1. 心理护理的含义

心理护理是指护理人员在护理过程中,以心理学理论为指导,通过语言、行为、态度、表情、姿势等去影响或改变患者的心理状态和行为,使之有利于疾病的好转与康复。

2. 心理护理的特点

(1)程序性与随时性 心理护理是要用心理学知识解决患者在疾病发生过程中的心理问题,满足患者的心理需要,以便更好地完成护理工作,促进患者康复。患者在患病、就医、住院治疗的过程中,心理上会有一些需求,或者容易出现一些心理问题。对于有一定心理问题或心理需求的患者,在心理护理时要遵循一定的程序,按照一定的步骤来解决,不能杂乱无章、漫无目的地进行,否则,将难以收到预期的效果。心理护理的程序包括了解患者的基本需求、观察患者的心理反应、收集并分析患者的心理信息、制定心理护理措施、实施心理护理措施、进行心理护理的效果评价。与护理程序一样,这几个环节是连续的、循环进行的,直到患者的心理问题得到解决。

对于一般患者来讲,患者的心理变化会有一些规律,掌握了这个规律,就可以在日常护理工作中随时随地融入心理护理的内容,如热情耐心地接待入院的患者,语气温和地接听患者的电话和回答患者的询问,护理人员干净舒适的仪表、亲切自然的表情、尊重与接纳的态度、优雅得体的举止,都会使患者感到温暖,增加他们的安全感、信任感,使他们紧张、焦虑、不安的心情得到舒缓放松,使他们不良的心态有所好转。护理人员在与患者接触过程中的一言一行、一举一动,随时随地都会影响患者的心情,所以,从这种意义上讲,心理护理又具有随时性。

(2)多样性与艰巨性 患者的心理问题和心理需要是复杂的、多样的,这就决定了心理护理的多样性与艰巨性。一个健康的人转入患者角色后,会产生一些心理问题。患者心理问题不同,会产生不同的心理需求。不同的患者会有不同的心理问题和心理需求。患者的心理问题和心理需求还会随着时间、环境及病情的变化而改变。心理护理的多样性包括信息方式的多样性和患者心理护理的个性化。护理人员可以通过语言、表情、行为、态度等方式传递信息进行心理护理。但每个人出现的心理问题和心理需求是各不相同的,对每一个患者都要具体分析,细致工作,这是心理护理的多样性,也是它的艰巨性。况且,患者的心理问题也不是短期内就能解决的,这更增加了心理护理的难度。

(3)严格性 心理护理难度大,对护理人员各方面的素质要求高,因而具有严格性的特点。心理护理要求护理人员要具有扎实的护理学、心理学知识,还要有伦理学、教育学、社会学、美学、管理学、行为科学等人文科学和社会科学知识。同时还要有敏锐的观察能力,分析、综合、判断的能力及解决问题的能力。这样才能通过接触患者,发现他们的心理问题及心理需求,运用有效的护理措施满足其心理需要,解决其心理问题。

护理人员自身还应具有较高的心理健康水平和心理调适能力,这样才能以良好的心态去面对患者,才能带动、感染、影响患者,才能更好地帮助患者解决他们心理上的问题和障碍,促进病情好转。

心理护理还需要护理人员具有良好的道德情感。心理护理是通过良好的护患关系来实现的,而良好的护患关系是建立在一定的道德情感基础上的,只有真正关心患者、爱护患者,对患者有高度的责任感,才能关心患者的心理,解除患者心理上的问题与困惑。这就对护理人员的职业道德情感提出了要求。

护理人员还需要在实践中不断探索、总结如何应用有关知识去建立良好和谐的护患关系和其他医疗人际关系,这些都体现了心理护理对护理人员的知识、能力、素质要求高、要求严格的特点。

(二)心理护理的伦理要求

1. 真诚待患

心理护理是在护患交流过程中,通过护患之间真诚的人际关系来实现的。要做好心理护理,需要了解患者的心情,知道患者的需要。只有建立真诚的护患关系,护理人员才能了解患者的心情及心理需求,在此基础上护理人员才能进一步掌握患者的心理活动特点和规律,并有针对性地分析、疏导、安慰患者,使他们建立起接受治疗的最佳心理状态,促进患者的康复。因此,在与患者接触时,护士要有同情和帮助患者的诚意,应以真诚的心对待每一位患者,要真心实意地去尊重患者,理解患者,了解和帮助患者,解决他们的心理问题。例如,有些患者不适应患者角色,不安心治疗,影响诊疗进行,那么,护士需要耐心分析患者产生适应障碍的原因,努力促进患者角色的转化。对于孤独感较强的患者,尽量不要把他们安排在单人的病室,并鼓励他们多与其他患者接触、交谈。对易冲动、易发怒的患者,护士要保持冷静,要有忍耐力,耐心劝导患者,用宽容的爱心和精心护理来感化患者。这些微细之处,可见护理人员待患的诚意,护理人员的关心、爱护,会让患者感受到温暖,使他们心情愉快、舒畅,使他们在接受治疗时能有一个良好的心态。

2. 高度的责任感

高度的责任感是做好心理护理的关键。患者在患病后,在诊疗过程中,会有各种心理需要。心理需要的满足与否,对患者的心情、对治疗康复的效果有较大的影响。如果患者的心理需要得到很好的满足,那么将有助于患者的诊治和康复。因此,在心理护理过程中护士要以高度的责任感准确、全面地了解每一位患者的心理特点,根据具体情况,满足患者对护理的心理需求,帮助患者克服困难、战胜疾病。患者心理特点的发现,心理需求的满足,心理问题的解决,这是心理护理工作的组成部分,这些工作不像打针、发药那样,可以定性、定量地迅速完成。心理护理工作常常是隐性的,不好定量的,如果护理人员没有高度的责任感,可能就不会主动去发现患者的心理需求,不可能去寻找患者有哪些心理问题,更不会去有意识地去满足那些心理需要,去解决那些心理问题。因此,心理护理要求护理人员具有高度的责任感。

3. 不断完善自我

要做好心理护理工作,护理人员要不断加强学习,不断完善自己。当今时代,科技迅猛发展,医学、护理学、心理学知识、心理调适的技能及其他学科的知识都发展很快。护理人员要自觉学习一些新知识、新理论、新技能,多学习一些心理学及其相关学科的知识和技能,不断充实自己、完善自我,使自己具有较好的心理健康水平,在生活和工作中悦纳自我,豁达开朗,待人宽厚、友善、乐观向上。这样才能更好地帮助患者解决他们的心理问题,尽快改善患者的身心状态。不断完善自我,提升自我身心健康水平,是做好心理护理工作的需要。

4. 保守患者秘密

相互信任,建立良好、密切的护患关系是进行心理护理的前提和基础。在进行心理护理过程中,护患之间会有更多的接触和了解,护理人员有机会了解患者内心的,困扰患者的一些问题或隐秘,护理人员要尊重患者的意愿,为患者保守秘密。如果护理人员不注意保密,就有可能会失去患者的信任,使心理护理工作难以继续下去,会有可能影响到患者的康复。当护理人员进行心理护理时,发现有威胁患者生命的严重心理问题或发现患者有伤害自己或他人的意图时,应在进行心理护理的同时,与医生及患者家属取得联系,采取有效措施,保护患者及他人的生命安全。

第三节　临床特殊护理的伦理要求

特殊护理是指对各种特殊疾病患者的护理,如危重患者、妇产科患者、儿科患者等的护理。因为特殊疾病的患者往往表现出特殊的临床表现,并伴有复杂的心理活动,对他们的护理在服务对象与服务方法上与其他护理不同,所以特殊疾病的护理必然会对护理人员提出特殊的道德要求。

一、危重患者抢救的护理伦理要求

危重患者是指病情严重,随时可能发生危险的各种患者。危重患者通常病情严重,来势猛,变化快。其中,有些患者生命垂危,死亡率高;有些患者神志不清或意识模糊,不能配合医护人员工作。对于垂危患者的护理,应结合患者的具体情况和特殊性,采取切实可行的护理方案,使患者早日脱离危险境地。对于危重患者需要随时观察其病情变化,及时地做出处置,并要详细记录观察的结果和治疗经过,以供医生决定采取相应抢救措施的参考。危重患者抢救的护理伦理要求有如下几项。

(一) 行为果断

危重患者的病情瞬息万变,护士应当机立断,果断采取应急措施,马上投入抢救,要争分夺秒,关键时刻,时间就是生命。护理人员应在最短的时间内果断地做出判断,要尽可能地缩短抢救工作的准备时间,迅速开始对患者实施有效的抢救护理工作。工作中稍有延迟、缓慢、疏忽,就有可能贻误抢救时机。因此,护士此时绝不能动作迟缓,四平八稳,甚至犹豫不决,畏手畏脚。在对危重患者的抢救中,护理人员一定要行动果断,快速、敏捷。

(二) 工作冷静理智

在抢救护理危重患者时,护理人员要争分夺秒,行动果断,但是,同时也要小心谨慎,一丝不苟,冷静理智,不能忙中出乱、快中出错,而要严格遵守规章制度和操作规程,并要严密细致地观察患者的各方面情况。一旦发现病情变化,要冷静理智地采取应变措施,不能因为患者病情复杂危重而心情急躁,也不能因现场悲惨而心生恐惧。护理人员要始终保持冷静理智,否则可能出现判断、程序及操作上的失误,有可能贻误抢救时机,给患者带来无法挽回的损失。

(三)要有高度的责任感

危重患者病情严重又复杂多变,在护理过程中往往存在一定的风险,需要承担一定的责任。危重患者往往因病情严重,没有或缺乏心理准备,心理负担较重,家属也常有急躁焦虑情绪。有时家属因心情烦躁,可能会对护理人员无端指责,甚至无理取闹。护理人员要采取克制态度,谅解患者家属的过激言行,不能因此而放弃对患者的抢救。护理人员不能因怕承担风险和责任,怕患者家属的纠缠不清,而采取推诿拖延的工作态度。而应以高度的责任感积极采取有效的护理措施,尽力抢救患者。在遇到紧急情况而医生没有到场的情况下,护理人员也应采取有效的救护措施,如及时尽快的止血、人工呼吸等,为挽救患者的生命创造有利的条件。

二、妇产科患者护理的伦理要求

妇产科的服务对象是女性,她们有特殊的生理、病理、心理状况,对她们的诊断、检查、治疗和护理常常涉及患者个人的隐私。妇产科护理不仅关系到广大妇女的身心健康,而且影响到家庭的幸福和后代的利益,甚至关系到社会是稳定。因此,护理人员在妇产科护理中应重视自己的道德修养,努力做好自己的工作。妇产科患者的护理道德要求有如下几项。

(一)不怕苦和累

妇产科尤其是产科,病床周转快,护理人员工作忙,工作没有规律。无论白天黑夜,随时都会有产妇分娩和新生儿降生,需要护理人员参与接生及做好相应的处置。这些工作使护理人员常不能按时就餐和休息。护理人员工作很辛苦,很劳累。工作中还时常要接触出血、羊水、粪便等物,发生新生儿窒息时,有时还需要口对口呼吸抢救。因此,护理人员工作中应不怕脏,不怕苦和累,这是做好妇产科工作的基本要求。

(二)观察细致严谨

妇产科护理工作中需要观察的项目多,尤其是产科的产妇情况变化快,要求的标准高。护理人员要不怕麻烦,要认真细致,全面地做好观察工作,如要观察产妇的生命体征、意识状态、孕期身体变化及胎儿发育、羊水、宫缩及产程进展、新生儿的情况、产后恶露及子宫恢复情况等。特别是产科的疾病具有变化急剧的特点,如妊娠合并心脏病突发心力衰竭、过期妊娠突发胎心异常、胎盘早剥突然大出血、分娩时突发羊水栓塞等,护理人员对类似这些情况都要严密观察,如果观察不仔细,问题处理不及时将有可能危及患者的生命。所以护理人员在妇产科的护理工作中,一定要仔细严密,认真负责,一丝不苟。

(三)操作细心认真

妇产科护理人员护理质量的好坏,除关系到孕妇本人的健康外,还关系家庭的幸福及第二代的生命。因此,护理人员对待护理工作必须十分的谨慎小心,不能因为工作中操作的疏忽给患者造成不应有的组织、器官及功能上的损伤,尽量做到既解除患者的疾苦,达到医疗护理的目的,同时又保全患者的身体及功能,还要考虑到第二代小生命的利益。因此,护理人员在工作中要细心操作,精益求精,这也是对妇产科护理人员的基本要求。

(四)关心尊重患者

妇产科患者都是女性,容易因女性特殊的生理、病理和心理因素的影响,而出现情绪波动大、忍耐性差、自我感受明显、依赖心理强等情况。护理人员要多体谅她们,要态度和蔼可亲,多一些爱护、安抚和宽慰,要尊重她们的人格,维护她们的自尊心,不能厌恶患者、轻视患者。工作中不能强迫她们做不愿做的检查,不能训斥、挖苦或不理睬她们的要求。护理人员要尊重她们的隐私权,严格执行保密制度,最大限度地保护她们的利益。

三、儿科患者护理的伦理要求

儿科护理工作的服务对象是从新生儿到青少年阶段的处于不同生长发育阶段的小儿。他们在生理、心理各方面都处于不断变化的阶段,从身体来看,他们各系统、组织、器官发育不成熟,对环境适应能力差,抗病能力弱,生病后病情变化快,发展迅速;有些病儿不能或不能准确讲述病情,不能直接表达诊治护理要求。所以,他们在护理方面与成人患者有所不同,儿科患者护理的道德要求有如下几项。

(一)关爱患儿,体贴入微

护理人员应热爱患儿,关心体贴患儿,患儿患病本身就十分痛苦,加上医院陌生的环境、陌生的医护人员及曾经的生病治病体验,使患儿很容易产生紧张、恐惧心理。在治疗过程中有的患儿哭闹不止;有的不友好、不配合;有的拒绝医疗护理。对待这些患儿,护理人员要态度和蔼,说话温和,表情亲切,要尊重患儿。工作中可以通过触摸、安抚、宽慰、逗乐、陪伴等有效的护理方式,满足他们的身心需要,稳定患儿的情绪,赢得他们的好感、信任,建立亲情式护理,使他们尽快适应医院环境,配合医疗和护理。

(二)细致观察,谨慎工作

儿科患者正处于生长发育阶段,他们发病急,病情变化快,而且孩子不善于表达自身的变化和感受,给护理人员的护理工作带来了难度,也对护理观察提出了较高的要求。护理人员要善于观察患儿的病情变化,在巡视病房和护理操作时要通过观察患儿的精神状态、体温、脉搏、呼吸以及啼哭的声音等情况,了解患儿的状况并把有关情况及时反馈给医生,以免病情变化发现不及时而贻误诊断治疗。

(三)认真负责,精益求精

由于实行计划生育国策,许多孩子是家中的唯一的独生子女,一个患儿往往牵动着几代人的心。护理人员要充分认识到自己工作责任的重大,要对孩子的家庭及孩子的终身负责。工作要认真负责,精益求精,用药时不仅要考虑近期效果,防止并发症和毒副作用。由于患儿对药物敏感,儿科用药剂量要十分精确。当遇有剂量、数量、用法不清楚或有疑问时,护理人员要及时核对清楚,确保准确无误,绝不能因用药不当而给患儿带来终身的痛苦和遗憾。

工作时,护士还要有良好的护理操作技术,特别是常用的配药、注射、穿刺、插管、吸痰等操作更应做到到位,要以高超的护理技术和严谨的工作作风,认真做好每一项工作,以提高工作效率和质量,减轻患儿及家长的痛苦。

(四)精心护理,治病育儿

患儿正处于长身体、长知识的成长发育阶段,他们的好奇心、模仿力较强,但对人对事的判断、评价能力较弱。因此,护理人员要针对患儿心智发育的特点及其心理需求进行护理。一方面要对患儿进行精心的护理,另一方面,要注意自己的言行举止对患儿品行的影响。对哭闹不止,不肯合作的患儿,不能简单粗暴,不能哄骗、恐吓、威胁,以免患儿染上说谎、不诚实的毛病;而要言而有信、礼貌温和地对待患儿,起到治病育儿的作用。

四、老年患者护理的伦理要求

随着社会经济及科学技术和文化的发展,人们的生活水平不断提高,人的平均寿命也在不断延长,老年人在总人口中所占的比例越来越大。2000 年以来,中国 60 岁以上的老年人已超过人口的 10%,达到老年型人口的标准。随着人口老化的加快,搞好老年保健,满足老年人的健康需要,为老年人提供优质的护理服务,提高老年人的生活质量,已显得越来越重要,这已成为护理领域的一个重要问题。

老年患者在生理、心理等诸方面都处于衰退阶段,他们的整体功能下降,抵抗力低下,发病率高、并发症多,病情复杂、多变,身体恢复缓慢。多数老年人同时患有几种疾病,护理工作任务重,难度大。另外,老年人大多阅历丰富,生活经历坎坷,心理活动复杂,生病后易顾虑重重。有的老年患者心理上痛苦不堪,抑郁、焦虑,甚至惊恐不安;有的烦躁、易怒、多疑等。因而,对心理护理提出了较高的要求。老年患者护理的道德要求有如下几项。

(一)尊重理解老年患者

老年人阅历深,知识和经验丰富,在家庭和社会中有威望、有地位,受尊重,自尊心强。患病入院后,环境变了,处处受医院、病房规章制度的约束,还要受医护人员的指挥,感到不习惯、不适应,自尊心受到压抑,易引起心理失衡。有的老年患者会产生孤独、焦虑、抑郁等心理,对与他们接触较多的护理人员的表情、态度、言行等极为敏感。因此,护理人员在进行护理工作过程中,要尊重、理解老年人的心理,要像尊敬家里的长辈一样尊敬他们,做到称呼得体,举止端庄,言行礼貌,态度诚恳,和蔼可亲,耐心倾听他们的倾述,虚心接受他们对护理工作的意见和建议,尊重老年人的人格和生活习惯,尽可能满足他们的需要,使他们产生信任感、安全感和舒适感,为老年人做好护理服务。

(二)关心帮助老年人

老年人往往年老体弱,耳背眼花,行动不便,力不从心,但又常常对自身能力估计过高。有的患者不愿意接受护理人员提供的生活护理服务,使他们的生活经常会有一些小困难和不便利。护理人员要关心、帮助老年人,在维护老年人自尊心的基础上,做好老年人的生活护理,如帮助老年人洗漱、更衣、进餐、外出检查、调换体位、详细告知服药方法等。老年人需要帮助的地方很多,护理人员要用心地关心帮助那些需要帮助的老年患者。

(三)耐心细致地对待老年患者

老年人反应慢、说话慢、动作慢、记忆力减弱,经常会重复询问同一个问题,护理人员要有耐心,对待老年患者要不急不躁,不要有厌烦情绪。有的老年患者固执己见,不能很好地配合治疗和护理,护理人员对这些患者要宽容,要有耐心,要采取老年患者能接受的方式进行护理。护理人员在和老年患者说话时,语速要放慢,解释病情或交代事情时可多重复两遍。护理人员对老年患者交代事情时,为避免他们忘记,还要多提醒他们,这样才能收到好的效果。

(四) 细致观察,审慎护理

由于老年患者的组织器官老化,功能减退,感觉迟钝,对疼痛等不敏感,疾病往往缺乏典型的症状和体征,因而,护理人员要细致地观察老年患者的病情变化,经常巡视患者,不放过任何疑点和微小变化,积极配合医生采取治疗和护理措施,审慎治疗和护理。并要做好治疗、护理前的各项准备工作,防止差错事故的发生。

(五) 做好老年患者的心理护理

老年患者易出现许多心理问题,如,长期住院或卧床,会使老年患者出现自责和对家人的内疚心理。老年人由于劳动能力丧失,收入减少,高昂的医疗费用会使老年患者产生担忧、不安心理;疾病迁延不愈,病情反复波动的老年患者,由于身心疲惫,悲观失望,易产生自暴自弃,放弃治疗,甚至悲观厌世心理。面对这种种情况,护理人员要多多关注老年患者的心理问题和心理护理,要仔细观察老年患者的情绪特点和情绪变化情况,设法帮助老年患者走出不良心理的阴影,增强他们的心理承受能力,使他们能够乐观开朗,以积极的心态面对疾病,增强信心,使他们能够积极主动地配合治疗,使医疗护理收到好的效果,使他们尽快康复。

思 考 题

1. 基础护理的道德要求有哪些?
2. 整体护理的道德要求有哪些?
3. 心理护理的道德要求有哪些?

第九章
社区卫生服务的伦理

本章提示

　　社区卫生服务是面向基层群众提供基本医疗保障和卫生健康教育,提高人群健康水平的公共服务活动,包括预防、保健、医疗、康复、健康教育等内容。开展社区卫生服务,有利于医疗服务走向社区,保障基层群众的健康需要,实现人人享有卫生保健的目标。社区卫生服务要求医务人员遵守伦理道德,主动上门,卫生宣教,热情服务,提高社区居民的健康水平。

案例 9-1:服务更贴心　关爱更周到

　　2007 年,我国以社区为基础的新型城市卫生服务体系建设加快,优化城市医疗卫生资源配置、发展社区卫生服务,成为方便群众防病治病的一个重要举措。目前,我国 98% 的地级以上城市、93% 的市辖区和一半以上的县级市,都不同程度地开展了社区卫生服务,社区卫生服务体系的框架已经初步形成。不少城市采取了社区医院基本药物政府集中采购、统一配送和零利润销售的做法,药品价格和医疗服务价格比较低廉。大医院患者已经出现合理分流,从而在一定程度上缓解了群众看病难的问题。

　　今年 5 月,人民日报、新华社及本报记者赴宁夏采访。在银川市金凤区一个社区卫生服务站,一位躺在床上的患者坐起来说:"我要说几句!我是退休教师,颈椎病很严重。以前,我去大医院看病,出门坐车、排队挂号、预约专家习以为常。去年,我开始到小区的社区卫生服务站看病,从那次以后,我其他地方都不去了。我选择社区卫生服务站看病,不光是觉得离家近、方便,我在这里也得到了和大医院截然不同的服务。服务站的人既是我的医生,也是我的朋友。他们关心我的病痛,教给我如何预防,帮助我康复,提高了我的身体素质和生活质量。这里的药比药店还便宜,维 C 银翘片两块多钱,还有几毛钱的药呢。"

　　定位于公益性质,公共卫生免费服务、基本医疗成本服务的社区卫生服务机构用贴心、周到的服务和关爱在小区里站稳了脚跟,成了小区居民生活中不可或缺的一部分。尤其是基本医疗成本服务,为那些中低收入家庭、下岗失业家庭、孤残家庭带来了福利。

　　【分析】　从上例可见,社区卫生服务方便居民就医,为小区居民提供就近、方便、贴心的医疗卫生服务,深受群众欢迎。并在一定程度上缓解了看病难、看病贵的问题。

　　社区卫生服务体现了政府的制度创新。政府的责任既体现在经费投入保障上,也体现在监督管理上。在社区卫生服务的管理方面,政府有关部门组织进行了收支两条线试点,采取了药品零差价,医保进社区、首诊在社区、医生下社区等诸多措施,丰富了社区卫生服务的内涵,管理更加规范,效率更加突出。在经费投入方面,政府的责任更明确,资源更公平。无论是新农合还是城市社区卫生服务,都是政府掏钱买单才能顺利运行的城乡居民健康保障制度。2007年,国务院副总理吴仪强调,要把政府主导作为保证这两项制度(新农合和城市社区卫生服务)公益性质的基本前提。政府在城乡居民的医疗保健方面的责任更加明确,医疗资源的投入就更加公平。有些地方的政府已明确,社区卫生服务机构是公益性质的非营利性医疗卫生机构,应该免费提供社区卫生服务,以成本价提供医疗服务。各级政府要把社区卫生服务经费纳入财政预算,建立社区卫生服务经费投入的长效机制,大幅提高社区公共卫生服务经费,按服务人口给予补助。

开展社区卫生服务,使我国医疗卫生体系更加完善,从而有利于实现人人享有基本卫生保健的目标。

第一节 社区卫生服务的特点与伦理要求

一、社区卫生服务的含义与内容

(一) 社区卫生服务的含义

社区卫生服务是指在一定社区内向居民提供预防、医疗、康复和健康促进等卫生保健活动的总称。

社区是若干社会群体(家庭、民族)或社会组织(机关、团体)聚集在某一地区形成的一个生活上相互关联的大集体。在我国,城市的社区可以是街道或居民小区,农村社区可以是乡(镇)或行政村落。社区作为人们生活和社会活动的地域,它不仅产生了衣食住行、受教育等的需要,而且也有防病治病的需要。社区卫生服务正是适应这种需要而产生的。

社区卫生服务对实现人人享有初级卫生保健的目标具有重要意义。截止2006年底,全国共建立社区卫生服务中心5 000多个,服务站18 000个,比2005年大幅增加。据卫生部调查,社区卫生服务机构由政府及所属医疗机构举办的占60%,企事业单位举办的占17%,其他社会力量举办的占23%。目前全国从事社区卫生服务工作的卫生技术人员达26万人。

(二) 社区卫生服务的内容

社区卫生服务以维护社区居民健康为中心,提供疾病预防控制等公共卫生服务、一般常见病及多发病的初级诊疗服务、慢性病管理和康复服务等。社区卫生服务要求主动服务、上门服务,并逐步承担起居民健康"守门人"的职责。也有人将社区卫生服务概括为包括预防、保健、医疗、康复、健康教育、计划生育指导等在内的综合性、全方位的六位一体的服务。

(1) 提供诊断、治疗和转诊服务 社区医疗服务机构承担为社区居民诊断、治疗常见病、多发病以及慢性非传染性疾病的工作,并根据患者的病情需要,及时做好转诊、会诊等协调工作。

（2）提供上门服务　为居民提供出诊、巡诊、建立家庭病床、肌注、输液、换药、导尿、灌肠等服务。

（3）提供预防保健、康复服务　为社区居民提供医疗、体育、健身、康复锻炼指导、心理卫生维护、家庭健康咨询、计划生育指导和家庭保健等服务。

（4）做好社区院前急救　开展急危重症患者院前急救及护送住院，确保社区现场紧急救护工作及时有效。

（5）为社区居民建立健康档案　及时掌握居民及家庭的健康状况，为社区居民（家庭）建立健康档案。

二、社区卫生服务的特点和作用

（一）社区卫生服务的特点

（1）地域性强　在我国，城市的社区一般是以街道或居民小区划分的。社区卫生服务是指在一定社区内向居民提供的以预防保健、医疗、康复和健康促进为主要内容的卫生保健活动的总称。社区卫生服务与其他卫生服务相比，最大的特点在于它所提供的服务是以社区为范围，以家庭为单位的连续性、人性化的医疗服务。即社区卫生服务主要是为社区内的居民提供卫生服务的，服务对象是社区的居民，具有较强的地域性。

（2）居民享受卫生服务方便、快捷　社区卫生服务机构就设在居民生活的小区内，按照有关部门的设计，居民到社区卫生服务机构的路程很短，一般不超过 15 min 的路程。居民享受到社区卫生服务方便、快捷。

（3）居民享受卫生服务价格优惠　社区卫生服务中属于公共卫生服务部分的服务项目是免费的，属于基本医疗服务方面的服务项目是低成本的，有些药品是零差价的，不像在大医院用药需要付药品加成费。另外，在社区看病，免收挂号费以及一些项目的检查费，医保报销比例相对较高。居民在社区卫生服务机构看病价格上受益，物美价廉。国家《关于深化医药卫生体制改革的意见》指出，政府举办的城市社区卫生服务中心（站）要严格界定服务功能，明确规定使用适宜技术、适宜设备和基本药物，为广大群众提供低成本服务，维护公益性。从 2009 年起，政府举办的基础医疗服务机构全部配备和使用基本药物，完善基本药物的医保报销政策，保证群众基本用药的可及性、安全性和有效性，减轻群众基本用药费用负担。

（4）社区卫生服务主动性强　社区卫生服务从旧式的卫生服务机构坐等患者，转变为走入家庭，上门服务，定期出诊，这是社区卫生服务的一个优势，可以很好地满足特殊患者的需要，很有发展潜力。

（5）服务态度好　社区卫生服务机构深入社区居民中，医务人员与社区居民群众朝夕相处，关系密切。社区卫生服务场所气氛比较宽松、温和，不像大医院那样处处让人感到紧张忙碌。社区医务人员也比较随和，容易让人感到亲切，他们对患者有耐心，能提供更加人性化的服务。他们可以有时间和精力与患者促膝谈心、问寒问暖，患者有疾苦和健康方面的困扰可以与他们详谈，一般情况下他们可以给予耐心的解答，直到患者满意。因而，社区居民对社区卫生服务机构医务人员的服务态度是比较认可的，这也是一部分居民愿意到社区卫生服务机构看病的原因。

（二）社区卫生服务的作用

（1）有利于实现人人享有基本卫生保健的目标　医药卫生事业关系亿万人民的健康，关系千家万户的幸福，是重大的民生问题。社区医疗卫生服务是党的一项重要卫生政策，是新时期提高居民健康水平、培养良好行为，争取人人享有基本卫生保健的重大举措，是一项利国利民利己的大好事。现阶段，我国深化医药卫生体制改革，就是要建立健全覆盖城乡居民的基本医疗卫生制度，为群众提供安全、有效、方便、廉价的医疗卫生服务，提高全民健康水平，逐步实现人人享有基本医疗服务的目标。

社区卫生服务以维护社区居民健康为中心，提供疾病预防控制等公共卫生服务，一般包括常见病、多发病的初级诊疗服务，慢性病管理和康复服务，并实行主动服务、上门服务。社区提供的服务和社区的每个居民密切相关，是每个居民都可以享受到的基本服务。社区卫生服务必将有利于人人享有基本卫生服务目标的实现。

（2）有利于方便社区居民就近求医　社区卫生服务中心（站）建立在社区群众生活的小区内，与社区群众近距离朝夕相处。社区卫生服务机构提供的社区卫生服务能解决群众防病治病方面的基础性问题，满足他们的基本卫生保健服务的需要，方便居民防病治病，使他们不用走远路、花大钱就可以享受到安全有效、方便廉价的服务。

（3）有利于充分利用现有卫生资源　过去，人们有病就习惯到大医院看病，造成大医院患者过多，不堪重负。结果，一方面大医院患者多，医务人员人手紧，忙不过来。另一方面小医院则是患者稀少，卫生资源闲置，浪费情况严重。开展社区卫生服务有利于患者的分流，使众多的小病患者不到大医院，而在社区就医治疗，逐步形成"大病进医院，小病在社区，康复在家庭"的社区医疗卫生服务模式和就医模式。这样有利于充分利用大医院和小医院的资源，使大医院有更多的精力用于科研、教学和解决疑难杂症的诊治问题，并有精力对下级医院、社区医院进行业务指导和培训。同时，还要逐步完善社区首诊、分级医疗和双向转诊制度，充分发挥社区医院和大医院双方的作用，使医疗资源充分利用起来。

（4）有利于解决看病难、看病贵的问题　我国医疗服务一直存在着看病难、看病贵的问题。以往，医疗消费者大量涌向知名度高的大医院，使大医院超负荷运转，而其中许多人并不需要到大医院就诊，从而导致不必要的高消费，浪费了卫生资源；而许多中小医院和社区医疗服务机构就医者稀少。开展社区卫生服务，引导一般诊疗下沉到基层，可使社区内相当一部分患者实现在社区内就医。由于社区使用适宜技术、适宜设备和基本药物，为广大群众提供低成本服务，因此，居民在社区就医，不仅能有效缓解医疗服务的供需矛盾，减轻大医院的压力，提高社区医疗资源的利用率，还能节约就医者的医疗开支，缓解看病难、看病贵的问题。

（5）有利于增加社区居民的预防保健知识　对社区居民进行健康教育是社区卫生服务的一项重要内容。社区卫生机构可充分利用各种媒体，传播医药卫生知识、健康知识，倡导健康文明的生活方式，促进公众合理营养，提高群众的健康意识和自我保健能力。

三、社区卫生服务的一般伦理要求

（一）热爱社区卫生服务工作

社区卫生服务，工作面广，项目繁多，要预防、保健、医疗、宣传教育、康复、上门服务、建立健康档案。许多社区卫生服务工作人员比较忙碌,工作量比较大,一天工作超过 8 小时,经常感到身心疲惫。而且,在一些地方,社区卫生服务工作没有被更多的人认可,建档案、上门服务等工作不是很顺利,工资待遇不高,在社会上的地位也不高。尽管近几年来,由于国家的重视,工作环境有了一定的改善,但仍无法与大医院的条件相比。有的社区患者数量不是很多,从业环境不是很理想。随着医改的深入,社区卫生服务在实现人人享有基本卫生服务,实现社会公平,解决看病难、看病贵的问题方面的作用将日益凸显。在这种情况下,开展社区卫生服务,让更多的社区居民满意,需要医务人员热爱自己的工作,认清社区服务的重要性,明确社区卫生服务在满足人民群众健康需求方面的意义,不怕辛苦,踏踏实实地做好自己的工作。卫生事业是民生事业,与国家的兴旺发达密切相关,社区卫生服务是卫生事业的基础,社区医务人员要自觉地把自己的工作同国家、人民群众的利益结合起来,热爱社区卫生工作,一心一意为社区群众服务,尽心尽力帮助他们解决各种预防、保健、康复等方面的问题。

（二）认真负责,减少差错事故发生

医疗行业是高风险行业,社区尽管开展的只是一些基本的医疗服务,急危重患者较少,高新技术运用得也不多,但工作也同样有一定的风险。诊断是否准确,检查治疗操作是否规范,用药是否适合患者的病情等都需要医务人员严肃认真地对待。不能认为是小病或慢性病就草率应付。在社区工作也一样不能有任何疏漏和马虎大意,否则也一样会出现各种差错甚至事故。因此,社区医务人员在工作中一定要认真负责,坚决减少任何事故发生。

（三）主动热情,努力建立和谐医患关系

社区机构置身于居民生活的环境之中,与社区居民有着天然的联系,具有建立和谐医患关系的有利条件和优势。社区卫生服务人员应以良好的态度,热情对待社区就医者,为他们解惑释疑。要让就医者感到医者亲人般的关怀、家庭般的温暖,增加社区卫生服务机构的亲和力、吸引力,赢得患者的信赖,从而提高社区卫生服务机构在社区居民中的地位,引导他们自愿到社区获取卫生服务。

（四）不断提高医疗技术水平

社区医院与大医院相比,工作人员的学历、职称都比较低,专家及高级职称、高学历的更是凤毛麟角,大多数是初、中级职称,整体技术水平不容乐观。在国家重视和大力发展社区卫生服务的形势下,社区将承担较多的卫生服务工作。技术水平是制约社区医院发展的关键。社区医务人员要主动适应新的工作需要,不断提高医疗技术水平,使患者对社区医疗服务有信心,自愿到社区接受卫生服务。否则,如果医务人员技术水平不高,居民不信任,社区卫生服务机构就难以发挥作用。目前,广大医务人员已认识到这一点,他们非常渴望有学习进修的机会,国家也正在着手解决这一问题,在组织人员培训、进修,设法提高社区医疗的技术水平方面,已探索出许多可行的办法。如与大医院捆绑或联合,大医院与社区医院对口帮扶,建立对口支援制度,大医院派专家到社区轮转或出诊,大医院举行专题讲座或派社区医生到上级医院进修等,都收到了较好的效果。

（五）勇于创新,探索发展社区卫生服务的有效途径

当前,以社区卫生服务为基础的新型城市医疗卫生服务体系还有待进一步完善。例

如,社区首诊制和与大医院之间的双向转诊制仍在不断探索过程中,如何建立高效规范的医疗卫生机构运行机制,如何加强管理,明确收支范围和标准,实行核定任务、核定收支、绩效考核,如何实行收支两条线管理办法等事关社区卫生服务发展的问题等,都有待于社区医务人员、管理人员在实践中不断探索和积累经验,寻找好的解决办法。因此,社区医务人员要勇于创新,善于发现问题、解决问题,积极探索社区卫生服务的有效途径,推动社区卫生事业的发展。

第二节　社区预防保健的伦理要求

一、社区预防保健工作的内容与特点

预防保健工作是社区卫生服务的重要组成部分,社区预防不单纯是防治疾病的发生,更重要的是为人类的生活和生产创造良好的环境和完备的身心条件,提高人类生活质量。社区预防保健主要包括社区环境卫生指导,社区饮食营养与食品卫生指导,社区预防措施等。社区保健是社区卫生工作者和有关机构,根据社区卫生服务计划,提出社区保健实施方案,并对方案的实施进行检查和评价。主要包括社区居民健身、社区心理卫生维护、社区康复及不良行为和不良生活方式纠正等。

社区预防保健主要面向城乡基层,面向城乡社区内的全体居民,它是在社区居民的积极参与下进行的,它实行初级医疗卫生预防保健,以达到社区居民防病治病、增进健康的目的。

社区预防保健以预防疾病为主,又提供治疗、护理、查体、防疫、健康保健和卫生宣传等综合服务,使慢性病及轻病患者、恢复期患者不用去医院便可就近得到医疗保健服务。因此深受群众的欢迎。

（一）社区预防保健工作的内容

（1）预防疾病　预防疾病属于基本公共卫生服务范围,包括深入持久地开展爱国卫生运动,搞好社区内的环境卫生,清除社区内的垃圾污物,灭蚊蝇、灭鼠、灭蟑螂,大力促进环境卫生,不断改善城乡居民的生活、工作等方面的卫生环境。开展优质食品供应,开展好计划免疫、接种疫苗和疾病监控工作,预防和控制疾病流行。在认真做好环境卫生、食品卫生工作的同时,还要做好职业卫生以及农民工流动人口的卫生工作。

（2）开展计划生育指导和妇幼保健工作　做好孕期、围产期的科学知识普及,定期为妇女查体,并指导预防疾病的措施和保健方法。做好计划生育指导,开展婴幼儿保健工作,降低妇幼人群的发病率和孕妇、产妇、婴幼儿的死亡率。

（3）治病防残,促进恢复健康　对常见病、慢性病提供基本药物,并给予有效的治疗。对危重患者要做好初步抢救并及时转入上级医院,防止发生并发症,防止留下后遗症和终身伤残。对病情好转出院回家疗养者,要提供恢复性治疗和身心护理,促进康复。对慢性病患者定期复诊,如给糖尿病患者定期检测血糖,督促高血压患者检测血压等。

（二）社区预防保健工作的特点

（1）群众性 努力实现人人享有基本医疗卫生服务，这是我国医疗卫生事业从观念到体制的重大变革，也是新医改方案的最大亮点。世界上绝对多数国家都把维护医疗卫生的公平性放在首要位置，因为健康公平是社会公平的基础。为城乡居民提供基本医疗卫生服务，有利于改善人口的整体健康水平，促进社会的和谐稳定。预防保健是基本医疗卫生服务的重要组成部分，体现医疗卫生事业的公益性质，体现了社会追求公平正义的理念。社区预防保健工作是政府主导的社会事业，是一项公共卫生服务，它面向所有居民，有利于促进城乡居民逐步享有均等化的基本公共卫生服务。人人都有权享有社区卫生保健，它需要广泛的群众参与，也为广大的群众提供服务，它具有群众性。

（2）长期性 人的一生的各个时期、各个阶段都需要卫生保健。而人生各阶段的卫生保健工作都可以在社区进行，成为社区预防保健的项目和内容。现在，人们对生命质量高度关注，对拥有一个健康孩子特别重视，通常在一个新生儿尚未出生前的胚胎阶段，甚至更早的怀孕准备前就开始考虑采取某些预防保健措施，保证生育的孩子更加健康。妇幼保健是社区卫生保健工作的一个重要方面。生病以后预防并发症，进入老年以后还要进行老年人的预防保健。总之，社区卫生保健工作贯穿于病前、病后的所有阶段，决定了社区卫生保健的长期性。

（3）预防性 社区卫生保健工作的重点是预防疾病，增强体质，防止疾病发生。社区医务人员通过开展妇幼保健、预防接种、保健体检、对慢性病患者进行随访或定期复查、爱国卫生运动、组织体育锻炼、介绍合理饮食、宣传疾病防治知识、急诊抢救知识、进行健康教育等活动，增进社区居民的健康理念，促进健康行为，防患于未然，预防疾病的发生。可见，预防性是社区预防保健的重要特征。

二、社区预防保健工作的伦理要求

（一）热情服务，礼貌待人

社区内的居民，人员庞杂，他们的年龄、文化、性格、工作状况、家庭环境、身体状况等都各不相同，对社区预防保健的认识、态度、需求也不一样。社区医务人员进行预防保健时，对待所有前来者都应一视同仁，热情服务。无论年龄大小、职务高低、贫贱贵富、言行举止、文明修养如何，都应礼貌相待，尊重对方的基本卫生保健权利，全心全意为社区居民服务。

（二）耐心细致，不厌其烦

在社区预防保健工作中，医务人员应耐心细致，认真对待每一项工作及工作的每一个环节，严守操作规程，防止出现疏漏。如社区一些慢性病患者经常定期或不定期来测量血压、血糖，社区一天也许要接待许多这样的居民。社区医务人员对待他们应该有耐心，不能因为他们时不时地常来测量就感到可以糊弄或显得不耐烦，也不能因为一天已连着给好几个居民做了测量，就感到不耐烦、没有耐心、草率行事。因为，只有工作耐心细致才能及时了解就医者的身体情况，明确是否存在现实的或潜在的问题，起到有效预防保健的作用。

（三）任劳任怨，认真负责

预防保健工作见效慢，工作效果不会立竿见影。一些人会对预防保健工作缺乏理解和支持，工作中可能会遇到冷言冷语、不配合的情况。社区医务人员应自觉履行自己的职责，贯彻预防为主的方针，任劳任怨，认真负责，严格遵守规章制度和操作规程。不能因人们对预防保健工作看法、态度不一就放松对自己的要求，工作懈怠。

第三节　社区健康教育的伦理要求

一、社区健康教育的重要性

（一）健康教育的概念

健康教育主要是由医务人员采用演讲、个别指导、大众传播媒介（电视、广播、报纸、期刊等）、视听教具、系统学习等方法，以及小组讨论、模仿学习、行为矫正等手段，有计划、有组织、有系统地向健康人或患者进行有关健康知识的教育活动。健康教育的核心问题是促使个体或群体改变不健康的行为和生活方式。主要目的是帮助受教育者建立健康的行为和生活方式，如戒烟、少饮酒、健康的生活习惯、合理的营养等，自愿改变影响健康的不良行为，从而消除或减轻影响健康的危险因素，预防疾病，促进健康，提高生活质量。

（二）社区健康教育的重要性

（1）有利于社区居民了解健康知识，增强健康意识　在我国由于受旧的医学观念、医学模式和世俗文化的影响，人们长期以来总是习惯于把健康单纯地理解为没有疾病，没有身体上的不适。只有当他们生病时，才开始到处寻医问药。而平时则不注意健康。通过健康教育，可以帮助人们改变平时忽略健康，有病时才治病的单纯治病观念，树立新的健康理念。按照世界卫生组织的定义："健康不仅是没有疾病或不虚弱，而是身体、精神上的健康和社会适应的完美状态。"要想获得健康，首先就要懂得什么是健康，然后再去争取健康。而健康知识离不开健康教育。社区医务人员要通过健康教育，使居民理解什么才是真正的健康，了解健康知识，增强健康意识。

（2）有利于社区居民养成良好的行为方式　宣传卫生知识，减少不健康的行为是医务人员义不容辞的责任，也是实现人人享有基本卫生保健的重要措施。我国全民的卫生知识水平还较低，有些基本的卫生常识对许多人来说还很陌生。因此，医务人员要通过开展健康宣传教育，转变居民重医疗、轻预防的观念。要从转变居民的健康认识入手，大力提倡有利于健康的行为，反对各种危害健康的行为习惯，引导居民改变有害健康的生活习惯，建立健康的生活方式，增强自我保健能力。

（3）有利于更好地进行防病治病工作　健康教育在预防战略中具有重要作用。美国卫生总署在 1979 年的报告中指出："1976 年美国死亡率中有一半是由于不健康的行为或生活方式所致，20% 是由于环境因素，20% 是由于人类生物因素，只有 10% 是由于不适当的健康服务所致。"许多发达国家通过健康教育，改变了人们的生活方式，从而大大降低了冠心病和中风的发病率和死亡率。美国疾病控制中心研究指出：如果美国男性公民不吸烟，不过量饮酒，采纳合理饮食和进行经常性锻炼，其寿命可延长 10 年。而政府用于提高临床医学技术的投资，每年数以千亿计，却难以使预期寿命增加 1 年。世界卫生组织把健康教育作为初级卫生保健的第一要素，它无疑有利于更好地进行防病治病工作。当今，我们面临着大量的疾病预防和控制工作。而在疾病的预防和控制中，对一般人群的健康教育，如公共场所的卫生、生活卫生，包括饮食饮水卫生、环境卫生、睡眠卫生、个人卫生等方面的健康教育，是极为重要、不可缺少的。它对于提高公民健康意识、预防减少疾病发生等具有重大意义。这些健康教育工作都可以在社区进行。随着我国社会的发展，健康教育对于提高我国人民的健康水平和生活质量，对于有效预防疾病，发展国家卫生事业必将发挥越来越大的作用。

（4）健康教育是实现人人健康目标的要素　健康是人的基本权利。世界卫生组织指出："健康是基本人权，达到尽可能的健康水平，是世界范围内的一项最重要的社会性目标。"健康教育是初级保健的要素，只有让每个家庭和社会成员都了解、掌握促进健康和预防保健的知识，才能自觉地选择有利于健康的生活、行为方式。我国正处于社会主义初级阶段，群众的文化素质还较低，还有文盲、半文盲存在，人们的健康意识还比较薄弱，一些不利于健康的观念和风俗习惯根深蒂固，一时难以改变，因而非常需要加强健康教育。

二、社区健康教育的内容和特点

（一）社区健康教育的内容

（1）加强健康知识、医药卫生知识的传播　社区卫生机构通过各种媒体，向社区居民进行健康教育，介绍健康新观念和医药卫生知识，使社区居民逐渐明白究竟什么是现代意义上的健康以及如何获得并保持健康，同时，也使居民了解更多的医药知识、防病治病知识等。

（2）倡导健康文明的生活方式　通过健康教育，让社区居民知道什么是健康文明的生活方式，过去哪些做法是有碍身心健康的，是需要改进的。指导居民逐渐做出明智的决策，选择有利于健康的行为，远离对健康有害的生活方式和行为习惯。

（3）增强居民的健康意识和自我保健能力　通过健康教育，让居民增强预防疾病和维护健康的自我责任感，充分认识到健康既是人的基本权利，也是每个人应尽的义务。每个人都应该对自己的健康负责任，每个人都应该注意培养良好的生活习惯和行为方式，尽量消除不利于健康的因素。

（二）社区健康教育的特点

（1）面向所有社区居民　健康教育属于基本公共卫生服务的一项重要内容，理应面向所有居民，保证人人享有。我国已确立基本公共卫生服务均等化的目标，从 2009 年开始，国家将逐步向城乡居民统一提供疾病预防控制、妇幼保健、健康教育等基本公共卫生服务，逐步缩小城乡居民基本公共卫生服务差距，力争让群众少生病。"均等化"意味着每个人，不论性别、年龄、种族、职业、收入水平等，都享有同样的基本公共卫生服务。

（2）常与诊疗活动同时进行　社区卫生服务机构开展全科医疗服务，要求医生将健康、咨询、健康教育等纳入门诊服务之中。因而，社区医务人员在接待就医的居民时，除了做诊疗工作之外,还要适当地结合患者的情况,做一些健康教育、健康指导之类的工作。这是社区医务人员日常工作的一部分,不能忽略。社区医务人员有时间、有精力、更有责任在进行诊疗工作的同时,注意做好对社区居民的健康教育工作。

(3)社区健康教育内容丰富,形式多样 健康教育面对社区所有的居民,而居民的健康状况不同,年龄、性别不一,需要进行健康教育的内容也不完全一样。健康教育要有针对性、预见性,不能千篇一律或盲目进行。社区医务人员作为全科医生,知识面要广。同时,还可以运用板报、海报、标语、讲座、放映影视资料等各种形式进行健康教育活动。

三、社区健康教育的伦理要求

(一)认真对待健康教育

健康教育属于一种以基层医疗卫生服务为基础的医疗服务体系中的公共卫生服务,是城乡居民应该享有的均等化的基本公共卫生服务。2009年4月,《关于深化卫生体制改革的意见》指出,医疗卫生机构及机关、学校、社区、企业等要大力开展健康教育,充分利用各种媒体,加强健康、医药卫生知识的传播,倡导健康文明的生活方式,促进公众合理营养,提高公众的健康保健意识和自我保健能力。医务人员应充分认识健康教育的必要性、重要性,认清自己所肩负的健康教育、增进健康、促进健康的责任。健康教育可以体现公益性,对社区居民、家庭、医疗部门及社会都有益处,是居民应该享受到的公共卫生服务,而不是可有可无、可做可不做的事情。因此,社区医务人员一定要认真对待,认真做好这项工作。

(二)努力学习,不断进取

进行健康教育,作为教育者的社区医务人员首先要自己懂得有关的知识。当今医学科学进展迅速,健康理念在变化,而促进健康的方法本身就很多,并且这些方法也不是一成不变的,还有医学各科都在发展,全科医学中的教育内容更是包罗万象。因而,医务人员要想进行健康教育,做一个合格的教育者,必须紧跟时代、紧跟医学发展的步伐,不断学习,不断进取,掌握更多、更新的理论、观点和方法。

(三)处处为患者着想

患者各不相同,年龄、健康状况、现在正得的疾病、曾经得过的疾病和可能易得的疾病都各不相同。因而,社区医务人员在进行健康教育时,要考虑每个患者的具体情况,再依患者的具体情况确定不同患者究竟最需要哪方面的健康知识,然后再考虑把患者最需要的知识传授给他。这样,教育才有针对性,才能取得好的效果。社区健康教育要求医务人员,既要设身处地地为患者着想,充分考虑患者的具体情况,设法解决患者的问题,还要从社会群体的角度考虑问题,确定哪个时期、哪个阶段或哪个季节应对社区居民群体进行哪方面的卫生知识宣传教育,然后选择适合面向社区居民群体的内容与方法来进行健康教育。

总之,无论是面向社区居民个性化的健康教育,还是面向社区居民群体的普及化、大众化的健康教育,都需要医务人员为社区的居民和患者着想,围绕他们迫切需要解决的问题,加强教育的针对性,这也可以说是健康教育以人为本的体现。

第四节 家庭病床服务的伦理要求

一、家庭病床服务的含义与对象

（一）家庭病床服务的含义

家庭病床是医疗单位为适合在家庭进行计划治疗和管理的患者就地建立的病床。

家庭病床立足于社区和家庭，综合医学、护理学、社会学和行为科学的成果，融预防、保健、医疗、康复于一体。它适应医学模式转变的需要，有利于疾病的治疗和预防。

（二）家庭病床服务的对象

家庭病床主要针对行动不便和连续就医有困难的患者，如一时患病而住不上医院的，经急诊留察或经抢救病情稳定，但仍需继续治疗的，因种种困难不能住院和年老体弱行动不便的患者。

二、家庭病房服务的特点和优点

（一）方便患者

家庭病床的建立给一些生病需要治疗而又不便去医院就诊的社区居民看病治疗提供了方便。社区医务人员主动上门服务送医送药，巡视患者，观察病情。变过去的在医院等患者求医就诊为医务人员登门为患者提供服务。家庭病床给患者提供了许多方便条件，如患者对环境非常熟悉，没有紧张感，安全感增强，患者在家吃住方便，亲友探望方便，家人照顾方便等。家庭病床为患者提供了极大方便，能满足患者的特殊需要。随着人口老龄化趋势的加剧，居家养老的普及，对家庭病床的需求将会更多。

（二）缓解医院病床紧张情况

开设家庭病床，使一些本应住院治疗的患者在家里接受治疗，减少了对大医院医务人员的依赖。同时，使那些需要马上住院治疗的患者能够及时住院。这样，有利于减轻医院的压力，缓解医院特别是大医院病床紧张的情况。

（三）治疗经济有效

开设家庭病床，使患者在享受方便医疗的同时，整个医疗费用也比住院看病治疗的费用要少得多。同时，也使医院在医疗投入较少的情况下，获得相应的经济效益。社区的家庭病床经济有效，对患病的社区居民、社区卫生服务机构、大医院、社会、国家都有益，完全符合社会公益原则。

（四）有利于心理治疗和社会医学手段的发挥

社区医务人员到家庭病床巡诊是一种特殊的行医方式。患者住在家里，各方面的环境不同于医院的病房。医务人员到患者家里给患者看病，容易与患者建立密切的关系，可以了解患者的很多生活习惯、心理状况及与家庭成员的关系等情况，因而有利于医务人员及时发现一些问题并运用心理学和社会医学知识予以解决。

三、家庭病床的伦理要求

家庭病床以方便患者、更好地使患者痊愈、切实地为患者服务为目的,向基层群众提供医疗、护理、预防、保健、康复一体化的服务,为行动不便和连续就医有困难的患者提供了一个较为理想的医疗护理模式。家庭病床服务模式特殊,因而对医务人员也有着特殊的伦理要求。

(一)平等待患

开设家庭病床就要到患者家里看病、巡诊。家庭病床可以设在不同的患者家中,每个家庭各有特点,各不相同。他们可以有不同社会地位、经济条件、职业、民族、信仰、生活习惯、文化氛围、道德水准等。医务人员进入患者家中,要对患者一视同仁,平等待患,尊重每一位患者,尊重患者的每一个家庭成员及患者的人格,维护每个患者平等的医疗权,而不以门户高低决定服务态度和医疗水准。这是社区医务人员在家庭病床诊疗活动中应具备的道德素养。

(二)按承诺提供上门服务

家庭病床地理位置相对比较分散,医务人员走门串户,往返奔波于不同的家庭,比较辛苦。医务人员应时刻为患者着想,无论天气如何、道路如何或是否有其他的事情干扰,都应克服困难,不怕苦,不怕累,坚持按时上门服务,遵守时间,履行承诺,精心诊治。另外,当家庭病床的患者病情有变化,需要医务人员紧急出诊,进行必要的处置时,医务人员要不厌其烦,随叫随到,积极合作,尽快上门为患者提供服务。

(三)工作中要品行端正,言行谨慎

医务人员到患者家中服务,患者的家人较多,各方面的情况也比较复杂,因此要求医务人员在患者家中言谈举止文明礼貌,尊老爱幼,讲究语言技巧,不该说的不说,不该问的不问,不该看的不看。对了解到的患者家中的秘密要注意保密。医务人员要廉洁自律,一无所求,对患者家的东西应该不吃、不拿、不要,不增加病家的负担。

(四)加强学习

家庭病床的患者,病情比较特殊,他们因病痛折磨和行动不便,易出现情绪焦虑、精神抑郁等心理问题。对家庭病床患者的诊疗,医务人员要有广博的知识和良好的技能,不仅要懂得医学专业知识,还要知晓心理学、社会学、预防保健知识等。医务人员应从工作需要和患者需要出发,加强学习,提高独立分析、判断、解决问题的能力,把家庭病床工作做好,让患者及家属满意。

思 考 题

1. 什么是社区卫生服务?
2. 社区卫生服务的一般伦理要求有哪些?
3. 家庭病床服务有何优点?如何搞好家庭病床服务?

第十章
预防保健工作伦理

本章提示

　　预防医学是现代医学体系中三大医学之一,主要研究人群健康与环境因素的关系,保护和改善环境,预防和控制疾病,保障和促进健康,延长人类寿命。现代社会科学技术的高速发展和广泛应用,使人类的生存环境日益遭到破坏,面临着严重的生态危机,预防保健工作的地位和重要性得到人们的空前重视。防治传染病、慢性病、地方病、职业病,加强环境保护,防止生态环境恶化,应急处理突发公共卫生事件等等,都要求医务人员严格遵循预防保健工作的伦理道德要求。

案例 10-1:多名女工三氯乙烯中毒事件

　　在广州打工的湖南姑娘陈某对她的新工作环境非常满意:厂房整洁有序,车间封闭,室内恒温,玻璃窗上贴着一层防紫外线的薄膜,身着淡蓝色工作服的女工在生产流水线旁埋头工作。然而几个月内,车间里面的女工相继发生头痛、眩晕,并伴有发热等症状,经医院检查红细胞或白细胞计数减少。相关部门对该车间内的环境测定结果表明,空气质量恶化,负氧离子浓度仅为卫生标准的 $1/6$,二氧化碳浓度相当于影剧院散场时的状况。次年 3 月,该公司又连续发生 2 次 10 人三氯乙烯中毒。试对案例做伦理学分析。

　　【分析】　此案例为典型的职业劳动保护不够造成的企业职工的职业病。虽然该企业厂房条件不错,但对环境保护缺乏监管,对劳动保护缺乏重视,并且发生事故后不思改进,漠视劳动者的生命安全,所以厂方应对工人的中毒事件负法律责任并赔偿损失。该案例说明,如何坚持"以人为本",按照科学发展观要求搞好企业管理,保护好职工的身心健康,尤其是从法律的角度或以法律的形式加强对企业职工的健康防护是非常重要的。这是职业道德建设与构建和谐社会所必需的。

第一节 传染病、慢性非传染性疾病防控工作伦理要求

一、传染病、慢性非传染性疾病的危害及其防控的意义

健康是人类永恒的追求,而危害健康的因素时时处处都存在。传染病是由病原微生物引起的能在人与人之间、动物与动物之间或人与动物之间互相传播的疾病,对人类的健康危害极大。16—18世纪,世界每年死于天花的人数,欧洲50万,亚洲80万。鼠疫曾在世界有三次大流行,给人类带来了严重灾难。20世纪中叶后,全球疾病和死因的构成发生了很大的变化。但是由病原微生物引起的传染性疾病并不甘心退出人们生活的领域,从近年来传染病的流行趋势看,人们低估了传染病。一些前所未闻的传染病让我们耳闻目睹,如艾滋病、莱姆病、登革热、疯牛病、埃博拉、非典型性肺炎、"手足口"病等。艾滋病是1981年在美国首先被发现的一种新型传染病,自第一例报告以来,短短的时间里,从美洲迅速蔓延到非洲和亚洲。1995年登革热发患者数达到60万,死亡2.4万人;经世界卫生组织确认,从1996年以来,全球共有1100人染上埃博拉,死亡793人,死亡率高达73%,迄今人类还没弄清楚它的真相。同时近年来结核病、性病、白喉、鼠疫等一度得到控制和消灭的传染病又死灰复燃。1990年初白喉在俄罗斯、乌克兰严重流行;结核病在20世界70年代曾一度得到控制,在1994年的统计中,却发现全球结核患者数突然达到880万人,并表现出患病率高、死亡率高、耐药率高、年递降率低的"三高一低"特点。性病以惊人的速度在中国大地卷土重来。鼠疫在某些国家重新出现。

同时,经济社会中存在的人口老龄化、生活的富裕与营养失衡、不良的生活行为和习惯、生物安全、病原微生物污染所带来的食品中毒、社会竞争加剧与心理紧张等因素,致使人群中慢性非传染性疾病的发病急剧上升。目前我国主要的慢性病有高血压、脑卒中、冠心病、肺癌、肝癌、胃癌、糖尿病、慢性阻塞性肺疾病等。其中,心脑血管疾病、糖尿病及各种肿瘤尤其突出。不同的慢性病有其不同的危险因素,也有一些共同的危险因素。它们是吸烟、酗酒、高血压、静坐少动、缺乏体育锻炼、不合理的膳食、高脂高盐饮食、超重、肥胖和环境污染等。

(一)传染病和慢性非传染病的防控影响社会生产力,具有长期性和艰巨性

人是生产力中最活跃的因素,没有人的健康,就没有社会生产力的发展,健康影响着人类的生活和社会活动,对人类的未来发展有非常重要的影响。传染病的盛行不仅对人类的健康造成直接的威胁,同时也给世界各国政府和人民造成了巨大的经济负担。以美国为例,其每年因肠道传染病导致的直接经济损失和劳动力损失合计高达300亿美元。由于受到普遍的贸易限制,像霍乱、疯牛病这样令人为之色变的传染病,给流行地区造成的经济损失更是无法估量。心血管病、恶性肿瘤、糖尿病等慢性病不但给患者造成痛苦和心理负担,也给家庭带来沉重的经济压力,对社会生产力也有不可低估的影响。

事实表明,重视传染病、慢性非传染性疾病的危害,加强防治工作的研究,建立完整监测体系,争取早发现、早预防、早控制,是有效预防和控制传染病、慢性非传染性疾病的根本

和关键。在 2004 年召开的第九届世界公共卫生联盟国际大会上,时任卫生部副部长的殷大奎发言指出,当前我国进入了传染病、慢性非传染病双重挑战的关键时期,而现行的卫生服务体系又难以适应疾病谱和医学模式的转变。因此,在制定新的公共卫生战略和策略时,必须以伦理学的公正、公平等原则为价值基础。面对工业化发展和人们生活环境的变化,传染病和慢性非传染病的防治工作十分繁重,防治工作的长期性,必须引起全人类的关注。

（二）传染病和慢性非传染病的防控与人类健康素质密切相关,具有可实现性

建国以来,我国有效地控制了许多烈性传染病和寄生虫病,这些成效是得到整个社会的支持和依靠社会各界力量的共同努力而完成的,同时也为社会经济的发展创造了极大的财富。据研究显示,很多都与行为和生活方式密切相关,完全可以通过改变行为来达到预防的目的。人们已经知道,吸烟可以导致呼吸系统疾病或肺癌,缺乏运动和饮食不当可导致肥胖,肥胖可导致心血管疾病等。有资料显示,采取健康的饮食和体育锻炼,每年可防止几十万人死于心脏病、脑卒中、糖尿病和癌症等。加强对慢性疾病的预防,对维护人民群众的身体健康,提高生命质量和生存质量都有重要意义。

二、传染病、慢性非传染性疾病防治工作中的伦理要求

（一）不怕艰险,勇挑重担

从事传染病预防和控制工作,要深入到疫区、灾区一线,工作艰苦,受传染的危险性也较大。作为医务工作者特别是传染病防治人员必须要有大无畏和无私奉献的精神,不怕艰苦和风险,不顾个人安危,忘我地工作。面对传染病,特别是急性传染病,必须要有强烈的时间观念,做到早发现、早报告、早隔离、早治疗,及时控制疫情,切不可延误时机。任何拖延和控制不力,都会带来严重恶果,为职业道德所不容。

（二）认真负责,一丝不苟

预防和控制传染病的常规工作,包括很多细节内容检疫和监测诊断、预防接种、疫情报告、消毒隔离等环节。医务工作者首先要做好检疫和监测,要做到监测诊断准确及时,尤其对群体的流行病学诊断要准确慎重,报告和公布疫情、发病数字及流行趋势更要慎重可靠。既不能夸大疫情,引起社会恐慌,也不能掩盖真相,造成思想麻痹,加剧疫情扩散。同时,要认真做好预防接种,严格实施消毒隔离,控制传染病源。总之,要始终保持高度负责的责任心,要一丝不苟,认真细致,照章办事。任何粗心大意或随意违章、简化程序,造成传染病扩散危害社会的行为都是极不道德的,甚至是违法的。

（三）尊重患者,真诚关怀

由于传染病患者成了传染源,常常需要隔离治疗,他们往往容易产生孤独、苦闷、自卑、恐惧等心理,情绪低落,害怕受到周围人群的冷遇;一些慢性非传染病患者,由于长期的疾病困扰和家庭的不堪重负,往往也容易悲观、焦虑、绝望。这就需要传染病防治工作者以高尚情感给予充分理解和正确对待,尊重患者的权利,关心体贴患者,帮助其解决疑惑,战胜疾病。绝不能因为他们的疾病而感到厌恶、不耐烦,更不能训斥、责难或讥笑他们或把他们的隐私和病情当做笑料随意张扬。

(四) 强化意识,严格执法

《传染病防治法》是从事传染病防治工作的行为规范。针对传染病的发生,传染病防治工作者一定要从社会公共利益出发,严格依法办事,认真做好传染病的医治、预防和控制工作。如果执法不严,造成传染病蔓延流行而危害患者、医务人员或社会群体健康,影响国家建设和社会安定,不仅不道德,而且还将被依法追究法律责任。

慢性非传染病的发生,常与人们的行为和生活方式有关,医务人员应采用多种形式的宣传教育,普及卫生知识,积极倡导健康的生活方式,以提高社会公众的预防意识、卫生保健意识,使广大群众积极参与慢性病的预防、控制和治疗中来。

(五) 团结协作,精益求精

无论是传染病的控制,还是慢性非传染性疾病防治,都需要全体医务人员以及全社会的共同努力,这是一个繁重、艰巨而漫长的过程,仅仅靠个人的力量其效果是微乎其微的。在目前我国的经济状况下,如何保持传染病和慢性非传染性疾病的防治工作良性持久地可持续发展,是医务工作者乃至全社会应该关心和思考的问题。

第二节 职业病、地方病防控工作伦理要求

一、职业病防控工作的伦理要求

(一) 职业病的危害及其防治意义

职业病是指企业、事业单位和个体经济组织的劳动者在生产劳动或其他职业活动中,因接触粉尘、放射性物质和其他有毒有害物质等职业危害因素而引起的疾病。从广义上讲,凡是由职业危害因素引起的特定疾病均称为职业病。职业病的主要特点是病因明确,患者成群,可防难治。由于病因明确,大多可以识别和定量监测,控制了相应病因或限制了接触作用条件后便可使发病率减少或消除。若是缺少预防,在接触同样有害因素的人群中常有一定的发病率,很少只是个别患者的现象。目前不少职业病还没有特殊治疗方法,如能早期诊断,合理处理,大多数可康复,如果发现较晚,则疗效较差。职业病和职业危害对劳动者的健康损害极大,是造成劳动者过早失去劳动能力的最主要因素。同时,职业病治疗和康复的费用昂贵,也给劳动者、用人单位和国家造成严重的经济负担。因此,对职业病必须重在预防。

党和政府历来重视保障职业人群的安全和健康,坚持"预防为主"的策略,颁布了一系列有关劳动卫生管理法规及劳动卫生标准,成立了各种劳动保护及职业病防治研究机构,培养了大批专业人员,取得了职业病防治工作的许多重大成绩,在一些大中城市已基本控制了常见的职业中毒,降低了与职业有关疾病的发病率。为切实保护劳动者健康权益,我国于2002年颁布并实施了《职业病防治法》,这标志着我国职业病防治工作走上了规范化、法制化轨道。2003年颁布的《工伤保险条例》对工伤保险费的缴纳实行"差别费率"和"浮动费率"等机制,促进生产企业把工作的重点放在职业病预防之上,从而有力地推进了我国

职业病防治工作的发展。

然而,我国的职业病防治工作目前仍然存在一些不容忽视的问题。诸如,预防性职业卫生监督工作进展迟缓,甚至还无法开展。有些企业,在新建、改建、扩建工程项目上,不按《职业病防治法》的规定进行卫生建设项目审查、验收,擅自动工、兴建,留下许多职业病危害隐患;由于资金等原因,存在有职业病危害因素企业的有毒有害作业检测率、职工健康监护率低等情况,最终导致职业病危害因素的产生、扩散及对职工危害程度不能及时掌握;预防性卫生体检还不能成为自觉的行动;有些有毒有害企业置法律于不顾,我行我素,以发展企业经济为借口拒不改变违法状况。综上所述,加强职业病的预防控制工作具有重要的经济社会价值和道德意义。

(二)职业病预防和控制工作中的伦理要求

职业病的不可逆性和可预防性,决定了职业病防治的关键在预防、控制和消除危害因素。而全力做好职业病预防和控制工作,是公共卫生工作者,尤其是职业病防治工作者的基本职责,也是其基本的道德要求。

(1)加强防护教育,增强防护意识 为了预防职业有害因素对接触者的危害,重要的工作在于加强健康监护。这就需要职业病防治工作者以高度的责任心,针对企业职业卫生管理中存在的问题,深入现场进行调查研究,并运用一定的方法,评价职业有害因素对接触者健康的影响及程度,预防和控制疾病的发生与发展。对企业管理人员、劳动者进行职业卫生宣传,传播职业卫生知识,提高企业的职业卫生水平,并根据企业现有的人力、物力、财力,提出可行性技术改造方案,以改善工作环境。通过职业病防治的宣传教育,提高用人单位的职业病防治观念和职业卫生的法制观念,增强劳动者的自我保护意识,使用人单位或劳动者自觉选择有利于健康的行为,采取有效的防护措施,减少和消除职业有害因素,降低与职业有关疾病的发病率、伤残率和死亡率。

(2)把住危害源头,加强监督管理 要控制和消除职业危害,首先,必须把住产生职业危害的源头,确保可能产生职业危害的建设项目符合国家职业卫生标准和卫生要求;其次,要督察用人单位采取有效的职业病防治管理措施,保障劳动者获得职业卫生保护;最后,要本着对劳动者和社会负责的精神,切实做好职业病的监督管理工作。

(3)严格依法办事,增强责任意识 我国《职业病防治法》是搞好职业病防治工作的法律规范,就职业病前期预防、劳动过程中的防护与管理、职业病发生后的诊断治疗与职业患者的保障三个阶段,分别规定了相应的制度和措施,并规定了法律责任。职业病防治工作者和有关部门以及劳动单位都必须切实遵守职业病防治法规。任何违反法规的行为,都是不道德的。

(4)坚持预防为主,防治结合的方针 职业病防治工作是一项多部门配合的工作过程,卫生行政部门要争取政府出台相应政策及配套措施,取得相关部门支持,协同经委、城建、设计等部门在城市建设,特别是有关企业规划时参与论证。凡是新建、扩建、改建项目,技术引进项目,都要向卫生行政部门申报,进行预防性卫生监督和卫生审查,所有申报项目都必须符合国家企业设计卫生标准。职业病防护设施必须与主体工程同时设计,同时施工,同时投入生产和使用。新建企业从厂址选择、功能布局、工艺流程、原材料到竣工投产,卫生监督部门都要进行全程监督,并进行可行性论证。在竣工验收前要对存在的粉尘、放射性物质和其他有毒有害物质进行测定,合格后方可投入正式生产。这样才能从根本上杜绝屡建屡污染的现象。

(5)勤于观察思考,加强自身建设 随着社会经济的发展,科学技术水平的提高,企业的生产工艺越来越先进,设备自动化程度越来越高,使职业卫生管理工作更加复杂和细密。这就要求公共卫生工作者在管理企业过程中,必须勤于观察和思考,制定出一整套的职业病防治计划,以便使管理过程中的各种问题(诸如有害因素的种类、危害程度、防护设施等)的决策和处理,能建立在有科学依据的基础之上。

(6)建立健康档案,掌握健康状况 认真贯彻执行《职业病防治法》和《预防性健康管理办法》等七个方面的规章,建立职业健康监护制度,对从事接触职业病危害作业职工上岗前、在职期间和离岗前进行职业健康检查,从而建立起职业病职工健康档案,以全面了解和掌握职工健康的动态状况,进而有利于控制职业病的发生。

二、地方病预防和控制伦理

(一)地方病的危害及防治意义

地方病是指具有严格的地方性区域特点的疾病。按病因可分为自然疫源性地方病和化学元素性地方病两类。①自然疫源性(生物源性)地方病,病因为微生物和寄生虫,是一类传染性的地方病,包括鼠疫、布鲁菌病、乙型脑炎、血吸虫病、疟疾等。发生这类地方病的地区,称为地方病疫区。②化学元素性(地球化学性)地方病,是因为当地水或土壤中某种化学元素过多或不足或比例失常,再通过食物和饮水作用于人体而引起的疾病,如地方性氟中毒、地方性砷中毒、地方性硒中毒等。发生这类地方病的地区,称为地方病病区。

我国的地方病分布广,各地都有不同的地方病发生,大多是在广大的农村和山区、牧区。这种病,首先是严重摧残患者的身心健康,它可以使大批患者致残甚至死亡,特别是有些地方病还危及孕妇和少年儿童,严重影响下一代身心健康,危及人口质量的提高。其次,地方病还有着致贫的作用,因病致贫、贫病交加情况严重。

党和政府很重视地方病的防治,新中国成立后先后颁布了《全国地方病防治工作规划》、《全国血吸虫病防治规划》、《食盐加碘消除碘缺乏危害管理条例》等一系列规定、条例,经过半个多世纪坚持不懈的努力,在全国各地建立了地方病研究机构,查清了地方病的病情和病区分布,进行了病因防治研究,大规模地开展了群防群治,使防治工作取得了显著成效。但同时应当看到,地方病防治的目标和任务还十分艰巨。这是因为我国地方病病种、病情复杂,既有自然疫源性疾病、人畜共患疾病,又有与地球化学因素有关的疾病,控制和根除这些地方病,要比其他许多疾病的防治更困难,而且这些年不少地方还出现了地方病回升的情况,因此,加强地方病的防治工作具有重要的道德意义。

(二)地方病预防和控制工作中的伦理要求

(1)长期防治,常抓不懈 我国是地方病流行严重的国家,病种多,分布广,病情重,受威胁人口多。全国31个省、自治区、直辖市都不同程度地存在地方病的流行,主要地方病有碘缺乏病、地方性氟中毒、地方性砷中毒、大骨节病和克山病。这五种地方病受威胁人口为2亿多人,而且重病区大多集中在农村的贫困地区、偏远地区和少数民族地区。地方病流行不仅严重危害了地区人民的身体健康,还阻碍了地区经济的发展,成为当地居民因病致贫、因病返贫的重要原因之一。我国地方病又由于与地理环境相联系，人们还做不到彻底改变自然地理环境，因此，必须牢固树立长期防治地方病的观念，坚持防治工作常抓不懈，决不间断。这样才能有效地保护人民群众的身心健康，利于提高人口素质，促进我国经济社会发展。

（2）认真负责，做好监测　地方病监测是为控制和最终消灭地方病提供科学依据的一种方法。作为地方病防治工作者应认真负责地做好地方病监测，包括定点监测和随机抽样监测，有计划、有系统、有规律地连续观察地方病消长趋势、影响因素和预防措施的效果，掌握准确的地方病动态信息资料，弄清地方病的流行规律，切不可粗心大意、马马虎虎，造成种种损害人民群众健康的后果。

（3）预防为主，兼顾救治　这是由地方病可防不可治（愈）的临床表现决定的。大多数地方病（不包括自然疫源性地方病）虽不像有些传染病那样在短时间内传播开来并引起死亡，但地方病蚕食劳动力的程度非常严重，重者致残（例如，Ⅱ度以上大骨节病、氟骨症和克汀病患者），甚至死亡（例如急型、亚急型及晚期慢型克山病患者，重度地砷病患者）。同时，地方病给国家和家庭造成的经济损失也非常惊人，这些患者大部分都生活在地方病病区而遭此劫难。所以，政府有责任救助他们，医疗卫生部门有责任救治他们。作为地方病防治工作者，要正确处理好地方病预防与救治两者之间的关系，加强地方病的预防，首先做好一级预防工作，如补充环境和机体缺乏的元素，限制环境中过多的元素进入机体；消灭生物源性的传染源，切断传播途径，增强易感者的免疫力等。在重点研究改进地方病的预防措施的同时，系统研究地方病的救治措施，真正做到预防为主，兼顾救治。

（4）强化宣传，自我保健　防治地方病是一项群众性很强的工作。防治措施真正落实也离不开群众的参与，例如在燃煤型氟中毒病区，有些群众不使用政府发放的降氟炉灶，习惯用敞烧的土灶，甚至将降氟炉灶卖掉，还有的居民户不主动维修损坏的降氟炉灶，他们认为这是政府的事情，其他地方病也有相似情况。所以，为了达到病区居民广泛认识防治地方病的目的，公共卫生工作者要加强健康教育与健康促进的工作，积极探索科学、有效的健康教育内容和手段，改变地方病防治仅是政府行为的观点，在有条件的地方，动员群众的力量与政府一起防治地方病。通过宣传教育，普及有关地方病防治知识，提高群众的自我保健意识，使群众自觉地投入到大规模的群防群治中，以取得地方病防治工作的更大成效。

（5）先重后轻，先易后难　这是由地方病流行特征决定的。在我国，地方病病区分布广泛，影响人口众多，在防治任务繁重、经费短缺的情况下，防治措施的落实只能按照"先重后轻"、"先易后难"的原则安排。比如，碘缺乏病受危害的重点人群是孕妇（胎儿）和儿童；地氟病是儿童和营养不良的人群；大骨节病是儿童；克山病是育龄期妇女和儿童。因此，地方病的重点防治人群是胎儿、儿童、育龄期妇女和营养不良者。此外，重点防治还包括地方病的重点地区和有关地区的重点疾病。

第三节 突发公共卫生事件中的伦理要求

一、公共卫生与公共卫生伦理

(一) 公共卫生概述

我国医学伦理学家邱仁宗教授将公共卫生定义为:"由政府、社会或社区采取的旨在通过改善社会条件来促进人群健康,预防和控制疾病在人群中流行的干预措施。"这一定义有三个基本要点:一是公共卫生的工作不是直接去治疗疾病,而是去改善影响健康的社会条件;二是意味着政府和社区等集体对人民的健康负有不可推脱的责任;三是其工作方法与临床医学迥然不同,重在预防。

公共卫生作为一项社会公共事业,其使命在于:预防疾病的发生和传播;保护环境免受破坏;预防意外伤害;促进和鼓励健康行为;对灾难做出应急反应,并帮助社会从灾难中恢复;保证卫生服务的有效性和可及性。其职能在于:监测、评价和分析卫生状况;实施对公众健康有危险和威胁的公共卫生控制;健康促进;社会公众对卫生的参与;加强公共卫生立法和执法能力;评估和促进公平地获得必要的卫生服务;公共卫生人力资源的开发和培训;保障个体和群体卫生服务的质量;公共卫生研究;减轻突发事件和灾难对健康的影响。在现代化建设的今天,公共卫生的内涵和外延更加广泛,如个人的卫生习惯、环境卫生、室内卫生、社会应激、慢性非传染性疾病的防治等都是公共卫生的范畴,公共卫生有超出 WTO 与公共卫生协议案分类的趋势。

公共卫生是一项社会系统工程,它包括如下内容。卫生保健提供者,如医院、社区卫生服务中心、精神卫生组织、实验室、护理院等,他们提供预防、治疗和康复服务;公共安全组织,如警察、消防队、医疗急救中心,他们的工作常常是预防和处理外伤和其他与健康有关的紧急情况;环境保护、劳动保护和食品安全机构,他们主要依靠执法或提供健康安全的环境和组织,以保护人群的健康;教育、体育促进机构和组织,他们帮助、告知、教育、培养儿童和青少年作出决定,并负有责任地为他们的健康和生活选择合适的行动;娱乐和文艺组织,主要是为社区和在那里居住、工作和娱乐的人们提供物资和精神生活的环境;民政、各种慈善组织、社区以及与健康有关的部门和组织、志愿者组织以及企业等,他们为社区居民提供基本的公共卫生服务保障。总之,一个完整的公共卫生体系应包括疾病预防控制体系、医疗保障体系和卫生监督执法体系三大工作系统。

(二) 加强公共卫生工作的伦理意义

(1) 有利于维护和发展基本人权 生命权、健康权是最基本的人权,然而,这些基本人权时刻受到疾病的威胁。健康是人们的第一权利,有了健康,人们才能去追求人生中一切美好的事物。历史事实已表明,人群中发病率、死亡率的下降,预期寿命的延长以及防范伤害质量的提高,主要靠公共卫生事业的发展,而不是靠高科技的临床医学的进展。在关系人们身体、心理健康和生活和谐的公共卫生领域引入伦理学的理论,并将其有机结合起来,加强对疾病的预防控制和对公共卫生环境的改善,将大大降低人们生病的概率,提高人们的健康水平,从而维护和发展人的基本权利,提升人的生命价值。

(2)有利于健康文明社会环境的创建　公共卫生伦理作为规范公共卫生服务供、受双方行为的准则,依靠社会舆论、信念、宣传教育等手段,促使人们在处理个人利益和社会利益、个人健康和整体健康、个人卫生和公共卫生等问题时,更多关注社会利益、整体健康和公共卫生,减少因过分注意个人利益而损害公共利益的行为,从而形成文明健康的社会环境。而文明健康的社会环境的形成又有利于提高人们的整体健康与和谐。

(3)有利于推动全民预防观念的确立　公共卫生工作作为全人类的共同事业,需要社会各阶层的共同参与,仅靠少数卫生工作人员的努力是无法做好的。在"预防为主"的原则下,改变重治疗轻预防思想,使人群更加重视疾病的预防。而公共卫生所具有的社会性与群体性、法规性与政策性、多学科性与协作性特点,也需要社会各方面的相互合作,共同工作。这种共同努力的结果,改善的不仅仅是个人的健康,而是全社会的整体健康水平。

(4)有利于减少医疗卫生服务费用的支出　通过对一些疾病的预防、控制、针对性治疗和对卫生环境的治理,能明显减少疾病的发生,从而减少国家在医疗方面的费用支出。同时,通过全国范围的预防接种,能有效地控制传染病的发生,从而减少个人和家庭的医疗费用,减少因疾病带来的社会成本(包括医院、社保机构和社会公众的成本等)。

(5)有利于社会经济政治的发展　社会经济发展靠生产力。生产力中最活跃的要素是劳动者,生产力水平的提高关键要靠劳动者的教育和健康水平。具有一定数量的健康的劳动者是社会经济得以迅速发展的可靠保证。公共卫生的目的之一就是为社会经济发展提供一定数量的健康的劳动者。社会经济的发展在一定程度上依赖公共卫生事业是否有成效。1988年上海"甲肝流行"的有效控制和2003年"非典"的有效控制,证明了公共卫生工作对于社会经济乃至政治发展有重要意义。

(三)公共卫生工作的伦理原则

公共卫生伦理学是公共卫生机构和工作人员行动的规范,包括有关促进健康、预防疾病和伤害的政策、措施和办法等。这些行动规范体现在公共卫生伦理学的原则之中。要求我们在"行动"上应该做到如下几点:使目标人群受益;避免、预防和消除对他们的伤害;产生效用;受益与伤害和其他代价相抵后盈余最大;受益和负担公平分配;尊重自主的选择和行动;保护隐私和保密;遵守诺言;信息的透明和告知真相;建立和维持信任等。如果从伦理上分析,公共卫生的伦理原则主要包括如下内容。

(1)公共利益至上原则　公共卫生伦理主要是从宏观层面研究公共卫生领域的公平、社会公正和人权等问题。无论是政府、公共卫生机构,还是社会公众,都要坚持公共利益至上原则。因为,公共利益是社会公众的共同利益,任何违背公共利益的行为最终都会危害个体的利益。例如,在SARS流行时,一些不法商贩哄抬物价、销售假冒伪劣产品,其直接后果是损害他人的健康,导致SARS愈演愈烈。如果SARS的泛滥得不到控制,将使任何人的健康都没有保证。所以,无论是政府部门还是公民,都要坚持公共利益至上原则。

(2)公共卫生资源配置的公平性原则　公共卫生资源的配置包括一切用于医疗、预防及研究所需的经济资源(资金)、人力资源(如科研人员)、物质资源(如器官、医疗设备)等。公共卫生资源分为宏观资源和微观资源两大类。宏观资源分配是指各级政府部门包括立法机构、行政机构所做出的分配决策;微观资源分配是指公共卫生人员将有限的稀有卫生资源在不同的患者或社会公众之间进行的分配。公共卫生资源的配置必须遵循公平和社会公正的原则。宏观资源的配制即在制定卫生政策时，要充分考虑不同地区、不同民族、不同信仰、不同价值观的人们的要求；微观资源的配置要充分考虑对农村地区、西部边远地区的投入。

（3）突发公共卫生事件与疾病控制的信息公开原则　这一原则的前提是要建立和完善国家公共卫生监测系统和信息网络系统。目前我国疾病监测系统不够完善，运行机制还存在一定的问题，大疫情报告系统中迟报、漏报现象时有发生。只有建立了完善的公共卫生监测系统，系统准确地监测了疾病、伤害的发生、发展趋势，才能为国家控制疾病、保护和促进人群健康提供科学的依据。在此基础上，对一些突发公共事件和疾病的控制，应该通过网络、电视、报纸等传媒及时准确地向社会公众公布相关信息，而不是隐瞒灾情。这样不仅有利于消除人们的恐慌心理，而且能够号召人们群策群力，共渡难关。

（4）全民参与原则　公共卫生工作是关系到社会公众切身利益的工作，需要社会各界树立起大卫生的观念，站在社会发展和人类进步的角度看待公共卫生工作和公共卫生伦理，号召全体人民参与，并通过全民参与，推动公共卫生事业的发展。2003 年的 SARS 疫情也说明，应对传染病突发疫情不单单是防疫人员和医护人员的事，它需要全社会的配合和参与。只有全民参与，才能全面创建健康、文明、和谐的社会环境，通过人们的整体健康水平和生活质量的提高，促进人群的全面发展。全民参与的另一个重要问题是公共卫生有关内容的全民知晓。通过社会公众对相关公共卫生知识的获得，并及时有效地采取措施降低损失或消除恐慌，最终促进人们生活、生产、经济的发展和社会的稳定。

（四）公共卫生工作的伦理要求

（1）预防为主，维护群众利益　"预防为主"是我国卫生工作的根本方针，其基本思想是探讨危害人体健康的各种因素，研究预防疾病发生的有效措施，防止疾病的发生，从根本上提高人民健康水平。为此，要求公共卫生工作人员必须深入到社会人群中去，树立群众观点，自觉地把广大人民群众的利益放在首位。同时，人体的健康或疾病受自然环境和社会环境两方面的影响和制约。人类为了更好地生存，就必须积极地适应和改造环境，使之达成一种和谐的适应或良性互动。告诉人们在满足于征服自然和改造自然的成就时，应更加关注自身与整个生存环境的协调，即在改造客观环境的同时，必须十分注意保护环境，使自然的和社会的环境更加有利于人类的生存与发展。作为公共卫生工作者，应当大力宣传、普及这种观念。这是贯彻预防为主方针的最好保证，也是预防医学工作者的道德责任。

（2）科学倡导，耐心宣教　世界卫生组织曾提出，健康是基本人权，达到尽可能的健康水平，是世界范围内的一项最重要的社会性目标。无论人们在健康内涵认识上有多少不同，健康是社会进步的标志之一，也是社会发展的潜在动力。公共卫生工作直接以提高社会人群健康水平为目标。在促进健康水平提高的过程中，健康教育是最有效、最经济的途径。健康教育历史上曾受世界各国的高度重视。1989 年第 42 届世界卫生大会上，我国等11 个国家代表团联合提出《健康教育决议草案》，紧急呼吁会员国，保证进行健康教育和教育原则及实践方面的培训；积极促使宣传机构参与公众的健康教育和健康促进，支持人人享有卫生保健的国家战略等。全国爱国卫生运动委员会和卫生部也都明确要求，各级爱卫会和卫生行政部门要认真规划和领导，把进一步加强健康教育工作作为搞好爱国卫生、深化改革的一项重要内容和发展卫生事业的重要项目常抓不懈。《执业医师法》第 25 条第五款要求医师宣传卫生保健知识,对患者进行健康教育。对此,公共卫生工作者自然是首当其冲、责无旁贷。

公共卫生工作很大程度上是一种卫生示范活动,即通过一系列示范的做法(宣传、教育、具体操作、树立样板等),让人们懂得怎样做才是卫生的,才是对健康有益的。因此,公共卫生工作者自身的榜样作用显得格外重要。要求别人做到的,只有自己首先模范地做到才有说服力;要求别人不做的,自己应保证绝对不做。与此同时,公共卫生工作者还要通过传媒、喜闻乐见的群众活动深入广泛地宣传公共卫生知识及措施,晓之以利害,教之以方法,争取社会公众的合作与支持,营造人人重预防、个个讲卫生的社会环境氛围,动员和组织群众养成爱护公共卫生、尊重他人劳动的良好卫生习惯。

(3)热爱本职,敬业乐业 公共卫生工作涉及面广、任务重、条件艰苦,要深入实际,要到灾区、疫区,受疾病感染或有害因素危害的可能性较大。同时,公共卫生工作的受益对象大多是被动接受服务的健康人群,往往对工作的重要性不理解、不重视,甚至还有抵触情绪。这就要求公共卫生工作者自觉履行对群众对社会负责,有献身精神,不怕苦、不怕累、默默奉献;到有危险的区域工作时,在做好自我保护的同时,要有不畏艰难的精神。敬业爱岗、献身预防,不仅是职业道德的要求,而且更表现出一种崇高的精神境界。缺乏这样的道德品质和献身精神,是不可能搞好公共卫生工作的。

(4)高度负责,主动服务 公共卫生工作是一项造福人类,造福子孙后代的事业。但是,由于它的短期实际效益不如临床医学那样迅速、直接和易于为人们深切感受,而且尚未受到危害的人群又并不像那些已经患病的人那样急切地问医求药,因此,公共卫生工作的重要意义常常不被人们所理解。人们对待公共卫生工作者的态度,也往往不如患者求助于临床医生那样恭谦和热情。这就要求公共卫生工作者有不为名、不为利的博大胸怀和甘于奉献、埋头实干的精神,以高度的责任心和热情的主动服务进行工作。不允许有任何疏忽懈怠与敷衍了事。若出现差错,其后果就不是只出在某个患者或家庭上,而是给广大人民群众健康造成灾难。

(5)实事求是,科学严谨 实事求是不仅是科学的思想路线,而且是我们办一切事情的根本原则和方法。公共卫生工作直接关系到人民群众的健康和生命,必须用科学的态度认真对待,来不得半点的虚假和敷衍。要根据公共卫生工作的规律,从当前人力、财力、物力的实际状况出发,采取切实可行的措施,做扎扎实实、讲求实效的工作,杜绝任何形式主义。说实话,办实事,提高公共卫生工作的透明度。重大情况要让人们知道,不隐瞒。对预防、控制疾病发生所作的监督监测,对发现病情以及实施预防接种取得的成绩等,都要实事求是,绝不能欺上瞒下,弄虚作假。特别是对待疫情,更要不失时机地上报并采取相应的隔离和治疗措施。在任何情况下,不能做有悖于科学和医德良心的事。

(6)秉公执法,清正廉洁 公共卫生工作有许多是依靠相关法规来实施的。新中国成立以来,党和政府为保障人民群众的身心健康陆续颁布和修订了一系列医药卫生法规,作为开展公共卫生工作的依据。公共卫生工作者在执行公务时,许多情况下是以执法者的面貌出现的。执法必须严明,严格照章办事,公正不阿,才能保证工作顺利进行和取得应有成效。秉公执法的前提是自己必须清正廉洁,不能出于一己之利而置有关法规于不顾,徇私情而贻害社会。如果卫生执法者缺乏应有的道德观念和法制观念,玩忽职守甚至滥用职权,都将给社会公众带来不应有的伤害,给政府工作造成被动,甚至造成不良的国际影响。道德是法律的基础,作为公共卫生工作者,必须加强自身道德修养,秉公执法,以自己的实际行动维护卫生法规的严肃性。这是公共卫生机构及其工作人员的重要道德职责。

(7) 着眼全局,团结协作　公共卫生事业作为一项社会性事业,其工作措施、过程和环节表现为多部门的共同作战与协调配合。参与其中的机构和人员涉及社会的方方面面,既有卫生防疫部门的本职工作,也需要整个医疗部门的协作,更需要各级政府和有关行政部门以及广大人民群众的参与、支持与配合。而公共卫生工作者的工作涉及广大人民群众的切身利益、民族的希望和国际影响,应始终把社会效益放在首位,着眼全局,坚持局部利益服从整体利益,协调好公共卫生工作过程中各方面的关系,充分发挥集体的力量,齐心协力把公共卫生措施真正落到实处。

二、农村公共卫生工作伦理

农村公共卫生包括对农村急、慢性传染病和主要慢性非传染性疾病的防治;对食品、药品、公共环境卫生的监督管制;健康教育与健康促进;计划免疫;工业卫生和劳动安全等。新中国成立以来,在预防为主的卫生工作方针指引下,我国农村公共卫生事业有了较大发展,一度取得了巨大的成就。但是,随着改革开放和市场经济体制改革的逐步深入,我国农村的公共卫生呈现出基础设施建设薄弱、政府财力投入不足、预防保健服务网络整体功能降低等情况。尤其是经历防控 SARS、禽流感之后,更加暴露出现行农村公共卫生体系薄弱和机制不完善的弊病。因此,加强农村公共卫生事业建设具有重要的道德意义。

(一) 加强农村公共卫生工作的伦理意义

(1) 有利于"人人享有卫生保健"目标的实现　"人人享有卫生保健,全民族健康素质不断提高"是社会主义现代化建设的重要目标,是人民生活质量改善的重要标志,是社会主义精神文明建设的重要内容,是构建社会主义和谐社会的重要工作。加强农村公共卫生工作,对于解决占全国人口绝对优势的农村人口的医疗卫生保健问题,提高农村人口的健康素质,保护社会劳动力具有重要的战略意义。农村公共卫生工作做好了,我国的公共卫生任务至少完成了 80% 以上。

(2) 有利于农村经济社会的和谐发展　农村公共卫生在改善农村人口健康、促进农村经济发展的同时,还要创造文明、健康的社会环境。通过农村公共卫生干预,如预防接种,有效地控制传染病的发生,这样既减轻了农民个人和家庭的医疗费用,也大大减少了因病而发生的社会成本。职业病防治、环境治理等措施使一些疾病明显减少,促进了国民经济的发展。与此同时,由于公共卫生具有社会性和群体性,通过广泛的健康宣传及广泛覆盖的公共卫生项目,改变农民群众的不良卫生习惯,改善农民的生理、心理和社会健康,从而创造一个文明、健康的农村社会环境。

(3) 有利于全民预防观念的确立　农村公共卫生是全民医学的重要组成部分。农村公共卫生工作在农村的开展,需要全体农村居民的共同参与,仅靠少数农村卫生工作人员的努力是无法做好的。在"预防为主"的原则下,积极参加农村公共卫生工作,可改变农村居民乃至医疗卫生机构重治轻防的思想,调动他们重视疾病预防和控制的积极性。农民从公共卫生工作的实际效果中,获得的是个体健康与整体健康水平的提高。农民健康素质改善,反过来又可调动农民参与公共卫生工作的积极性,从而有利于重大疾病防治规划或控制措施在农村的落实和农民基本健康保障权利的实现。

（二）加强农村公共卫生工作的伦理要求

（1）加强农村公共卫生投入,完善农村公共卫生体系 公共卫生作为一项社会公共产品,理应由政府公共财政"埋单",并保持长期、稳定与合理的投入比例,加快卫生事业存量资源向公共卫生领域转移。农村公共卫生服务体系一般包括应急指挥、疾病预防控制、卫生监督执法、妇幼保健等机构,是具有综合功能的农村公共卫生机构集合体,是各类突发公共卫生事件应急处置的基层工作单位,也是公共卫生服务、指导和信息中心,政府理应承担起规划投资、重点建设的道德责任。

（2）在尊重农民个人权利的基础上改善农村社区健康 农村公共卫生机构应为农村社区及时提供决策信息。农村公共卫生项目和政策在制定和实施时应该因地制宜,尊重农村地区不同的经济社会发展水平和农村社区内不同的价值观、信仰和文化。在实施前需要获得农村社区的同意,以保证公共卫生政策制定的道德公正与公平。

（3）重构运转高效的农村公共卫生网络 以农村疾病控制中心等农村公共卫生机构为主体,以中心（街道）卫生院为枢纽,以村卫生室（社区卫生服务站）为基础,重构农村三级公共卫生服务网络,着力加强内涵建设,完善工作机制。

（4）建立广泛覆盖的农村医疗卫生保障制度 将农村公共卫生服务工作与新型农村合作医疗工作一起捆绑服务,重点抓好新型农村合作医疗制度建设和农村医疗卫生服务体系的衔接,为农村居民提供用得上和享受得起的医疗卫生服务,从真正意义上保障农民群众看得上病,看得起病,早防病和少生病。

（5）严格农村公共卫生责任制 把公共卫生建设列入各级政府和有关部门综合目标管理考核和党政干部政绩考核的重要内容,建立公共卫生目标管理责任制和重大责任追究制。明确每年公共卫生的主要任务与指标,实行动态考核评估。公共卫生政策、项目应该在确保对农村社区成员投入的情况下进行发展与评估,为所有农村居民提供基本资源和卫生服务条件。

（6）营造多部门合作、全社会参与的大卫生格局 农村计划免疫工作,地方病、结核病、艾滋病等防治工作,初级卫生保健工作和农村爱卫会工作,既要各负其责,又要统一领导协调,加强信息的沟通与共享。以农村改水改厕为重点,加强农村卫生环境整治,促进文明村镇建设,预防和减少疾病发生。积极推进"亿万农民健康促进行动",采取多种形式普及疾病预防和卫生保健知识,引导和帮助农民养成良好的卫生习惯,破除迷信,摒弃陋习,倡导科学、文明、健康的生活方式。

三、突发公共卫生事件应急处理伦理

近年来,公共卫生突发事件时有发生,严重危害了人们的身体健康,影响了社会安定。如 2003 年的"非典"就是一起突发公共卫生事件。"非典"肆虐中国后,公共卫生受到前所未有的关注。为了有效预防、及时控制和消除突发公共卫生事件的危害,保障公众身体健康与生命安全,维护正常的社会秩序,2003 年 5 月 12 日国务院颁布了《突发公共卫生事件

应急条例》,这标志着我国的突发公共卫生事件应急处理工作全面纳入法制化轨道。

(一)突发公共卫生事件及医务人员的责任

1. 突发公共卫生事件的含义

突发公共卫生事件,是指突然发生、造成或可能造成社会公众健康严重损害的重大传染病疫情、群体性不明原因疾病、重大食物和职业中毒以及其他严重影响公众健康的事件。在突发公共卫生事件中,受害人员的医疗救护、现场控制等一系列措施,是公共卫生突发事件应急处理的重点。公共卫生事件发生后,要按照完善的应急处理工作程序规范、迅速、有效地处理公共卫生突发事件,同时采取有效的控制措施,对现场进行应急控制和消除疾病、中毒、污染等因素,最大限度地减少危害、消除影响,保护公众健康和安全。

2. 突发公共卫生事件应急处理的特点

(1)社会广　突发公共卫生事件影响面广,往往造成人们心理恐慌,对日常生活、工作秩序和社会稳定带来深远的负面影响。如"非典"危机,一开始就是一场突如其来的公共卫生危机,并带来人员伤亡,严重威胁民众的生命健康,且危机波及经济、政治、外交等多个领域。

(2)群体宽　突发公共卫生事件中,受灾遇难的人数较多,涉及面较广。如"非典"危机,经历了从有限范围的区域性危机、全国性危机直至全球公共危机。

(3)风险大　突发公共卫生事件,无论是中毒、疫情、安全事故还是群体性不明原因疾病,直接现场接触都是一件危险性很大的工作。全球性恶性传染病不仅给原发区,也给某一地区或全球带来巨大灾难。

(4)时间紧　突发公共卫生事件应急处理工作具有突发性和随机性的特点。突发公共卫生事件往往是在人们毫无防范的情况下发生的,时间集中,患者数量大,且病情、伤情、疫情普遍严重,必须快速做出决策,因而无法用常规性规则进行判断,而且其后的衍变和可能涉及的影响也是没有经验性知识可供指导的。有关部门、医疗卫生机构应当做到早发现、早报告、早隔离、早治疗,切断传播途径,防止扩散。

(5)协作强　某一国所发生的危机事件往往可能造成对于全球经济、政治等方面的连带性冲击,有效地应对危机事件需要国家之间的合作和国际组织的参与。突发公共卫生事件应急处理工作,要求医务人员既要从宏观上统筹救治工作的各个环节,又要从微观上处理好每一个患者,工作中必须保持良好的连贯性和协同性,避免衔接失误。

(6)责任重　突发公共卫生事件瞬息万变、情况复杂,医疗救治工作任务艰巨、责任重大。突发公共卫生事件发生后,应迅速、准确查找危害因素。疾控部门在接到突发公共卫生事件报告并确认必须启动应急程序后,应立即派出应急队伍赶赴现场,开展调查处理;到达现场后,要对事件的基本情况进一步核实,深入调查了解,找出事件的某些共同特征;启动快速检测通道,对所采样品进行快速检测,力求查明事件原因,为制定控制策略提供可靠科学依据。

3. 医务人员的责任

(1)伦理责任　在突发公共卫生事件中,公共卫生组织、卫生行政管理部门和医疗卫生机构及医务人员均应承担起保护公众身体健康的责任,承担起治病救人的职业责任。这是职业伦理的底线要求。

（2）法律责任 国务院制定的《突发公共卫生事件应急条例》第五十条规定：医疗卫生机构有下列行为之一的，由卫生行政管理部门责令改正、通报批评、给予警告；情节严重的，吊销《医疗机构执业许可证》；对主要负责人、负有责任的主管人员和其他直接责任人员依法给予降级或者撤职的纪律处分；造成传染病传播、流行或者对社会公众健康造成其他严重危害后果，构成犯罪的，依法追究刑事责任：①未依照本条例的规定履行报告职责，隐瞒、缓报或者谎报的；②未依照本条例的规定及时采取控制措施的；③未依照本条例的规定履行突发事件监测职责的；④拒绝接诊患者的；⑤拒不服从突发事件应急处理指挥部调度的。

（二）突发公共卫生事件应急处理伦理要求

（1）无私奉献精神 突发公共卫生事件发生后，医务人员即使在自己的安全受到威胁的情况下也不能忘记自己肩负的救死扶伤的神圣使命，要始终把患者和广大人民群众的生命安全放在首位。只要有伤情、疫情出现，就必须将生死置之度外，奋不顾身地紧急救治，在疫情爆发时，也不能有丝毫的迟疑。在任何情况下，都要敢于担风险、负责任，具有自我牺牲的奉献精神。例如，在2003年的抗击非典斗争中，广大医务人员、科研人员挺身而出，不辱使命，表现出崇高的道德情操和无私的奉献精神，有的甚至献出了自己宝贵的生命。

（2）严谨科学精神 应对突发公共卫生事件要充分发挥科学技术的作用，不遗余力地加强对检测手段、防治药物、防护设备以及疫苗、病原体的研究；要实事求是，要以科学的态度对待疫情、确定病源、采取预防措施，制定各种突发公共卫生事件的应急预案，建立健全突发公共卫生事件的预警系统，加强疾病预防控制和卫生监督监测机构的建设，提高检测和科学预测能力以及对突发公共卫生事件的预测预报能力。

（3）团结协作精神 公共卫生突发事件的应急处理是一项复杂的社会工程，需要社会各部门的相互支持、协调和共同处理。应对策略的制定不只是疾控部门的工作，还要其他各有关部门共同参与完成。

（4）中华民族精神 越是困难的时候，越是要大力弘扬民族精神，越是要大力增强中华民族的民族凝聚力。处理突发公共卫生事件，要大力弘扬万众一心、众志成城、团结互助、同舟共济、迎难而上、敢于胜利的民族精神。在抗击非典斗争中，各级党政领导高度重视；广大医务工作者战斗在抗击非典的最前线，救死扶伤，英勇奋斗，无私奉献；社会各界以各种方式支援抗击非典斗争；全国各地相互支持，协同作战，一方有难，八方支援，所有这些都是民族精神的充分体现。

（5）以人为本精神 应急处理突发公共卫生事件，本身就是一项崇高的人道主义事业，它强调救死扶伤，强调珍惜人的生命价值，丰富和发展了中华民族"以人为本"、"为人民服务"的思想。

（6）爱岗敬业精神 在突发公共卫生事件中，医务人员的工作是在危险和艰苦环境下进行的。在抢救现场，每个医务人员都要勇于克服困难，充分发挥自己的专业技能和聪明才智，最大限度地救治患者。"临危不惧、沉着应对，实事求是、尊重科学，无私奉献、顽强拼搏，万众一心、敢于胜利"，这种用鲜血和生命铸就的抗击非典精神，就是新时期医务人员敬业精神的充分体现。

思 考 题

1. 简述传染病、慢性非传染性疾病防治工作中的伦理要求。
2. 职业病和地方病预防和控制伦理要求有哪些?
3. 简述突发公共卫生事件应急伦理规范。

第十一章
生育伦理

本章提示

　　医学的目的不仅是为了维护和延长人的生命,更重要的是为了提高生命质量。随着现代科学技术快速发展和社会的进步,生育问题已成为医学和人类社会关注的重要问题。因此,对我国实行的计划生育、优生以及产前诊断与遗传咨询在医学实践中出现的大量伦理问题,需要认真对待并进行伦理判断与选择。

案例 11-1:真两性畸形的新生儿该死吗?

　　一对夫妇认识了某医院妇产科的李医生。当他们的孩子即将诞生前,夫妇找到李医生。李医生把女方安排进医院待产。随着"哇"的一声,早已等在产房外的丈夫想了解婴儿情况的心情更急切了,其妻也正在关注地静待助产士通报,可就是迟迟无人告诉他们孩子是男是女,因为这孩子是个两性人。为了保证产妇的健康,医生只向家属交代,他们生了一个畸形儿。次日,丈夫找到了李医生,苦苦恳求说不想要那个孩子,让医生想想办法。经不住他反复恳求,李医生给这个刚出生才两天的孩子注射了一支吗啡,孩子死了,但是事情并没有结束。

　　这对夫妇不知从哪打听到这种畸形可以通过手术治疗,于是便因孩子的死找医院打官司。最后他们赢了,李医生却受到了降职降薪、记过等处分,她由此得了精神分裂症,逢人便说:"我不是故意的!"

　　【分析】　讨论该案例首先要确定的问题是一个真两性畸形的新生儿能不能处置,以及这样的孩子有没有生的权利,然后再介绍国内外产科临床工作中涉及过的残废新生儿的处置问题,最后要讨论用什么样的标准来衡量新生儿生命,以及有什么缺陷的新生儿不值得活下去。

第一节　计划生育工作伦理

　　当前,人类社会面临的全球性重大问题之一,是人口总体上的过度增长。人口过度增长不仅会引起全球性的资源短缺、生态失衡、环境污染,而且会导致许多国家的自然系统在人口和消费压力下崩溃,进而造成饥荒、疾病的肆虐等严重后果。显然,实行人口控制对人类长远发展来说是非常必要的举措。所谓生育控制是指依据人口与社会经济发展的客观要求,在全社会范围内,实现人类自身生产的计划化,使人口能适度增长,以保障人类更好地生存和发展。然而,由于生育控制关系到人们的生殖、生育权利,不可避免地涉及伦理问题。

一、计划生育概述

生育控制在我国通常称为计划生育。计划生育是指对人口再生产过程进行有计划的调节,人们有计划地生育子女,繁衍后代。它包括两方面的含义:第一层含义,对一个国家或一个地区来说,要对全国的或地区的人口发展进行有计划的调节,使人口发展同经济和社会发展相适应;第二层含义,对一个家庭来说,要有计划地安排生育子女,以适应家庭和社会的需要。计划生育包括两方面的内容:一是调节人口增长的速度;二是提高出生人口的质量。

20 世纪 50 年代以来,国际社会日益关注世界人口增长。1954 年,在罗马召开世界性非政府间人口科学讨论会,讨论有关人口理论和共同关心的人口问题。1974 年,联合国在布加勒斯特召开全球性政府会议,对发展中国家控制人口问题以及人口增长与经济发展的关系问题进行广泛讨论,通过了《世界人口行动计划》。1994 年,联合国在罗马召开国际人口与发展大会,通过了《关于国际人口与发展行动纲领》。该纲领强调,通过全球的计划生育给妇女一个生育自主权,以达到进一步控制人口过快增长的目的。目前,越来越多的发展中国家认识到人口增长过快给经济增长带来的负面影响,先后制定了人口控制政策。

实行计划生育,是我国的一项基本国策。我国是世界上人口最多的国家,耕地少,人均资源相对不足,经济文化比较落后,这是我国的基本国情。同时,人口增长过快,与经济和社会发展、资源利用和环境的保护存在着明显矛盾,严重制约着我国经济和社会的发展,影响人民生活水平和全民族素质的提高。因此,我国只能一方面努力发展经济,千方百计地发展生产;另一方面实行计划生育,严格控制人口增长。我国《宪法》第 25 条规定:"国家推行计划生育,使人口的增长同经济和社会发展计划相适应。"《人口与计划生育法》第 2 条规定:"我国是人口众多的国家,实行计划生育是国家的基本国策。国家采取综合措施,控制人口数量,提高人口素质。"我国人口与计划生育国家立法经过了五个阶段。第一个阶段从1978 年到 1980 年,邓小平在 1979 年深刻指出:"人口增长要控制,应该立法。"在此期间,由国务院计划生育领导小组办公室组织先后起草了"计划生育法"8 稿。第二阶段从 1982 年到 1988 年,先后修改了 12 稿。第三阶段从 1989 年到 1990 年,共修改了 9 稿。第四阶段从 1994 年到 1996 年,成立了立法论证小组。第五阶段从 1998 年到 2001 年,经过三次审议,2001 年 12 月 29 日,九届全国人大常委会通过了《人口与计划生育法》,决定自 2002 年9 月 1 日起施行。这是我国人口与计划生育事业发展史上一个重要的里程碑,它首次以国家法律的形式确立了计划生育基本国策的地位,为进一步做好人口与计划生育工作,综合治理人口问题创造了有利环境,并为地方人口与计划生育立法提供了法律依据。

回顾我国实行计划生育政策的历程,有三个《决定》特别重要。一是 1990 年中共中央国务院做出的《关于加强计划生育工作的决定》，二是 2000 年 3 月中共中央、国务院做出的《关于加强人口与计划生育工作稳定低生育率水平的决定》，三是 2006 年 12 月中共中央、国务院做出的《关于全面加强人口和计划生育工作统筹解决人口问题的决定》。三个《决定》体现了党和国家对计划生育工作的高度重视，对计划生育工作规律的认识不断深入，以及解决人口和计划生育问题的坚定决心。

我国实行计划生育取得了举世公认的巨大成就。中国人口出生率、人口自然增长率、妇女总和生育率都大幅度下降。1990 年与 1970 年相比，出生率由 3.343％下降到 2.106％，自然增长率由 5.81％下降到 2.31％。目前，我国这几项指标都低于其他发展中国家的平均水平。这在一定程度上缓解了人口过快增长同经济、社会发展不相适应的矛盾，对于促进社会主义现代化建设，提高人民生活水平和全民族素质起到了重要作用，对于世界人口的稳定也作出了重要贡献。

二、计划生育的伦理依据

生育是公民的一项基本权利。在漫长的人类历史上，除了婚姻的约束外，社会对于个体的生育权长期处于自然的无计划、无控制状态。但是，社会的进步与发展，要求人们对于自身的生产实行有控制，使人自身的生产与自然、社会和科学技术的发展相适应，使人的生存和发展得到更多更好的自然、社会和科学技术的支持。无节制地生育，是对人的生存环境和支撑条件的破坏，进而造成对人类未来和历史演进的破坏。这是实行计划生育政策最重要的伦理依据。具体地说，实行计划生育的伦理依据体现为以下五个方面。

（一）物质资料生产与人类自身生产之间必须协调

人类社会的生产不仅包括物质资料的生产，也包括人类自身的生产，两种生产之间的关系是辩证统一的。人类社会的存在和发展，一方面要进行物质资料的生产，不断获得人类生存所必需的生活资料；另一方面，通过维持人类自身的生存和繁殖，实现人类自身的延续和更新。两种生产共同构成人类社会存在和发展的基础。恩格斯说：历史中的决定性因素，归根结底是直接生活的生产和再生产；但是，生产本身又有两种，一方面是生活资料即食物、衣服、住房以及为此所必需的工具的生产，另一方面是人类自身的生产，即种的繁衍。他还指出，人类社会的和谐发展，必须对人的自身生产进行调整。因为，没有了人自身的健康科学生产，就没有人的进步发展的历史。在传统的人类再生产类型中，人们崇尚早婚早育，所谓的"男大当婚，女大当嫁"、"早生儿子早享福"、"多子多福"，对于自身是否有能力来承担此项社会责任却很少考虑；推崇重男轻女，一定要生男孩，认为男孩才是宗族的真正传人，并把没有男孩视为对长辈的最大"不孝"，即所谓"不孝有三，无后为大"。传统的生育观不利于两种生产之间的和谐协调，不利于社会的有效健康发展。在现代人类再生产类型中，我们强调的是晚婚晚育、少生优生、生男生女都一样，强调人类对自身生产行为的控制，并努力实现人自身生产与物质资料生产之间的和谐发展。这正是我们实行计划生育政策的基本出发点和伦理目的。

（二）人口的数量与质量之间必须协调

对于人类生命，我们既要注重生命的个体性，又要将生命奠定在坚实的社会性基础之上。如果只强调个体的重要而忽视社会，或者因为强调社会的重要而忽视个体的存在，那都是片面的，这既不利于个体的发展，也不利于社会的进步。人口状态应该是数量与质量的统一，任何单方面欠缺或突出，都不利于人口的和谐发展和社会的进步。目前我国的人口现状是：人口基数大，育龄群体大。我国是世界人口第一大国，但是，我们的人口质量与世界平均水平相比仍然有较大差距，与发达国家相比更是相差甚远。一方面是庞大的人口数量，另一方面是低水平的人口质量，这就是我国人口状况的现实。它已经成为制约我国社会进步和个人自身全面发展的重要因素。实行计划生育政策的重要目的，就是要控制人口数量，提高人口质量，使人口的数量与质量之间保持和谐统一，使公民的生育更安全、更科学，使公民的生命更健康、更持久。

（三）人口与经济、社会的发展与资源、环境状况必须协调

人口数量太多，必然影响经济和社会发展的速度与效益，同时给资源和环境带来很大的压力。伴随着工业化和现代化的进程，我国人口与经济、社会、资源和环境的矛盾日益突出。比如，我国的国土面积比美国略多一点，但人均却不到美国的 1/4，耕地面积是美国的一半多一点，但人均只有美国的 1/8，甚至只有印度的 3/8；草原面积与美国差不多，但人均只有美国的 1/5，林地面积不到美国的一半，但人均只有美国的 1/10。再比如，环境污染问题日益严重。近年来，我国部分地区发生蓝藻污染水环境事件就是明证。2007 年 5—6月，太湖蓝藻暴发，沿岸的江苏省无锡市近百万市民无法提取饮用水。再从人口结构上看，发达国家 70% 以上的人口生活在城市，而我国长期以来 80% 以上的人口生活在农村。从人口密度上看，从上海到西藏画一直线，则上海、江苏、安徽、湖北、四川、西藏六省区的人口密度分别为每平方千米 2657、725、429、324、172 和 2 人（2000 年的统计数字）。很显然，东部地区承担了较大的人口压力。大量事实说明，如果我们不能有效地控制人口增长，调整人口结构，就很难提高人口的生存和生活质量。

（四）人口与科技文化的发展必须协调

随着社会的进步和发展，人们的生育观念发生了许多实质性的变化。但另一方面，由于地区、经济和科技文化等方面的差异，城市和农村、沿海和内陆，以及不同社会阶层之间的生育观念还存在相当大的差异。有的人不想结婚，有的人很迟才结婚，有的人结婚了不要孩子；但也有的人想早结婚早生孩子，有的人宁愿被重罚也要多生孩子，有的人不生男孩不罢休，如此等等。如果听任这种状况继续下去，人口结构就会存在很大问题，总体的人口质量仍然不会提高，甚至下降。只有坚定实行计划生育政策，加强计划生育工作的科学技术含量，才能有效地缓解人口结构的矛盾，在控制人口数量的同时，有效地改善和提高人口质量。

（五）人口生产与人民群众的实际需要必须协调

随着社会的发展，人们的生活方式和思想观念都发生了许多变化。特别是经过 30 多年的计划生育宣传教育工作，人们的生育观念发生了巨大变化，许多夫妻主动要求节制生育，许多育龄夫妇的父母也支持他们的想法。计划生育工作的成效，使绝大多数人已经认识到了控制人口增长、实行计划生育政策的必要性和重要性，从而为计划生育工作的顺利进行和成果巩固提供了坚实的基础。实践证明，实行计划生育政策，并不仅仅是党和政府的需要，更是人民群众实际、迫切、带有根本性的需求。

三、计划生育的伦理价值

实行计划生育政策以来，全国少生了4亿多人，提前实现了人口再生产类型的历史性转变，有效地缓解了人口对资源、环境的压力，有力地促进了经济发展和社会进步。实践证明，我国坚持不懈地实行计划生育的基本国策，对建设中国特色社会主义、实现国家富强和民族振兴具有重大意义，为促进世界人口与发展发挥了重要作用。因此，从根本上讲，实行计划生育是符合人类社会发展规律的。

（一）成功实现了人口再生产类型的历史性转变

目前，整个世界的人口态势，基本上是人口增长过快，难以与经济、社会、资源和环境协调发展。人口过快增长已经成为影响发展的重要因素。我国由于实行计划生育政策，成功实现了人口再生产类型的历史性转变。人口再生产类型，是指与一定社会生产力发展水平相适应的人口出生率、死亡率以及人口自然增长率三者相结合而形成的人口再生产的特征。一般分为原始人口再生产类型、传统人口再生产类型和现代人口再生产类型三种。传统人口再生产类型的主要特点是高出生率、高死亡率以及较高的人口自然增长率。现代人口再生产类型的主要特点是低出生率、低死亡率和低人口自然增长率。我国的人口出生率、死亡率和自然增长率，1950年时，分别为37‰、18‰和19‰。1970年时，分别为33.59‰、7.64‰和26‰。从1949年到1970年的21年时间里，全国人口增加了28 375万人，达到82 542万人。由于从1970年代开始实行计划生育政策，1990年时，三个数字分别为21.06‰、6.67‰和14.4‰。2000年时，分别为14.03‰、6.45‰和7.58‰。到2004年底，三个数字已经变为12.29‰、6.42‰和5.87‰。在不到30年的时间内，人口再生产类型由"高出生、高死亡、高增长"转向"低出生、低死亡、低增长"。总和生育率从20世纪70年代初的5.8下降到目前的1.8（发达国家为1.6），低于更替水平（总和生育率2.0为生育更替水平），比其他发展中的人口大国提前半个多世纪跨入低生育水平国家行列。少生了4亿多人，使世界60亿人口日推迟了4年。1995年2月15日，中国人口达12亿。2005年1月6日，中国第13亿个公民诞生。10年时间，人口增加1亿。如果不实行计划生育，13亿人口日可能会提前4～5年时间。

（二）有效缓解了人口的巨大压力，促进了经济社会发展

我国计划生育政策的推行，有效地缓解了人口增长对经济、社会、资源、环境的巨大压力，有力地促进了经济发展和社会进步。比如，生育率下降导致人口抚养比例下降1/3，从而为经济增长创造了40年左右的"人口红利"期。这一点，十分难得。

（三）改善了人口素质状况

人口增长过快，必然影响公民人均收入，导致人们的生活水平和生活质量难以大幅度提高。同时也造成教育资源短缺，人们接受教育的机会减少。还带来就业的巨大压力，造成青年就业难，大量劳动力失业。实行计划生育以来，我国15岁以上国民人均受教育水平从20世纪80年代初的4.5年已提高到目前的8.5年左右；总人口中，小学以下文化程度的比例显著下降，初中以上文化程度的比例明显上升，大学以上毕业生由1982年的610万跃升到2005年的7000万人左右。贫困人口大幅度减少，妇女地位显著提高。人口资源正

在转化为人力资源、人才资源;人口大国正在向人力资本强国转变。

(四) 增进了公民的健康和幸福感

庞大的人口数量,影响公民的人均收入以及公民对社会财富与资源的人均分享,必然延缓人们生活水平和生活质量提高的速度,早婚、早育、多育、偏爱男孩等行为,不利于青少年的身心健康成长,不利于婚姻的稳固,不利于社会整体文化水平的提高。实行计划生育政策,有效地缓解了人们学习、就业、婚嫁、休闲之间的矛盾,大大拓展了公民的自由度,使公民对生活幸福的理解更加深刻,体验更加丰富多彩。

(五) 为世界人口与发展作出了重要贡献

我国实行计划生育政策 30 多年来,为世界人口与发展作出了重要的贡献,也为世界各国尤其是发展中国家控制人口过快增长提供了宝贵经验。

四、计划生育的伦理原则

人口问题始终是影响和制约我国经济社会全面协调可持续发展的重大问题和关键因素。要实现我国经济社会又好又快发展,就必须坚定不移地实行计划生育政策。做好新时期的计划生育工作,必须坚持以下伦理原则。

(一) 坚持教育为主的原则

人的行为是观念的现实外化,是以实践的形式存在的人的思想。要改变人的行为方式,首先要改变人的观念和思维方式。坚持宣传教育为主的原则,就是要在总结成绩和经验的基础上,进一步加强国策、国情、人口形势的教育,进一步加强计划生育知识和技术的宣传教育,消除人民群众的误解和顾虑,积极倡导科学、文明、进步的婚育观念,促进各项计划生育惠民政策深入人心,引导群众遵纪守法,变被动为主动,实行计划生育。

(二) 坚持客观公正的原则

首先,计划生育是我们的基本国策,任何人都没有特权,都必须遵守。有的所谓名人、所谓有权的人、所谓有钱的人,自视超群脱俗,超生多生,违纪违法,一定要依法征收生活抚养费,甚至依法从严处理。有的人进行非医学需要的胎儿性别鉴定,进行选择性别的人工终止妊娠。对这些以及溺、弃、残害女婴等非法行为,必须严厉打击。其次,要具体情况具体处理,实事求是。农村与城市、沿海与少数民族地区、健康人与有某些疾患的人、双独子女与非双独子女等,在生育数量、性别认定等方面,有着一定的政策上的差别,不能一律强求。再次,在具体的计划生育工作实践中,工作人员绝不能接受不合理不合法的请求,更不能接受有关人员的贿赂,做出违法计划生育政策的事情来。如为孕妇进行非医学需要的胎儿性别鉴定,人工终止妊娠等。要廉洁奉公,保持计划生育工作的客观公正性。

(三) 坚持合理有利的原则

计划生育工作同样需要讲究天时、地利、人和。比如要适时给育龄夫妇讲解计划生育知识,适时发放避孕药具。还要注意不同的人有不同的现实情况,采取不同的避孕措施,不能简单地追求"上环率"。再比如,对有缺陷新生儿的处理,一般采取这样的原则:严重缺陷儿处于濒死状态而不能生存者、智力低下的 18-三体综合征者、无脑儿、严重脑积水者等,可作为舍弃对象;严重的唇腭裂、先天性心脏病、严重两性畸形等,可根据孩子的家人的意愿决定舍留;并指、小血管瘤、单纯唇裂等,则不能舍弃。无论舍弃或保留,都要经过一定的合法程序,不能擅自决定和处理。在人流、引产、绝育、胎检等工作中,我们都要坚持合理有利的原则。

（四）坚持尊重保密的原则

知情同意和为患者保密,是医学伦理学的重要原则。在计划生育工作中,同样要坚决贯彻执行。比如,为妇女进行婚前检查、孕前检查、产前检查,做人工流产、引产手术,为已婚夫妇作避孕、绝育手术等,一定要与手术对象进行及时、有效的沟通,尊重患者的意愿,取得患者的理解、支持与配合,不能强求胁迫,不能欺骗隐瞒。同时,还要为他们的隐私保密,不得随意泄密和传播他们的私人信息,更不能歧视和取笑他们。

（五）坚持奖惩并重的原则

计划生育工作关系到人民群众的根本利益,关系到祖国的未来和民族的希望,不能有丝毫的马虎。对坚决执行计划生育政策的好干部要大胆培养使用,对农村实行计划生育的家庭要给予奖励,并在某些政策上给予倾斜。国家将全面推行农村计划生育家庭奖励扶助制度和"少生快富"工程,落实独生子女父母奖励、计划生育免费基本技术服务制度,探索建立多种形式的计划生育家庭养老保险制度。建立和完善政府为主、社会补充的人口和计划生育利益导向政策体系,建立稳定增长的政府投入保障机制。同时,严肃处理各种违纪违法行为,维护计划生育政策的权威,维护党和国家的权威,维护人民群众根本利益的权威。

（六）坚持服务优先的原则

计划生育工作在不同的历史时期应该采取不同的形式。在新的历史时期,应该强调服务优先,把主动服务、优质服务、持续服务,作为计划生育工作的一项基本原则。从强制命令中走出来,从高压强迫中走出来,从只注重管理而淡弱服务中走出来,从简单粗暴的形式主义中走出来,尊重群众的知情权、参与权、监督权,保障群众计划生育合法权益。强化计划生育管理服务体系,努力形成特色鲜明的行政部门、服务机构、自治组织、群众团体,目标一致、上下互动、信息共享、运转高效的科学管理格局,不断拓展服务内容,丰富服务形式,提高服务质量。

第二节 优生工作伦理

案例 11-2：选择性人工流产

患者,女性,26岁,曾有两次怀孕史。第一次在24岁怀孕32周时,来医院进行B超检查,发现胎儿为女性,脑积水,并伴有多指畸形,经患者及家属同意给予人工引产。本次是在怀孕第23周时前来医院进行遗传咨询及孕期检查,进行B超检查时,发现胎儿多发性畸形,包括下肢短小、唇腭裂、后脑凹积液,胎儿脐血染色体核型分析为46XX(多一条X染色体)。由于孕妇曾有类似症状胎儿的妊娠史,并结合其病史和家族史,考虑存在隐性遗传的可能,告知孕妇和她的丈夫该胎儿为多发畸形,预后不良。在孕妇和她的丈夫理解并知情同意的基础上,给予该孕妇实施选择性人工流产。胎儿引产后病理检查结果与产前诊断的结果相一致。这是一个通过遗传咨询和孕期检查避免一个有严重缺陷的患儿出生的病例。

【问题】 生育控制符合伦理道德吗?

一、优生的内涵与分类

(一)优生的内涵

所谓优生是指生育身心健康的婴儿,以促进人类在体力和智力上优秀个体的繁衍。人类优生意识和思想源远流长,早期关于禁止乱伦和近亲结婚等习俗和宗教戒律,反映了人类进入文明时代早期的优生观念。优生学(eugenics)的最早提出者是英国生物学家弗朗西斯·高尔顿(Francis Galton)。1883年高尔顿受其表哥达尔文进化论和孟德尔遗传学的启发,在《人类的才能及发展》一书中,正式提出了优生学说,他将优生学界定为:通过给予更合适的种族更好的机会繁衍而改良人种的科学。此学说很快得到传播。美国遗传学家劳伦斯·塞德(Laurence Sayder)将优生学包含在医学遗传学之中。近年来,优生学已发展成为以人类遗传学和医学遗传学为基础,研究改善人类遗传素质的综合性科学。

(二)优生的分类

美国遗传学家斯特恩(Stern)提出了优生有"积极"和"消极"之分的观点。"积极优生",目的在于增加或促进具有体力、智力有利基因的优秀个体的繁衍。包括人工授精、试管婴儿和胚胎移植等。"积极优生"面临着许多伦理难题,例如,在什么是优秀个体的标准问题上,存在着不同的见解和观点。"消极优生"又称为预防优生,其目的在于减少或消除人群中不良基因发生的频率,主要是预防有严重遗传病和先天性疾病的个体出生。预防性优生容易得到人们的理解和支持,比较容易操作。中国人类基因组计划 ELSI 委员会 2000年12月2日的声明中首先提出:"人类基因组研究及其应用应该将重点放在对疾病的治疗和预防上,决不应当在优生学上。"

二、优生的社会价值

我们所说的优生,通常是指出生一个健康的孩子。这与优生学(eugenics)的含义是不一样的。优生是社会发展的必然要求,是构建和谐家庭和社会的基本保证。优生具有以下重要的社会价值。

(一)优生是夫妻和谐的基础

夫妻结婚生育孩子是一个健康、自然的过程。生孩子的目的当然是希望共同的生活更有意义和价值,更加有幸福感和成就感。可是,如果生了一个先天有缺陷的孩子,一个残疾儿,一个今后生活不能自理的孩子,夫妻俩就会很伤心,很劳累,很疲惫,所谓的幸福感和成就感就会大打折扣。心情压抑、经费紧张,夫妻和谐的基础就会被破坏。如果生了一个健康聪明的孩子,夫妻之间的感情就会更加深厚,夫妻生活就会更加甜蜜。俗话说,孩子是夫妻的纽带。如果生了健康的孩子,就是很好的纽带;如果生了不健康的孩子,就会加重夫妻的精神压力和精力投入,同时会增加家庭经济负担,束缚夫妻双方享受美好生活。所以说,优生是夫妻和谐的基础。

(二)优生是家庭幸福的保证

实行计划生育政策后,孩子在家庭生活中的地位越来越重。常常是一家几口人同时围着一个孩子转,孩子是家庭生活的中心,孩子甚至成为家庭和睦融洽、幸福圆满的核心力量。但是,只有生了健康的孩子,才会给家庭带来欢乐;而生了不健康的孩子,则是给家庭蒙上了灰色的阴影,使全家承受精神打击、心理重压和身体折磨。多少有不健康孩子的家庭,就因为这样而大大减弱了幸福感。所以说,优生是家庭幸福的保证。

（三）优生是事业有成的基础

夫妻和睦、家庭幸福,需要事业的发展。生育优秀的孩子,精神爽朗,不用过多分心,就可以集中精力投身事业,大展宏图。如果生个不健康的孩子,要占用很多时间和精力,还要大大增加经济负担。可以说,健康的宝宝,就是父母事业兴旺、成功的坚实基础。

（四）优生是社会发展的动力

良性的人口发展态势,是社会发展的基础条件和内在动力。目前我国已经有近8300万残疾人。每年出生约100万残疾儿,每年因出生缺陷和残疾儿所造成的经济损失约为10亿元人民币。如果考虑对所有存活的出生缺陷和先天残疾儿提供的手术、康复、治疗和福利,则每年全国要投入近300亿元人民币。如果没有这些缺陷和先天残疾儿的出生,政府就可以拿这笔钱做更多有益的事情。比如,治理环境污染、改善交通条件、开展全民教育、解决群众看病贵和看病难的问题,等等。可见,优生对于社会发展非常重要。

（五）优生是人类进步的前提

人类进步的主要力量在于人类自身,而人类的健康则是人类进步的前提和基础。没有健康,就谈不上前进和发展。有缺陷的人、残疾人,是人类文明发展的代价,不可能彻底消失,但是我们完全可以采取行动减少他们的数量,缩小他们在总人口中的比重。这个行动不是要消灭现实中的他们,而是要通过优生措施从根本上减少他们出生的概率,不让他们来到现实生活中,或者设法减小他们给社会带来的负担,提高他们的生存和生活质量。

三、优生工作的伦理原则

（一）规划人生,把握时机

对于我们每个人来说,认真规划人生十分重要。没有目标的人生是盲目的,没有规划的人生是灰暗的。在生育问题上,规划人生并不是一个人的事情,而是夫妻双方的事情,甚至还要征求家长们的意见;不仅要考虑自己的精力和体力,还要考虑实际的承受能力、生活环境等因素。有了规划,就有了目标。但是,情况总在不断地变化,有时还会出现一些偶然情况。说不定偶然的情况正是人生的机遇。所以,把握时机也很重要。规划是人定的,有了新的情况之后,人当然有权利有能力改变原先的规划。比如,原先计划是26岁生孩子,说不定24岁怀孕了,如果条件允许,就不要非得25岁怀孕、26岁生孩子不可;或者,25岁时怀不了孕,就要及时调整计划。只有将人生规划与把握时机结合起来,优生才会实现。

（二）科学指导,综合开发

尊重科学,相信科学,按照科学的原则生活,选择生育,这是弘扬科学精神的表现。随着科学技术日新月异的发展,科技对人们生活和发展的影响日益深刻,科技人文化、生活化的特征越来越明显。优生要讲究科学,要自觉地将优生奠定在科学的基础之上,比如从营养学的视角讲究饮食,从运动学的视角讲究锻炼,从医学的视角讲究睡眠,等等,必要时还要通过药物补充营养。这些都是对的,也十分重要的。不过,最重要的是自己要掌握自己的生活规律,要养成健康的生活方式和合理的工作方式。夫妻双方都要少饮酒,尽量不抽烟,多运动,相互多陪伴,保持好心情,互敬互爱。尽可能调动双方各自的潜能,生育一个健康聪明的下一代。

(三)公平合理,区别对待

在管理的层面上,贯彻优生政策既要坚持公平合理的原则,又要把握好区别对待的原则,两者是统一的。一方面,要坚持公平合理的原则。坚决反对民族歧视、地区歧视、性别歧视、文化歧视。这些都是公平合理原则的要求和体现。近年来,名人超生现象经常发生。针对这种现象,有关部门已经制定了应对方案,颁布了惩治措施,比如对超生家庭征收生活抚养费等,目的就是维护公民生育权利的平等、公平、合理。另一方面,要掌握好区别对待的原则。中国地广人多,各地区、各民族情况差别甚大,不能搞一刀切的政策,需要区别对待。将原则的坚定性与工作的灵活性结合起来,这是优生工作的内在要求。

(四)依法优生,协调发展

中共中央、国务院《关于全面加强人口和计划生育工作统筹解决人口问题的决定》中指出:提高出生人口素质,事关千家万户的幸福,事关国家和民族的未来。要科学制定提高出生人口素质的规划及行动计划,加强出生缺陷干预能力建设,全面实施出生缺陷干预工程,实行定期评估、通报制度。对影响出生缺陷的生物遗传、社会环境、不良生活方式等重大危险因素进行研究、评估和干预。同时还指出:要运用法律手段,严厉打击非法实施胎儿性别鉴定,严厉打击用人工终止妊娠的方法选择性别的行为,保证妇女儿童合法权益。要运用法律手段,从结婚、生育、养育等多层面综合治理,动员育龄人群、全社会统一行动,宣传法律,各部门、各单位、各地区要协调合作,团结发展。因为,优生并不是单纯的医学问题,而是涉及面很广的社会问题,只有动员全社会的力量才能实现优生的目标,才能使优生成为全社会的生育观念与习惯。

第三节　优生措施伦理

优生措施是指使人们能够获得和选择安全、有效、合理的生育调节方法,能够获得适当的保健服务,使妇女能够安全怀孕和分娩,并得到一个健康婴儿的各种措施的总称。它包括婚前检查、产前诊断、遗传咨询与遗传筛查。

一、婚前医学检查伦理

婚前医学检查是指对即将结婚的男女双方在结婚登记前进行的卫生保健指导和健康检查。婚前医学检查的内容包括两个方面:一是婚前卫生保健指导;二是婚前健康检查。婚前卫生保健指导,主要是通过医生讲课、播放音像宣传资料等形式,向准备结婚的男女双方进行与结婚、生育保健以及预防病残婴儿出生等生殖健康有关的教育。婚前健康检查,主要是针对影响结婚和生育的疾病进行医学检查,通过询问病史、体格检查和实验室检查以及其他辅助检查,明确有无影响结婚生育的疾病。婚姻当事人在结婚登记前自愿选择是否进行婚前医学检查。当事人在前往婚检机构进行婚检前,应先了解、掌握双方家族中是否有遗传家族史、家庭成员中有无遗传性疾病的患者,了解父母是否是近亲结婚,知道自己与恋人有无血缘关系、是否患过某种严重疾病等。

(一)婚前医学检查的主要疾病

婚前医学检查的主要疾病有严重遗传性疾病、指定传染病、有关精神病、影响结婚和生育的重要脏器疾病以及生殖系统异常等。

严重遗传性疾病是指由于遗传因素先天形成,患者全部或部分丧失自主生活能力,目前尚无有效治疗方法,子代再发风险高,又无法进行产前诊断,而确属医学上认为不宜生育的严重遗传性疾病。

指定传染病是指《传染病防治法》中规定的艾滋病、淋病、梅毒、麻风病以及医学上认为影响结婚和生育的其他传染病。

有关精神病是指精神分裂症、躁狂抑郁型精神病及其他重型精神病。

(二)婚前医学检查的内容

1. 询问病史

(1)了解双方是否存在血缘关系　我国《婚姻法》明文规定:“直系血亲和三代以内的旁系血亲间禁止婚配”。直系血亲是指生育本人和本人所生育的上下三代以内的亲属,包括自己和父母,子女,祖父母,外祖父母,孙子女,外孙子女。三代以内旁系血亲是指从祖父母或外祖父母同源而出的男男女女之间。近亲婚配的明显效应就是子代隐性遗传病的发病概率升高。

(2)双方本人健康史(包括既往病史和现病史)　重点询问与婚育有密切关系的遗传性疾病,有关精神病,指定传染病(如性病、麻风病、病毒性肝炎、结核病等),重要脏器和生殖系统等疾病以及手术史。如患有出生缺陷,应追问本人出生前后经过(包括母亲孕产期异常情况、分娩方式、出生时情况等)。

(3)个人史　主要询问可能影响生育功能的工作和居住环境、烟酒嗜好、饮食习惯等。

(4)月经史　应详细询问其初潮年龄、月经周期、经期、经量、伴随症状、末次月经等,有助于发现某些可能影响婚育的妇科疾病。

(5)既往妊娠分娩史　如系再婚,应询问其妊娠分娩情况,特别注意是否有流产、早产、死胎、死产等不良孕产史。若已生育过有出生缺陷或遗传病患儿,应详细追问孕产期异常情况、致畸因素、家族遗传病史等。对有婚前人流史者,需了解其终止妊娠的方法以及是否发生过并发症和后遗症的病史。

(6)家族史　以父母、祖父母、外祖父母及兄弟姐妹为主,重点询问近亲婚配史、与遗传有关的病史及其他与家系内传播相关的疾病。

2. 体格检查

体格检查是婚前医学检查的基本诊断技术,应按技术规范和操作程序认真进行检查和填写记录。

(1)全身检查　除一般常规体检项目外,对身材特殊者应注意其身高,这有助于某些遗传病或内分泌异常的诊断,对肥胖者除测量体重外,应注意脂肪分布情况。智力表现和精神状态尤需医师仔细观察。

（2）生殖器检查。

（3）提示患遗传性疾病的一般体征　在婚检中，如发现有下列体征之一者，应考虑遗传性疾病的可能：①精神状态异常；②智力低下；③特异面容，五官异常；④先天性聋哑；⑤先天性视力低下；⑥先天性眼畸形；⑦先天性四肢、手、足畸形伴功能异常；⑧先天性头颅畸形、小头或大头；⑨发育迟缓；⑩先天性骨骼畸形；■四肢震颤、痉挛、麻痹、共济失调；■肌张力异常，过高或过低；■肌肉萎缩或假性肥大，肌萎缩多表现在四肢、肩胛部、腰部，假性肥大多表现在四肢；■严重贫血，久治无效；■明确的非感染性肝、脾肿大；■皮肤病变或颜色异常，久治无效。

3．实验室检查

实验室常规必检项目：血常规、尿常规、乙肝表面抗原（HbsAg）、快速转氨酶（SGPT）和梅毒初筛的快速血浆反应素环状卡片试验（RPR试验）。胸部透视亦属必检项目，但女性受检者如有妊娠可能，应避免检查。女性受检者还需做阴道积液（白带）常规检查。对可疑艾滋病病毒感染者应加试HIV抗体试验作为艾滋病的筛查。

4．其他辅助检查

根据询问病史、物理检查和实验室等常规检查结果，可进一步选用其他各种辅助检查。

（三）医学指导意见的掌握原则

婚前医学检查结束，对未发现影响婚育的疾病或异常情况，并已接受婚前卫生指导和咨询者，可出具"未发现医学上不宜结婚的情形"的证明。如存在与婚育有关的异常情况或疾病时，应根据具体情况提出医学指导意见，进行分类指导和处理。《婚姻法》第10条规定："经婚前医学检查，对诊断患了医学上认为不宜生育的严重遗传性疾病的，医师应当向男女双方说明情况，提出医学意见；经双方同意，采取长期避孕措施或者结扎手术后不生育的，可以结婚。但《中华人民共和国婚姻法》规定禁止结婚的除外。"根据我国《婚姻法》第10条的规定，有禁止结婚的亲属关系的，婚前患有医学上认为不应当结婚的疾病、婚后尚未治愈的婚姻是无效的。1986年我国卫生部颁布了《异常情况分类指导标准》，对当事人的结婚问题划分了如下四种情况。

（1）不许结婚　婚配双方是直系血亲或三代以内是旁系血亲的；婚配双方均患有重症智力障碍的。

（2）暂缓结婚　性病、麻风病未治愈的；精神分裂症、躁狂抑郁症和其他精神病发病期间的，以及各种法定报告传染病规定了隔离期的。

（3）可以结婚，但不许生育　男女任何一方患有严重的常染色体显性遗传病（包括强直性肌营养不良、软骨发育不全、成骨发育不全、遗传性致盲眼病）的；婚配双方均患有相同的严重常染色体隐性遗传病（如先天性聋哑）的；婚配的任何一方患有精神分裂症、躁狂抑郁症和其他精神病病情稳定的以及先天性心脏病的。

（4）可以结婚，但需限制生育性别　严重的性链锁隐性遗传病（指血友病、进行性肌营养不良），女性携带者与正常男性婚配，应做产前诊断，判定胎儿性别，女胎保留，男胎终止妊娠。

二、产前诊断伦理

产前诊断是指在妊娠期的一定阶段，在遗传咨询的基础上，主要通过遗传学检测和影像学检查,对高风险胎儿进行明确诊断,通过对患胎的选择性流产达到胎儿选择的目的,从而降低出生缺陷率,提高优生质量和人口素质。产前诊断的目的在于优生、保护孕妇的生命安全和确保胎儿正常发育。医学遗传学诊断是重要的产前诊断方式,包括在实验室中进行的 DNA 蛋白质与染色体层次的检测以及临床观察到的各种异常。目前,通过产前诊断所发现的遗传病已达 100 多种。

(一)产前诊断的方法

产前诊断是在胎儿出生前,用先进的科技手段诊断胎儿是否患有遗传病和先天畸形及宫内感染的诊断方法。产前诊断的方法很多,常用的方法有绒毛组织检查、羊膜腔穿刺查羊水细胞、超声波检查、胎儿镜检查、血清甲胎蛋白检测等。某些产前诊断也有一定危险性,如确有必要才可使用,应听从检查医生意见。

(1)绒毛组织检查 该项检查适用于怀孕早期,其方法是取绒毛细胞检查染色体,以诊断染色体疾病及代谢疾病。

(2)羊膜腔穿刺查羊水细胞检查 该项检查适用于怀孕中期,其方法是选用羊膜穿刺技术,抽取羊水,做羊水细胞培养,检查染色体,诊断胎儿性别和染色体病,并通过羊水测定血型,以防新生儿溶血症。

(3)超声波检查 用 B 超诊断,可直接观察婴儿在子宫内的生长情况,测得胎位是否正常,有无脊柱裂、无脑等明显的畸形。

(4)胎儿镜检查 用胎儿镜直接窥视胎儿有无畸形,并可采取胎儿的某种物质做相关化验,检测代谢性遗传病。

(5)血清甲胎蛋白检测 测定羊水甲胎蛋白及母血甲胎蛋白含量,诊断脊柱裂和无脑儿。

(二)产前诊断的适应证

有如下情况之一者,孕妇应做产前检查。

(1)孕妇年龄达 35 岁或 35 岁以上者。

(2)孕早、中期血清筛查阳性的孕妇。

(3)夫妇一方为染色体病患者,或曾妊娠、生育过染色体病患儿的孕妇。

(4)夫妇一方为先天性神经管缺陷患者,或曾妊娠、生育过该病患儿的孕妇。

(5)有不明原因自然流产史、畸胎史、死胎或死产史的孕妇。

(6)怀有严重单基因遗传病高风险胎儿的孕妇。

(7)有异常胎儿超声波检查结果者(含羊水过多者)。

(8)夫妇一方有致畸物质接触史。

(9)疑为宫内感染的胎儿。

(三)产前诊断的伦理

1. 产前诊断的优生意义

产前诊断是与优生关系十分密切的一项现代生物医学诊断技术。随着医学技术的不断发展以及优生知识的普及、深入,产前诊断这种能够尽早阻断种种不良遗传因素向后代传递的技术,愈来愈受到广大人民群众的接受和欢迎,因而具有十分重要的优生意义。

产前诊断在伦理道德上有不同的看法。产前诊断的支持者认为,产前诊断对诊断胎儿是否有遗传病和先天畸形及宫内感染有重要价值,它有利于优生,对于提高人口素质、维护社会和家庭稳定、减轻社会和家庭负担等具有积极作用。我国《母婴保健法》规定:"经产前检查,医师发现或者怀疑胎儿异常的,应当对孕妇进行产前诊断。"(第 17 条)"经产前诊断,有下列情形之一的,医师应当向夫妻双方说明情况,并提出终止妊娠的医学意见:①胎儿患严重遗传性疾病的;②胎儿有严重缺陷的;③因患严重疾病,继续妊娠可能危及孕妇生命安全或者严重危害孕妇健康的。"(第 18 条)实行产前诊断最大的争议是在实施过程中的不规范和"滥用"所造成的性别比例失衡。为此,2001 年 6 月 20 日国务院颁布了《母婴保健法实施办法》,在第 23 条明确规定,"严禁采用技术手段对胎儿进行性别鉴定。对怀疑胎儿可能为伴性遗传病,需要进行性别鉴定的,由省、自治区、直辖市人民政府卫生行政部门指定的医疗、保健机构按照国务院卫生行政部门的规定进行鉴定。"

2. 产前诊断的伦理原则

(1)保密原则　恪守医疗保密原则在产前诊断中有其特殊的优生意义。当医务人员检查出胎儿的性别时能否告诉胎儿的双亲呢,这就涉及医疗保密的道德问题。在我国受传统的封建思想影响较深,在一些人的灵魂深处还存在着重男轻女的思想,到处寻找生男孩的所谓秘方,并私下对胎儿进行 B 超检查来判断其性别,甚至采取非法的手段终止正常女性胎儿的生命。在这样的情形下,谨防产前诊断被那些重男轻女的人钻空子和利用。这就要求医务人员在产前诊断的过程中严格遵守医疗保密原则,决不向受检查的夫妇透露胎儿的性别。生男生女不仅是个人的私事,它关系到社会人群的性别比例、人口质量、家庭的安宁、社会的稳定和国家的发展。这就要求医务人员站在维护国家利益,维护民族利益,维护人类生存利益的高度上来履行产前诊断的医疗保密的道德责任。

(2)自主性原则　遗传性疾病和胎儿畸形的产前诊断的目的是排除残疾胎儿,医务人员要尽可能地将所有与临床有关的信息提供给被检查者及其家属,帮助他们做出决定,并尊重他们的决定。

案例 11-3:脑积水胎儿出生正常

患者,女性,28 岁,曾有过两次不良怀孕史。第一次是 25 岁足月分娩一女婴,出生后发现脑发育不全;第二次是 27 岁在妊娠 30 周时来医院进行 B 超检查,发现胎儿为脑积水、女婴,经患者及家属同意给予人工引产。本次是在怀孕第 34 周时前来医院进行遗传咨询及孕期检查,在进行 B 超检查时,B 超诊断胎儿双侧脑室轻度增宽,根据孕妇的既往史和家族史,诊断胎儿为轻度脑积水,可能与隐性遗传有关。如系单纯脑脊液流出道的不畅,出生后可以通过手术治疗,对孩子的智力发展不会产生太大的影响,建议出生后做进一步检查。该孕妇于妊娠 39 周自然分娩一女婴,外表正常。在女婴出生 1 个半月进行 CT 检查,显示脑积水已完全吸收,脑组织结构正常。这是一个防止盲目引产对胎儿和孕妇及其家庭造成伤害的案例。

【问题】　请对该案例作出伦理分析。

三、遗传咨询伦理

遗传咨询(genetic counseling)是通过咨询医生(counselor)与咨询者(counselee)共同

商讨咨询者提出的相关遗传学问题,并在医生指导和帮助下合理解决这些问题的全过程。遗传咨询是在一个家庭范围内预防严重遗传病患儿出生最有效的程序。广泛开展遗传咨询,配合有效的产前诊断和选择性流产的措施,能大大降低遗传发病率,减轻家庭和社会的精神负担和经济负担,从根本上改善社会人口素质。

（一）遗传咨询的主要目的

1. 遗传咨询的医学目的

（1）帮助咨询者对所咨询的遗传病进行全面了解,以便选择最恰当的对策。咨询者可以在自愿的基础上,在咨询医师的指导下进行选择,以获得最佳防治效果。

（2）帮助咨询夫妻制订科学的生育计划。

（3）对有高风险的夫妻,提出忠告,并帮助制订可行的措施。

（4）对有遗传病、先天畸形患儿的父母,提供患儿教养方法和建议。

2. 遗传咨询的社会目的

（1）降低人群中遗传负荷。

（2）宣传遗传知识,提高全民对遗传病严重危害的认识,增强优生意识。

（3）降低遗传病的发生率和发病率,不断提高人口素质。

（二）遗传咨询的对象

医学遗传咨询的对象主要包括以下几种人员。

（1）因双方或一方,或亲属中有遗传病患者,担心婚后会出生同样的遗传病患儿的婚前男女。

（2）双方有一定的亲属关系,咨询他俩能否结婚的婚前男女。

（3）双方之一或亲属中有某种遗传病患者的夫妻。

（4）生过遗传病患儿或先天畸形患儿的夫妻。

（5）不明原因反复流产的夫妻。

（6）婚后多年始终不孕的夫妻。

（7）怀孕早期接触过放射性、化学毒物,服用过致畸药物或有病原生物感染的孕妇。

（8）性器官发育异常或行为发育异常的男女。

（9）35 年岁以上的高龄孕妇。

（10）其他遗传病患者或可疑患者。

（三）遗传咨询的程序

咨询医生根据咨询者提出的问题,一般可按如下程序进行操作。

（1）明确诊断　对所询问的疾病做出正确的诊断,以确定是否为遗传病,这是进行正确回答的前提和关键。遗传病的诊断方法主要以家系调查和系谱分析为主。通过家系分析、细胞遗传技术、分子遗传学技术等手段,并结合临床特征,再借助于染色体、性染色体分析和生化分析等检查结果,作出正确诊断。如确定为遗传病,还须进一步分析致病基因是新突变产生的还是由双亲遗传下来的,这对预测危险率有重要意义。

（2）确定该遗传病的遗传方式　从遗传方式上看,人类遗传病大致可分单基因遗传病、多基因遗传病和染色体病三大类。

（3）科学评估再发风险　　再发风险(recurrence risk)是指在一个家系中已有遗传病患者时，该家系中其他成员(含再出生者)能否再患同一种疾病的危险性。其危险性的大小可用再发风险率来表示。按风险程度，可将人类遗传病分为三类：第一类是指主要由环境因素引起的疾病，属一般风险；第二类是指由遗传因素和环境因素共同作用引起的多基因遗传病，属轻度风险；第三类是指所有单基因遗传病和双亲之一为染色体平衡易位携带者，其复发风险较大，属高风险。再发风险率的评估是遗传咨询的重要内容，必须科学、正确。

（4）谨慎解答咨询者的问题　　咨询医师的任务是将有关遗传的诊断、预后、防治方法，特别是将患该病的风险率告诉咨询者，并对其提出的问题给予明确的解答，供其参考。

（四）遗传咨询的伦理要求

遗传咨询是咨询医生与咨询者的商谈，咨询医生除了遵守医疗服务中的医患关系伦理外，还应遵守如下伦理要求。

（1）充分理解，减轻压力　　向医务人员进行遗传咨询的人，通常都是带着种种疑虑和心理压力而来的，咨询医生应充分理解咨询者的心情，努力减轻咨询者精神负担和心理压力，这既是咨询者的期望，也是咨询医生应具有的职业道德。

（2）平等相待，真情关怀　　由于遗传病的遗传性和难治性，前来咨询的人一般都心存顾虑。归纳起来主要有三点。一是羞耻感。不少遗传病患者的家庭，把出现遗传病认为是家族的丑事，是可耻的，想方设法隐瞒，患者的父母甚至对此相互指责。二是负罪感。生育了有遗传病或先天病患儿的父母，他们往往有强烈的负罪感，认为是自己把疾病和不幸带给了子女，对不起儿女。三是恐惧感。遗传病家庭非常害怕患儿的病情被外人知道，担心病情宣扬出去对患儿今后的学习、工作、生活产生不良影响。因此，咨询师在接待咨询者时，应热情、礼遇、尊重咨询者，体谅遗传病家庭成员的心情，想方设法减轻咨询者的心理负担，使其正确认识遗传病。正确的做法是：第一，用医学科学知识向咨询者详细说明遗传病是由遗传因素所致的疾病，不必有羞耻感；第二，明确告诉咨询者，遗传病是由遗传基因所致的疾病，不论是患者本人，还是他们的父母都没有任何过错，即使其致病基因确实是由父母所遗传的，但也是不以他们的意志为转移的事；第三，强调遗传病不是一种惩罚，更不是所谓的老天对人们的报应，患儿的父母也无需把自己的任何行为或过失与其联系在一起，而陷入自责的烦恼或相互指责的家庭内战中，更不要背上任何伦理道德的思想包袱。

（3）尊重咨询者的隐私权　　咨询者个人的隐私在咨询时应得到充分的尊重和保护。这就要求咨询机构或咨询师要为咨询者提供安静、整洁、保密的咨询环境。即使是夫妻一起前来咨询，必要时也可以分别与夫妇个别谈话。这是因为遗传病不像其他疾病，只涉及患者本人，而遗传病的咨询和调查，常会牵涉到患者的家族，如父母、夫妻、兄弟、姐妹，甚至祖父、祖母或外祖父、外祖母等。咨询师要高度重视，尊重和保护咨询者的隐私权，做好咨询资料的保密工作，避免咨询资料信息外流，被他人利用。

（4）坚持自愿和知情同意的道德原则　　遗传咨询服务分为指令性的和非指令性的。采取何种遗传咨询，常取决于各国的相关法律法规。从伦理学的原则出发，理想的遗传咨询应该是非指令性咨询。按照我国的相关法律法规并结合我国的具体国情，在不违背我国婚姻法和母婴保健法的前提下，提倡非指令性的遗传咨询。非指令性的遗传咨询要注意两点：第一，前来进行遗传咨询的咨询者，应是主观意愿，自觉自愿的，而非外部强制的；第二，咨询者提供的信息,是咨询者主动地、自愿地提供的。因此,咨询师在进行咨询服务时,首先要尊重咨询者,认真贯彻自愿和知情同意的道德原则。同时,要向咨询者讲明医学咨询和检查的目的和必要性,争取咨询者的积极主动配合,以便做出科学的指导和正确的结论。

第四节　医学辅助生殖技术伦理

案例 11-4:"名人精子库"符合伦理吗?

1999 年,我国某省的计划生育技术指导所首创"名人精子库",名噪一时。"名人精子库"对"名人"的定义是:60 岁以下有健康生育史,家族没有遗传性疾病史,并分为三类:一类是知识型,即具有副高级职称以上或硕士学位以上者,以及知名作家、著名记者等;一类是明星型,包括体育明星、歌星、影星等;一类是企业家,主要是高级企业管理人员、金融家等。在这之后,有人又拟建立世界首家"美女卵子库"。"美女卵子库"吸纳的对象,首先是兼具以下几个优势的美女:35 岁以下,大学专科以上学历,体型、容貌姣好,身高适度,从事白领以上层次的职业。在进行报名程序的同时,要严格执行专家评审程序。

同时,有人提出建立"大学生精子库"和"博士精子库"的构想。

对于这些新生事物,人们提出了不同的看法:有人认为"名人精子库"、"大学生精子库"、"博士精子库"、"美女卵子库"与国外曾经出现的"诺贝尔精子库"一样,是为了"优生"目的,而且,可以增加精子、卵子的来源,为不孕夫妇带来福音……

也有人认为,这是某些人看中中国约 10% 的人不育,人工辅助生殖技术有着巨大的商机,"名人精子库"、"名人卵子库"等纯粹是商业目的的炒作,而且,不一定会导致"优生"……

【问题】 你认为建立和使用"名人精子库"、"大学生精子库"、"博士精子库"、"美女卵子库"等,是否合乎伦理?为什么?

案例 11-5:他不是我们家的!

上海一对青年夫妇结婚多年没有孩子,经查丈夫没有生育能力,求助一医科大学教授。教授用供体人工授精技术,使其得一子,一家人欢欢喜喜。若干年后,公婆发现孙子不像他们儿子。经调查知采用供体人工授精,因孩子不是来自他们家的"种",拒绝容纳,将孩子连同儿媳赶回娘家。儿媳携子状告婆家。丈夫声称不知底细,要求离婚。到底谁是孩子的父亲?

人工授精主要是解决男性不育问题,如果男方不能受精或精子数量过低,需要求助于第三者捐赠精子,用他人的精子给女方授精,称为供体人工授精。

【问题】 那么到底谁是孩子的父亲?是供精者,还是女方丈夫?孩子与养父亲密吗?他(她)有权知道自己的遗传父亲吗?这就造成了伦理上的混乱。

案例 11-6:亲姐妹互助治疗不育

浙江大学医学院将妹妹一个卵巢成功地移植到因病摘除卵巢的姐姐体内。姐姐没有孩子,打算用移植过来的妹妹卵巢排出的卵通过与丈夫同房生出一个孩子。那么,这个孩子的母亲应该是谁?孩子是否应该有两个母亲?如果万一以后姐妹不和,打起官司,孩子应该属于谁?

　　【分析】　按照现代生殖技术的发展,供精、供卵、体外受精、代理母亲技术相结合,一个孩子可以有五个父母(两个父亲:供精者、养育者;三个母亲:供卵者、代理母亲即代孕者、养育者)。

　　医学辅助生殖技术是 20 世纪发展起来的一项高新技术,它是人类控制自身水平的一个进步,它给那些患有不育症的家庭带来福音和新的希望。

一、医学辅助生殖技术的概念和种类

(一) 医学辅助生殖技术的概念

　　医学辅助生殖技术是指替代自然生殖过程的某一环节或全部环节的医学技术。人类的自然生殖有时会有缺陷或者不符合人们的要求,改变、控制或改造自然生殖过程的需要就导致医学辅助生殖技术的产生。

　　医学辅助生殖技术的发明和应用主要是为了帮助那些不孕不育的夫妇拥有后代,但是这种技术的应用使人际关系变得复杂,会引发一系列的社会、法律和伦理问题,这些问题是值得我们关注的。

(二) 医学辅助生殖技术的种类

　　目前阶段已经应用的医学辅助生殖技术主要有人工授精和体外受精。

1. 人工授精

　　人工授精是指用人工的方法将男性的精子(丈夫的或他人的)输入女性体内,以达到受孕目的的一种技术。它主要用于解决男性不育症问题。

　　人工授精按精子来源的不同,可分为同源人工授精和异源人工授精。前者的精子来源于丈夫本人,也称夫精人工授精,后者来源于捐献者,也叫他精人工授精。捐献者一般需要匿名,因而要对其有关信息进行保密。如果使用某一确定捐献者的物质进行人工授精,就叫做特源性人工授精,或者叫非匿名人工授精。由于冷冻技术的发展和应用,可以把精子保存在液态氮中,尽管冷冻状态下的精子的授精能力为原来的 1/3,但对授精成功率影响不大,于是出现了精子库用于保存精子。

2. 体外受精

　　体外受精,完整的名字是体外受精—胚胎移植技术。这项技术是分别取出精子和卵子,在试管中使卵子受精,培养成胚胎,再将胚胎植入子宫,发育成胎儿直至分娩。由于受精是在实验室的试管中进行的,通过这种方法诞生的婴儿人们通常叫做"试管婴儿"。这是 20 世纪 70 年代发展起来的一项难度较大的新生殖技术。技术的关键是诱导排卵、人工体外受精、胚胎移植,主要用于解决女性不育症。

　　体外受精——胚胎移植技术的程序主要包括:适应症的选择、药物超促排卵、卵胞监测、取卵与卵的收集与培养、取精与精液的处理、卵子的体外受精与培养、检查与识别受精卵及卵裂和培养、早期胚胎移植与移植后的处理、早期妊娠的判定、保胎疗法与妊娠期监护等步骤。此技术可称为"第一代试管婴儿技术"。在体外受精—胚胎移植技术基础上,1993年又发展了卵胞质内单精子注射、植入前胚胎遗传学诊断等技术。卵胞质内单精子注射为第二代试管婴儿技术,可用于解决男子不育症。

目前,人类体外受精技术的成功率仍比较低,在美国,前几年,一次体外受精的出生率为14％,在英国为12％。

二、医学辅助生殖技术面临的伦理问题

医学辅助生殖技术的应用为全球带来了几十万新的生命,同时也带来了诸多社会问题。

争议大的是异源性人工体内和体外授精及代理母亲。

(一)医学辅助生殖技术可能导致人伦关系的复杂和混乱

人工授精的伦理问题主要在异源人工授精方面。同源人工授精所生的孩子与父母有直接的、自然的血缘关系,和正常家庭的亲子关系无异,只存在生殖方式的差异而已,在伦理、法律等方面均无大的争议,人们容易接受。而异源人工受精,因精子来自与丈夫没有关系的捐献者,所生孩子与丈夫没有血缘关系,那么,究竟谁是孩子的父亲?孩子长大后是否可以去找他的生物学上的提供遗传物质的"父亲"?如果养育父亲家族的人不接纳与他们没有血缘关系的孩子怎么办?单身女性、同性恋者及任何年龄的妇女是否都可以要求做人工授精、体外受精?如果单身女性可以通过这种方式生育一个孩子,那么,孩子生下来就没有父亲,对孩子是否公平、公正?是否孩子的成长会受到影响?若未婚男女、同性恋者通过辅助生殖技术生儿育女,将会对已有的家庭模式及人伦关系带来冲突,导致人际关系的复杂和混乱。

(二)精子库的伦理问题

随着人工授精技术的发展,人工授精成功率的提高及与社会发展所致多方面因素导致的不孕不育症人数的增多,对人工授精的需求量也越来越大,人类精子库的设立也成为一种需要。据有关资料显示,中国内地平均每10对夫妻中即有一对出现不育。据统计,目前全世界通过人工授精所生的孩子已不下百万之众。精子库的建立正是为了满足日益增多的人工授精的需求。在美国,精子库可以提供捐献者的一些细节,如家族医学史、兴趣爱好、性格、血型种族、教育程度等。通常捐献者是匿名的,在美国和中国多会一直为他们的身份保密。但孩子的母亲会有机会了解对方的一些资料,如捐献者的生日、出生地、学位等。在国外,一些孩子根据这些资料,正在想办法找到捐精者。捐精者到底有没有对孩子的责任?孩子有无权利知道生物学父亲的名字?有无权利寻找生物学父亲?如果相关捐精者的身份被人们所知道,那么会产生一些问题,如可能破坏遗传学父亲的正常的家庭生活,引起财产纠纷等。精子、卵子、受精卵、胚胎等是否是捐献者的私有财产?他们是否可以因此获得报酬?

在中国有人建议精子可以商品化,到底精子、卵子等物质是否可以商品化?中国曾出现过"博士精子库"、"大学生精子库",那么,寻找许多特性好的精子、卵子是否就会生出"完美的孩子"?精子库是否可以允许女人有选择地去购买精子?这些问题都是值得人们思考的。

(三)代孕母亲的伦理问题

代孕母亲是指代理妊娠的妇女。代孕母亲有两种,一种是一个代孕的女子被植入一个

来自其他女性和男性的胚胎,代孕女子怀的孩子与她没有任何血缘关系;另一种为代孕的女子提供自己的卵子,代孕的女子与她所怀的孩子有一半的血缘关系。孩子生下来后给签订合同的父母。代孕母亲从此以后不再与孩子有任何往来,既代孕母亲只负责把孩子生下来,不参与抚养孩子的活动。

作为生殖技术中的一个特殊环节,代孕母亲的出现带来了许多新的伦理问题。代孕母亲原初是为了帮助别人解除不孕的痛苦,一般来说是合乎道义的。代孕母亲甘愿承担身心上的风险,为那些因病不能怀孕的妇女和家庭带来新的生命,帮助她们得到了从血缘上来讲比领养的更亲的孩子,带来了他们家庭的快乐。从这一点来看,代孕母亲是合乎道德的。但随之而来的问题是,代孕母亲的出现,在某种程度上又可能会影响到家庭的稳定性。生育是母爱的基础,代孕母亲经过艰辛的怀孕,最终完成了生育过程,难免会对孩子产生一种出于本能的特殊感情。这有可能使代孕母亲千方百计地与孩子保持一定的联系,甚至会产生谁是孩子真正母亲的纠结。代孕母亲 20 世纪 70 年代末在西方国家出现以来,产生过许多争夺孩子的案例。一些国家对代孕母亲是否合法,是否符合伦理等问题至今仍争论不休。我国相关法律目前不允许代孕母亲。

代孕母亲代人受孕和生育,会导致人类生育机制发生变化。代人受孕是出于道义还是为了赚钱? 在西方愿意做代孕母亲的情况比较复杂,有的是想体验一下怀孕和生孩子的滋味;有的因曾经做过人工流产,抱着"赎罪"的心情,想替别人生个孩子。但是,大多数的代孕母亲目的是为了赚钱。这就使原本助人的性质发生了变化。这种靠生孩子赚钱现象的出现,使女人的身体变成了制造和加工孩子的工具,使孩子成了商品。这是与人类的尊严想违背的。如果代孕母亲在怀孕过程中不愿意继续妊娠,或者经过十月怀胎分娩出孩子后产生感情,决意要自己抚养,就会与委托人发生纠纷。

代孕母亲的选择问题也是值得慎重对待的问题,如果选择不当,就可能出现母亲为女儿代孕的情况,从而导致出生的孩子人伦关系的混乱,并可能引发其他法律和社会问题。

有人将异源性人工授精及代理母亲等的伦理冲突概括为以下几个方面。

(1) 生育与婚姻分离的伦理困惑与冲突。

(2) 传统家庭模式的解体(多父母家庭,不婚单亲家庭,同性双亲家庭)。

(3) 谁是孩子的父母的疑惑。

(4) 亲子血缘关系的破裂。

(5) 代理母亲使家庭关系难以梳理,变得复杂。

(6) 非婚妇女进行人工授精将冲击我国的人口政策和人们的家庭观念。

(7) 精子库带来的伦理问题(精液、卵子是否可以商品化,名人精子库是否合乎伦理)。

(8) 保密等所致的血亲通婚的隐患。

(9) 人工体外授精后剩余的胚胎用作科学研究的争议。

三、医学辅助生殖技术的伦理原则

人类辅助生殖技术是治疗不育症的一种医疗手段。为安全、有效、合理地实施人类辅助生殖技术,保障个人、家庭以及后代的健康和利益,维护社会公益,特制定以下伦理原则。

(一) 有利于患者的原则

(1) 综合考虑患者病理、生理、心理及社会因素,医务人员有义务告诉患者目前可供选择的治疗手段、利弊及其所承担的风险，在患者充分知情的情况下，提出有医学指征的选择和最有利于患者的治疗方案。

（2）禁止以多胎和商业化供卵为目的的促排卵。

（3）不育夫妇对实施人类辅助生殖技术过程中获得的配子、胚胎拥有其选择处理方式的权利，技术服务机构必须对此有详细的记录，并获得夫、妇或双方的书面知情同意。

（4）患者的配子和胚胎在未征得其知情同意情况下，不得进行任何处理，更不得进行买卖。

（二）知情同意的原则

（1）人类辅助生殖技术必须在夫妇双方自愿同意并签署书面知情同意书后方可实施。

（2）医务人员对有医学辅助生殖技术适应证的夫妇，须使其了解实施该技术的必要性、实施程序、可能承受的风险以及为降低这些风险所采取的措施、该机构稳定的成功率、每周期大致的总费用及进口、国产药物选择等与患者作出合理选择相关的实质性信息。

（3）接受医学辅助生殖技术的夫妇在任何时候都有权提出中止该技术的实施，并且不会影响对其今后的治疗。

（4）医务人员必须告知接受医学辅助生殖技术的夫妇及其已出生的孩子随访的必要性。

（5）医务人员有义务告知捐赠者对其进行健康检查的必要性，并获取书面知情同意书。

（三）保护后代的原则

（1）医务人员有义务告知受者通过医学辅助生殖技术出生的后代与自然受孕分娩的后代享有同样的法律权利和义务，包括后代的继承权、受教育权、赡养父母的义务、父母离异时对孩子监护权的裁定等。

（2）医务人员有义务告知接受医学辅助生殖技术治疗的夫妇，他们通过对该技术出生的孩子（包括对有出生缺陷的孩子）负有伦理、道德和法律上的权利和义务。

（3）如果有证据表明实施医学辅助生殖技术将会对后代产生严重的生理、心理和社会损害，医务人员有义务停止该技术的实施。

（4）医务人员不得对近亲间及任何不符合伦理、道德原则的精子和卵子实施医学辅助生殖技术。

（5）医务人员不得实施代孕技术。

（6）医务人员不得实施胚胎赠送助孕技术。

（7）在尚未解决人卵胞浆移植和人卵核移植技术安全性问题之前，医务人员不得实施以治疗不育为目的的人卵胞浆移植和人卵核移植技术。

（8）同一供者的精子、卵子最多只能使5名妇女受孕。

（9）医务人员不得实施以生育为目的的嵌合体胚胎技术。

（四）社会公益原则

（1）医务人员必须严格贯彻国家人口和计划生育法律法规，不得对不符合国家人口和计划生育法规和条例规定的夫妇和单身妇女实施医学辅助生殖技术。

（2）根据《母婴保健法》，医务人员不得实施非医学需要的性别选择。

（3）医务人员不得实施生殖性克隆技术。

（4）医务人员不得将异种配子和胚胎用于医学辅助生殖技术。

（5）医务人员不得进行各种违反伦理、道德原则的配子和胚胎实验研究及临床工作。

（五）保密原则

（1）互盲原则：凡使用供精实施的医学辅助生殖技术，供方与受方夫妇应保持互盲、供方与实施医学辅助生殖技术的医务人员应保持互盲、供方与后代保持互盲。

（2）机构和医务人员对使用医学辅助生殖技术的所有参与者（如卵子捐赠者和受者）有实行匿名和保密的义务。匿名是藏匿供体的身份；保密是藏匿受体参与配子捐赠的事实以及对受者有关信息的保密。

（3）医务人员有义务告知捐赠者不可查询受者及其后代的一切信息，并签署书面知情同意书。

（六）严防商业化的原则

机构和医务人员对要求实施人类辅助生殖技术的夫妇，要严格掌握适应证，不能受经济利益驱动而滥用医学辅助生殖技术。供精、供卵只能是以捐赠助人为目的，禁止买卖，但是可以给予捐赠者必要的误工、交通和医疗补偿。

（七）伦理监督的原则

（1）为确保以上原则的实施，实施医学辅助生殖技术的机构应建立生殖医学伦理委员会，并接受其指导和监督。

（2）生殖医学伦理委员会应由医学伦理学、心理学、社会学、法学、生殖医学、护理学专家和群众代表等组成。

（3）生殖医学伦理委员会应依据上述原则对医学辅助生殖技术的全过程和有关研究进行监督，开展生殖医学伦理宣传教育，并对实施中遇到的伦理问题进行审查、咨询、论证和建议。

思 考 题

1. 如何正确理解计划生育工作的伦理价值？
2. 结合实际谈谈在计划生育工作中应遵循哪些伦理原则？
3. 在基因检测与遗传咨询工作中应该注意哪些伦理问题？
4. 医学辅助生殖技术主要面临哪些伦理问题？

第十二章
死亡伦理

本章提示

什么是死亡？如何确诊死亡？怎样对待临终患者？如何看待安乐死？随着社会的发展和医学科学技术的进步，这些问题在医学临床实践和人们的现实生活中已经越来越不可回避。因此，科学地阐释死亡，加强安乐死教育，关怀临终患者，既是现代医学伦理学的重要课题，也具有重要的社会现实意义。

案例12-1：腹中有活胎的脑死亡者

患者李某，女，28岁，怀孕25周，外出游玩时因车祸受伤而被就近送到某医院救治，虽经医生极力抢救，但患者不久发生了脑死亡。此时，该患者依靠医疗设备维持心跳和呼吸，并通过输液管将营养物质输入体内，医生经过仔细检查发现，患者腹中的胎儿还活着，胎心显示正常。当家属赶到医院了解病情后，要求放弃对患者的抢救。此时医生应该如何决策？

【分析】 脑死亡即意味着患者已经死亡，但在我国尚未制定或接受脑死亡的标准之前，对任何脑死亡的患者在没有患者生前预嘱或家属表示放弃的情况下，医生不能宣布患者死亡而终止抢救。在该案例中，患者已经发生了脑死亡，在家属获得这一信息后而要求放弃对患者的抢救，对此医生应表示理解。但是，考虑到患者腹中胎儿还活着，院方应尽量劝说家属暂时维持抢救，待胎儿发育至能存活并取出胎儿为止。如果家属仍然坚持愿意，医生应在征求法律部门或医院伦理委员会的意见后再作决定。

第一节　死亡的标准

一、死亡的含义

死亡是一种生物学现象，是生命之物发展的必然结果。那么，什么是"死亡"？判断一个生命体有没有死亡的标准到底是什么？这一直是人们思考、探索的一个问题。医学家们从生物学的角度把死亡定义为:"生命活动的终止,也就是机体完整性的解体。"并把死亡分为三期,即濒死期、临床死亡期、生物学死亡期。

二、传统的死亡标准

在古代检验和确定患者是否死亡,使用的往往是肺死标准,即通过测定一个人的呼吸是否停止来判断是否死亡。随着人类对自身认识的提高,形成了以心脏停止跳动作为死亡判断的标准,即心死标准。古人之所以把心脏停止跳动作为死亡的标准,其根源在于古人认为心脏是主宰一切生命活动的器官。古希腊哲学家亚里士多德就认为,心脏是灵魂和智慧的中心。我国古人通过长期的医疗实践发现,人的心脏停止跳动会出现意识模糊甚至意识丧失,就把人的思维器官与心联系起来,认为"心主神明",把心脏看成是"君主之官",视心脏为身体的中心器官,是主宰人的一切活动的中枢。反映在医学实践上,就把心脏功能视为生命最根本的特征。心脏功能的丧失决定了生命的丧失,从而确定了心死标准的地位。1951年美国再版的法律词典也仍然把死亡定义为"生命之终结,人亡不存;即在医生确定血液循环全部停止以及由此导致的呼吸、脉搏等动物生命活动终止之时"。长期以来,心死标准一直是人们在实践中的操作标准。

在长期的大量实践中,人们发现在很多情况下,心脏在突然停止跳动时,生命体的大脑、肾脏、肝脏等器官并没有死亡,而是在心脏停止搏动后几分钟甚至几十分钟后才开始的。心跳停止又"死而复生"例子并不少见,尤其是创伤和意外所致的心脏骤停,经抢救恢复心跳的可能性更大。随着现代生命科学的飞速发展,种种维持生命的技术、仪器、药物得以应用,使得部分心跳停止几个小时甚至十几个小时的患者也能够复苏;而现代心脏手术中,使用体外循环装置人为地阻断、取代人体的心肺循环也已屡见不鲜。自1967年南非外科医生巴纳德首次成功实施心脏移植手术至今,心脏移植在发达国家已成为一种常规手术,打破了心脏功能丧失即导致死亡的标准的权威性,人们逐渐认识到,心脏功能的丧失并不一定意味着死亡,心死不等同于人死。对传统的心死标准必须进行科学的再认识,寻找更能反映死亡本质的新的死亡标准。

三、脑死亡标准

现代医学研究结果已充分证明,死亡是一个连续进展的过程。人体是一个多层次、多器官、多系统的复杂的生命有机体。各种器官和组织并不是同时死亡,而是分层次进行的。究竟是哪一层次的哪个系统或哪个器官的死亡才意味着一个生命个体不可挽回的终结,从而可以宣布人死亡呢?经过长期的研究,最终由病理生理学证实,脑细胞死亡是不可逆的,从而把人的生命的主导器官由心脏转向大脑。

人脑是人类意识和自我意识产生的生理基础和前提条件,是人体生命系统的最高中枢,也是主宰和协调其他器官活动的唯一器官。人脑死亡就是人的意识和自我意识的不可逆转的丧失,就是人的生命本质特征无法复原的消失。在脑细胞死亡之前出现心跳暂停而致的意识消失,可采取复苏抢救使人的生命本质特征得以恢复。而人的大脑一旦出现广泛的脑细胞坏死,即使可以继续使用人工心肺机等措施维持心脏的跳动,最终也无助于大脑功能的恢复。因此,当今世界的许多国家相继抛弃了传统的心死标准,继而建立了新的科学的死亡标准,即脑死亡标准。

所谓脑死亡是指某种病理原因引起脑组织缺血、缺氧、坏死,致使脑组织机能和呼吸中枢功能达到了不可逆转的消失阶段,最终必然导致病理死亡。如何判断脑死亡,1968 年,美国哈佛医学院提出了以下四条判定标准,即著名的哈佛标准。

(1) 不可逆的深度昏迷患者完全丧失了对外部刺激和身体内部需要的所有感受能力。

(2) 自主呼吸停止人工呼吸停止 30 min 仍无自主呼吸恢复的迹象,即为不可逆的呼吸停止。

(3) 脑干反射消失。瞳孔对光反射、角膜反射、眼运动反射、吞咽、喷嚏、发音、软腭反射等反射均消失。

(4) 电波平直或等电位。

以上四条标准的测试在 24 h 内反复进行多次且结果一致,则可宣布其死亡。但有两个例外:①体温过低(<32℃)者;②刚服用过巴比妥类及其他中枢神经系统抑制剂者。

继哈佛标准之后,世界各国陆续提出了数十种脑死亡标准。如法国莫拉雷特脑死亡标准、北欧斯堪的纳维亚脑死亡标准等。这些标准虽各有特点,但以脑的死亡作为人的死亡标准这一点是一致的。

四、脑死亡标准的伦理分析

脑死亡标准与传统的心脏死亡标准相比,在科学和道德上更具有先进性,具有更高的伦理价值,主要体现在如下几方面。

(一) 死亡标准更趋科学

(1) 脑死亡是不可逆的,是整体死亡的开始。在脑死亡之后机体各个器官不久都会出现死亡。就现代的医学水平来说,真正脑死亡的患者是无法复生的。正是脑死亡的不可逆性决定了用脑死亡标准取代心死亡标准具有更准确的科学性。

(2) 脑死亡之后人的生命本质特征将会立即消失。众所周知,人与其他动物的根本区别在于人的社会性,即人的自我意识和社会角色,而人的大脑是人的意识产生的物质基础。脑死亡后即使心跳和呼吸仍然存在,但作为人的本质特征——意识和自我意识则完全丧失,相当于这个人也就不复存在了。脑死亡标准的确立更能说明人的生命的完全终结,因而更具科学性。

(二) 卫生资源分配更趋合理

今天的医学技术虽然能使心脏停止跳动的患者继续维持生命,但是它所维持的仅仅是处于无意识状态下的"植物性生命"。从生命价值论的观点来看,这种人工维持下的"生命",其质量是很低的。他们不仅不会为社会创造任何财富,也不会为他人、社会尽义务。相反只会增加他人、家庭、医学和社会的沉重负担。这种生命只是无价值的或者是负价值的。我国现有的经济水平不高,卫生经费和资源很有限,人民群众一般的卫生保健水平还有待提高。在这种状态下为了维持一个"植物人"的心跳、呼吸而花费巨大的费用,不能不说是有限资源的不合理、不公正的分配,是一种人力、物力和财力的浪费。这既影响了普通患者的治疗、康复和一般人卫生保健水平的提高,也给患者家属、亲戚及朋友带来极大的心理、身体、经济及工作压力,可以说是代价甚高、受益甚微。因此,不惜一切代价去延长对其自身、他人和社会都毫无意义的生命是不明智的,这等于为了一个已丧失人的价值的"活"死人,而损害更多、更需要医疗照顾的普通患者的利益。脑死亡标准的确立无疑会转变人们对死亡标准的传统认识,一旦被人们普遍接受,得到法律认可,那么,将会有利于卫生资源的合理分配。

(三) 器官移植更具发展前景

器官移植是现代医学领域中最引人注目的高新医疗技术之一,它的临床应用使许多因各种原因导致器官损害或衰竭,本来难以恢复健康的患者得以康复,使许多不治之症患者有了生存的希望。但由于供体器官的严重短缺,使许多通过器官移植可以康复的患者失去了得救的机会。可供移植的优质器官主要来自发生了脑死亡而呼吸循环尚能人为地加以短期维持的患者,这种器官的来源是大量的,但由于实行的是心肺死亡标准,在实际临床中要收集这种器官又是不可能的。所以,脑死亡标准一旦确立,医生即可宣布脑死亡患者死亡,并有权出具死亡证明书,经家属同意可以使死者成为器官的供体。这将大大缓解供体器官奇缺的情况,给更多器官衰竭的患者提供生存的机会。

应当指出,脑死亡标准的提出,是医学研究和认识不断深化的结果,体现了人类对死亡认识的不断深入和医学科学事业的不懈追求。但是,我们也应该认识到,无论是传统的死亡定义还是脑死亡定义,都是在一定科学技术水平状态下的产物。传统死亡定义实行了数千年,是由于医学的发展所决定的,只是随着现代医学的发展和人们对死亡认识的不断深入,使得传统死亡概念逐渐地显露出其不科学性,也丧失了其权威性。然而这种权威性的丧失并不意味着传统的死亡概念就此退出了历史舞台,它在一定条件下仍将起着很大作用。脑死亡作为对传统死亡定义的补充,使死亡定义更科学、更准确,但它要完全取代传统的死亡标准被人们广泛接受,也还需假以时日。科学是不断向前发展的,死亡的定义同样也要随着科学技术的发展而不断更新。当医学发展到全脑移植成功的那一天,可以想象人们的死亡观也将再一次面临挑战和更新,死亡的标准也将更趋于科学化。

第二节　临终关怀伦理

一、临终的含义及临终患者的心理特点

临终是指由于疾病或意外事故造成机体主要器官的生理功能趋于衰竭,生命活动走向终结,濒临死亡但尚未死亡的状态。美国医学博士 E·库布勒-罗斯(E·Kubler－Ross)认为,临终患者的心理过程大致分为如下五个阶段。

(1) 否认期　患者不承认自己患病,认为可能是医生的诊断错误。企图逃避现实,表现出心神不定。

(2) 愤怒期　患者已知病情或预后不佳,但又不理解命运为何这样捉弄自己,开始怨天尤人,为将失去健康、生命而感到愤怒。

(3) 妥协期　患者承认疾病的严重后果,期待医护人员能妙手回春或延长生命,以便完成未了的心愿和活动。他们忐忑不安,时而平静,时而烦躁。

（4）抑郁期　患者已知治疗无望，必死无疑。他们为将要离开人世和未竟的事业而感到极度的抑郁、伤感。

（5）接受期　患者已能够正确面对死亡，表现出平静、安宁。

上述五个阶段不一定互相衔接，有时交错，有时可逆，时间长短也不一样。E·库布勒-罗斯指出：医护人员在认识这些阶段和上述心理、行为反应的基础上，对患者的某些行为失常、情绪变化要予以理解。要宽容大度，以最真挚、亲切、慈爱的态度对待他们。同时，还要尽可能地满足其合理要求，使患者始终得到精神上的安抚，在生命的最后时刻能够享受到精心的治疗和护理，在极大的宽慰中逝去。

二、临终关怀的含义及特点

临终关怀（hospice）始于中世纪欧洲，最初是教会为患病的朝圣者修建的庇护所。这种庇护所是出于宗教的"慈善"教义而建立的。于是临床关怀的原意即为"招待所"、"救济院"。现代意义上的临终关怀是一种"特殊服务"，即对临终患者及其家属所提供的一种全面照护，包括医疗、护理、心理、伦理和社会等各方面，目的在于使临终患者的生命质量得到提高，能够在舒适和安宁中走完人生的最后旅程，并使家属得到慰藉和居丧照护。

临终关怀，不以延长临终者生存时间为重，而以提高患者临终阶段的生命质量为目的。其基本的思想和理念包括：①帮助临终患者了解死亡；②坦然面对和接纳死亡；③以同情心对待濒死患者；④尊重他们的权利，满足患者的意愿；⑤重视濒死患者的生命品质，维护他们的生命尊严。

临终关怀医院或病房，与普通的医院或病房比较有以下特点：①收治的主要对象是临终患者；②不以治疗疾病为主，而以减轻症状、支持疗法和全面照护为主；③不以延长患者的生命为目的，而以提高生存质量、维护患者的生命尊严与价值为主；④不仅注意患者的躯体痛苦，更注意心理关怀和社会支持；⑤不但关怀临终患者，对其家属也予以照护和慰藉。

三、临终关怀的发展概况

现代临终关怀的创始人是英国的桑德斯（D. C. Saunders）博士。她原是一名护士，在工作中发现许多老年患者在自知生命无望被拒于医院之外，更增添了悲伤心理。她决心为临终患者创造一种舒适、安宁的环境与气氛，进行善前善后的良好服务，让老年人安心地回归大自然。由于她的勤奋和爱心。她于1967年在英国伦敦创办了世界第一家临终关怀机构——圣克斯多福临终关怀医院。它点燃了"世界临终关怀运动的灯塔"，西方国家相继效仿，纷纷开展临终关怀服务。1974年美国制定了第一个临终关怀方案，1983年临终关怀的理论与实施获得了美国联邦政府和美国国会专门法案通过，并被列入医疗保险的项目。到1995年，美国已有2510家临终关怀医院，每年约有34万患者入住。现在临终关怀组织发展如雨后春笋，荷兰、丹麦、芬兰、冰岛、加拿大、日本等40个国家和地区都相继建立了临终关怀组织。

我国的临终关怀起步比较晚，但发展迅速。1988年7月，天津医学院崔以泰教授和美籍华人、美国俄克拉荷马大学黄天中教授联合发起，中美合资在天津建立了中国第一所临终关怀研究机构——天津医学院临终关怀研究中心。同年，上海南汇也诞生了我国第一家临终关怀医院——南汇护理院。1992 年 5 月,天津医学院与美国东西方死亡教育研究学会联合在天津举办了"首届东西方临终关怀国际研讨会"。崔以泰教授和黄中天教授合著出版了我国第一本临终关怀专著《临终关怀学——理论与实践》,还主编了《临终关怀学——生命临终阶段之管理》,翻译了大量国外资料,编辑出版了《津医译丛——临终关怀专辑》,这些工作大大推进了临终关怀学科建设。在积极开展学术研究的同时,天津临终关怀研究中心还积极培养临终关怀工作人员上千名。随后,全国各地都纷纷因地制宜地创办了临终关怀服务机构,据统计,目前我国这样的机构已经有 100 多所,从业人员达到几千人。另外在一般的综合性医院中有的也已经开始开辟临终关怀病区。临终关怀的快速发展,得益于我国改革开放后经济的迅速发展和社会医疗保障服务体系的不断完善。

四、临终关怀的伦理意义

(一)临终关怀符合人道主义原则,促进了社会公德的建设

临终患者往往身受疾病痛苦的折磨,内心又怀者对死亡的无限恐惧,在度日如年的煎熬中走向死亡。临终关怀以对临终患者的完善照顾,最大限度地提高患者的生命质量,使他们减轻痛苦,感受温暖,获得精神上的满足、尊严、舒适、无憾地离开人世。这正是人道主义的集中体现。临终关怀一旦在全社会推广开来,整个社会将形成一个对临终患者这一弱势群体关怀和帮助的伦理氛围,弘扬社会主义社会中人们相互尊重、相互关爱的社会美德。

(二)体现生命神圣、质量和价值的统一,是人类社会文明进步的一种标志

一方面临终关怀把医务工作者与红十字会、工会及民政部门等社会工作者联合起来共同为临终者及其家庭提供全方位的服务,这种立体化、社会化的服务正是社会进步的表现。另一方面,工作者们用各种切实有效的办法帮助患者摆脱恐惧、提高生命质量,最后能够坦然、舒心、有尊严地走向死亡。这是一种生命神圣、质量和价值的统一,是社会文明的进步。

(三)临终关怀符合国情,与我国的传统美德相统一

我国人口老年化越来越严重,"四二一"的家庭也越来越多。即四位老人、父母双亲和一个孩子。由于社会竞争激烈,生活节奏加快,家庭职能缩小,临终患者单靠家庭照顾有许多困难。无论在精力上,还是经济上的负担,家庭都难承受。临终关怀服务可以积极调动社会力量为一部分家庭缓解这一难题,随着临终关怀的进一步的发展,将会有越来越多的家庭受益,同时也有利于"尊老爱幼"、"赡养老人"等传统美德的进一步传承和发扬。

五、临终关怀的伦理要求

(一)创造舒适的环境,为患者减轻痛苦

创造舒适的环境,包括三方面的伦理要求:①保持病房清洁、整洁和安静;②尽量创造条件增加家属和患者在一起相处的时间,使他们感受天伦之乐;③医务人员应加强巡视,延长床边交谈时间,对患者进行抚慰。临终患者在躯体上往往有很大痛苦,如疼痛、便秘、呕吐、呼吸困难等,对这些症状,医务人员应及时有效地控制并不厌其烦地与患者进行沟通,使临终患者感觉到关怀和温暖。

（二）理解宽容，善待患者的感情宣泄

当临终患者迫切希望向亲人、知己和医护人员倾诉时，医护人员应该主动接近他们，创造更多的机会和良好的条件让患者倾吐心声，并对他们表示理解；当临终患者因死亡恐惧或疼痛折磨而情绪反常，言辞过火时，医护人员应宽容谅解，并给予安抚劝慰。总之，对患者用各种形式表达的感情宣泄，医护人员都应表现出体谅理解，宽容大度的态度。

（三）帮助患者接受死亡

临终患者的心理变化是很复杂的。许多临终患者在否认期不愿意承认自己面临死亡这一事实，但又总想在医务人员那里得到证实，千方百计地打听自己的疾病和预后。医务人员要了解理解患者的心情，选择适当的方式将病情告知患者或其家人。同时要多倾听患者的内心感受，鼓励其坦然地面对死亡，尽早地去达成未及的心愿。

（四）善解人意，满足患者的各种需求

对临终患者来说，在最后的日子里能满足他们的心愿是非常重要的。为了让临终患者"死而无憾"，医护人员应协助家庭、单位和社会尽量满足他们的最后心愿，使他们能安然地无牵无挂、无怨无憾地离开人世。

（五）认真作好家属工作，尽量减少家属的负担和悲痛

临终关怀的对象不仅是濒死患者，也包括其家属。死亡既是死者本人的不幸，也是死者亲属的不幸，作为医务人员应尽可能地减轻家属的精神痛苦，使他们早日从失去亲人的痛苦和遗憾的困境中解脱出来，回到正常的生活轨道。

第三节 安乐死伦理

案例 12-2：患者主动请求安乐死

患者李某，男，62 岁，医生。因胃窦癌术后复发住院。患者 3 个月前因胃窦癌住院手术，术中发现有淋巴转移，故行根治手术，手术顺利，术后进行一个疗程的化疗而出院。现又因腹部肿块第二次住院手术，术中发现腹腔内癌瘤广泛转移，癌块与腹主动脉粘连而无法切除而关腹，术后伤口愈合良好。不久，患者出现血便、血尿，而且少食、呕吐、疼痛难忍。患者要求主管医生给予安乐死，而儿女认为父亲一生挽救了不知多少患者，故要求主管医生不惜一切代价地进行抢救。对此，主管医生应如何决策。

与自然万物一样，人的生命终有结束的一天，但当这一天真的来临的时候，我们又会格外缅怀生命的美好，会对这个即将不属于自己的世界恋恋不舍。每个人都拥有对生命的绝对权利。当我们看到别人试图抛弃自己生命的时候，我们会毫不犹豫地说服他放弃这样的念头。但当一个生命即将结束却又承受着生不如死的病痛的人要求你帮助他结束生命时，我们该怎么做呢？

一、安乐死概述

生和死是哲学、医学的古老话题。医学的研究对象是人，理所当然，人的生命与死亡的

伦理问题就成为医学伦理学的关键问题。与一般道德范畴一样,生命与死亡道德因人们的文化传统、认知范式等诸多因素的差异而有所不同、分歧,这集中体现在安乐死问题的争论上。

（一）安乐死的概念

安乐死一词源于希腊文"euthanasia",本义是无痛苦的、幸福的死亡。对安乐死的理解有广义和狭义之分。广义的安乐死包括一切因为"健康"的原因致死,任其死亡和自杀。狭义的理解则把安乐死局限于不治之症的患者,即死亡已经开始的患者,不再对其采取人工的方法来延长痛苦的死亡过程,或为了制止剧烈疼痛的折磨,不得不采用可能加速死亡的药物。现在人们经常从狭义上使用安乐死一词。从医德的角度,可给安乐死下这样的定义:患不治之症的患者在危重濒死状态时,由于精神和躯体的极大痛苦,在患者或其家属的要求下,经过医生的认可,用人为的方法使患者在无痛苦状态下度过死亡阶段而终结生命的全过程。

（二）安乐死的分类

安乐死可以分为被动、主动、自愿和非自愿安乐死。

1. 被动安乐死

被动安乐死即消极安乐死,是指在认定治疗不再有效的情况下,停止使用延续生命的器械或维持生命的治疗措施,仅采取止疼办法听任患者自然死亡。

2. 主动安乐死

主动安乐死又称积极安乐死,是指对在肉体和精神上遭受极端痛苦的人实施的一种直接的、旨在仁慈地提前结束生命的行为。如注射致死的药物。

3. 自愿安乐死

自愿安乐死是指被无痛苦结束生命的人,在头脑清醒时有这样的要求。如上面提到的晚期癌症患者。

4. 非自愿安乐死

非自愿安乐死是指对那些无行为能力的患者施行安乐死,如有严重畸形的婴儿、脑死亡(整个脑机能出现不可逆转的停止,脑神经没有反应、感受、运动和反射等)患者,他们无法表示自己的愿望,由别人提出安乐死的建议。如有严重缺陷的婴儿或者植物人。

我们通常意义上所讲的安乐死,主要是主动、自愿安乐死。

二、安乐死的伦理争论

案例 12-3:安乐死的困境

1978 年,李燕降生在一个普通的工人家庭,从一岁开始她就得了肌无力,那是一种肌肉无法吸收营养逐渐萎缩,最后连呼吸都无力进行的恶性疾病。李燕的病是一点一点加重的,6 岁时她双腿瘫痪,10 岁左右不能翻身,13 岁双臂开始萎缩,25 岁以后她连张白纸都拿不动。现在李燕全身上下只剩头和几根手指能够微微地活动,完全丧失了独立生活的能力。吃饭要妈妈喂,上厕所要妈妈抱,晚上睡觉也要妈妈的帮助才能翻身。由于肌肉不断萎缩,现在李燕的胳膊哪怕要挪上几毫米,都得妈妈帮忙才行。随着病情在一步步加重,以后甚至五脏六腑和吞咽功能都会丧失掉。所以她想在还能坐立,语言还没有丧失之前申请安乐死,她的愿望能否实现？安乐死能否合法化？

在世界各国的法律中,除了荷兰、比利时宣布安乐死为合法之外,其他国家都将安乐死视为非法。从法律角度来看,安乐死的执行是不被许可的。但是在道德上是否合理呢？作为一种人为结束他人生命的行为,安乐死从来都备受争议。支持者认为,安乐死是在病患者极端痛苦而不堪忍受的情况下,以人为的方法尽早结束其生命的医疗行为,是人们对死亡的理性接受,不同于一般的故意杀人;反对者则指出,安乐死是医生主动结束患者生命的行为,与医学治疗的目的相背离,是一种犯罪。再加上中国传统思想里就有乐生、重生,甚至长生不老的观点,而且现在虐待老人事件仍层出不穷,担心安乐死被用于他途,所以,对主动安乐死持慎之又慎的态度在我国居于主导地位。

安乐死是否道德成为医学伦理学界讨论的重要课题,主要有以下两派观点。

（一）赞成安乐死的观点

（1）尊重人的生命价值有两个方面：尊重生命与接受死亡,对患了不治之症的晚期患者实施安乐死是符合他们自身利益和生命价值原则的。

（2）一个人对自己的生命拥有某种自主权,自主自愿的安乐死亡应该成为有意识的成年人的权利之一,这种自主权利应得到社会和法律的保护。

（3）对社会而言也符合社会公益原则。安乐死可使有限的卫生保健资源用于多数人必要的常规医疗服务,有利于社会的稳定和发展,也可使家庭成员摆脱沉重的感情压力和经济负担。

（4）对患者本人来说是人道主义的体现。与其任其痛苦不堪,或者在忍受不了痛苦折磨之下采用服毒、自缢、跳楼、割脉等残忍方式自行结束自己的生命,还不如以安乐死的方式使之安详、尊严地离世。安乐死有利于维护患者最后的尊严,符合患者的自主权利。

（二）反对安乐死的观点

（1）不符合医生的职责。救死扶伤是医生的神圣天职,而赐人以死亡是和医生的职责不相容的。医务人员对患者施以致死术,实际上是变相杀人,因此安乐死是不人道的,使医务人员在医疗实践中角色混淆。

（2）医学科学是不断发展的,没有永远根治不了的疾病,现在的不治之症可能成为将来的可治之症。认为绝症不可救治就不治,无益于医学科学的进步。

（3）生命是神圣的。每个人都有生的权利,除国家法律规定之外,任何人都不能剥夺别人的生命。

（4）允许安乐死,无异于把杀人的权利交给了医生,为借口杀人开了方便之门。容易使患者产生医务人员草率医治不负责任的忧虑,削弱医患间信任合作的基础。

三、安乐死的伦理问题

（一）医道与人道的冲突

"救死扶伤"历来被从医者视为天经地义之事,是医道、医德的体现,古今中外概莫能外。对于那些生命垂危、倍受病魔折磨的患者,是仍以现代科技手段维持其生命,眼睁睁看其受苦,还是以安乐死帮其提早结束痛苦,在安详、宁静中与世长辞更人道呢？

(二) 传统与现代的冲突

在西方传统价值观中,一切皆由上帝安排,包括个人的生命。"生命属于上帝,人不能自由主宰生命,否则就是犯罪。"

在中国传统观念里,孝亲、重生、讳死。报载一位老人,其老伴 70 多岁患肺部肿瘤并转移到骨部,瘫痪在床,整天哭叫难忍。医生也无良策,疼痛加剧了就打止痛针,但效果越来越差,只好改用杜冷丁,吃麻醉药,以求一时的宁静,老伴醒来时便哭叫,说这样活着还不如死。目睹老伴的情境,老人心中很痛楚无处诉说,便投书报社,他说":时人近又兴起关于'安乐死'之议论,我也同意此说。但身临其境,面对患难与共的老伴,人毕竟是有感情的动物,又怎忍心断然处之!"

现代观念主张人道主义,并十分强调个人自主原则。既然人有生的权利,就应该有选择死的权利。安乐死可以解脱患者的痛苦,得以尊严地死去。

西方学者认为,单纯地强调个人自主,完全出于个人的目的或价值观,难免有"为自主而自主"的无聊意义。人们应该把个人自主建立在良好的生活目标的追求和灿烂的生命意义的追求之上。深层次的自主性应该是对自己、对他人、对社会更好地负起道德的责任。

在中国传统的生死观中,实际上也蕴涵着很可贵的生命意向与精神,是值得我们发掘与弘扬的。中国人浓厚的家庭观念也影响着人们在行事时总是要先考虑家人的感受与利益,充满着浓郁的家庭亲情。

(三) 生命神圣与生命质量、生命价值的冲突

我国古代名医孙思邈说:人命至重,贵于千金。生命是无价的,人不可能死而复生。通常把尊重人的生命,维护人的生命,反对任何形式侵害生命称之为"生命神圣"。

从医学角度看,生命质量就是人体器官、组织、系统的功能是否健全,特别是意识活动功能的存在和健全的程度。

生命价值更多地是指个人对他人、对社会能否作出贡献以及贡献的大小。

如果一个人的生命质量极度低下,是否还有必要继续去设法维持其生命? 当一个人生命垂危无法救治,已经失去对他人为社会贡献的价值时,是否还要继续让他艰难地活着,去拖累他人,并增加社会卫生资源的无益支出? 你如何看待生命神圣和生命质量与生命价值间的关系?

一个患者当他身患当时的"不治之症"而又濒临死亡时,从他对社会、国家和集体应尽的道德义务来说,不应无休止地要求无益的、浪费性的救治,而应接受安乐死;从减少他本人难以忍受的痛苦讲,也应当这样做。同样,患者的亲友基于上述道德义务,也应同意患者接受安乐死。其实,不少人已经接受或领会到这样一种观点,即:用现代医学技术维持一个挽救无望的垂死患者多活几天或若干时日是一种不必要的浪费,这往往会给他的家庭增加感情上和经济上的巨大负担,对患者本身也仅仅是延长痛苦而已。医务人员根据医学伦理道德,有可能不再继续把任何情况下的死亡都一律看作是坏事。

目前,在我国安乐死尚没有得到公认和合法化,因此在临床实践中不能盲目对患者进行安乐死,不能凭自己的意志出发,不能认为安乐死既然有这么多好处和优点,就是应当的。合理的不一定是现实的。它与脑死亡标准一样涉及到各个方面,不可轻易实施。即使条件适当可以实施,也应按照严格的程序和规定去进行,否则就可能触犯道德和法律。

四、安乐死的伦理原则

进入 21 世纪,安乐死立法在个别国家取得了突破性进展。2001 年,荷兰通过了世界上第一部安乐死法案;比利时也于 2002 年通过了安乐死法案,明确认可对安乐死的操作。此后,很多国家都重新认识了安乐死问题,并将安乐死作为"受嘱托杀人"或"经被害人同意的杀人"中的一个特殊组成部分在刑法典中给予特别规定。

无论在国内还是在国外,目前安乐死尚面临一些难以解决的问题。安乐死涉及医学、哲学、社会舆论,关系到患者、家属、医务人员及整个社会,没有一定的法律程序和一定的社会基础,很难在实践中付诸实施。由于安乐死是人们对自己生命的裁决,因此实行安乐死应该规定严格的条件。

（一）有利原则

（1）安乐死的实施必须对患者有利,符合患者的最佳利益,这是它的最基本的原则。安乐死的对象只能是那些身患不治之症、临近死亡,其肉体痛苦达到难以忍受程度的患者,他们的生命价值已经丧失,帮助他们避免难以忍受的痛苦,让他们平稳、安详和无痛苦地走向人生的终点,这是符合患者的利益的。所谓不治之症,是指现代医学无法挽救的疾病。

（2）实施安乐死的目的必须是为了减轻或者消除患者的痛苦,而非其他目的。

（二）自主原则

（1）安乐死必须是患者本人神志清醒时反复多次要求,并以书面的形式提出自愿死亡。

（2）患者在书写书面申请时,除了应得到家属同意、签字外,还应邀请律师作为见证人或者邀请公证人员作现场公证。

（3）第三者的嘱托和承诺,包括患者家属和监护人的请求,都不能作为实施安乐死的依据。未成年人和精神病患者缺乏控制行为和辨别是非的能力,对他们不能实施安乐死。

（三）恰当原则

（1）实施安乐死的时间不能与因病而亡的时间相距太久,一般应以几周为限,至多不超过几个月。医院还应成立专门的道德委员会来对患者做出"不治之症"和"临近死亡"的诊断,以便把错误降到最低。

（2）安乐死实施者必须是获得国家专门授权的医生。

（3）安乐死的实施方法必须是合乎伦理,并被认为是妥当的。

"生存还是毁灭?"当莎士比亚借哈姆雷特之口发出震撼人生的拷问时,也让那些身患绝症、备受病痛折磨的人对自身的生命做了一次选择。面对中国的国情,面对身患绝症的患者在生与死之间痛苦的挣扎,我们更应当早日对安乐死立法,使医方对患者实施安乐死时有法可依。

【分析】 根据以上原则,案例 12-2 里的患者是一名医生,自知康复无望且痛苦万分,因而提出安乐死是可以理解的。但是,我国对安乐死尚未立法,加之患者儿女又提出不惜一切代价地抢救,在此情况下主管医生不能给患者实施安乐死。主管医生应与患者共同探讨减轻痛苦的方案,实施临终关怀而并不一定不惜一切代价地抢救,同时应说服患者的儿女,对达不到医学目的的手段不应采取,以取得家属的合作。否则,只能加重或延长患者的痛苦,这既有违患者的心愿,也造成卫生资源的浪费。

思 考 题

1. 什么是死亡? 确定死亡的标准是什么?
2. 什么是临终? 临终患者的心理反应是怎样的?
3. 临终关怀的含义是什么? 请简述开展临终关怀的意义和伦理要求。
4. 什么是安乐死? 我们应如何对待安乐死?

第十三章
药事伦理

本章提示

　　药物是人类与疾病作斗争的有力武器。医药工作是医疗卫生工作的重要组成部分,药品质量的高低、使用恰当与否,直接关系到疾病的治疗效果和人民群众的生命安危。在药品研制、生产、销售、管理和使用中,所有有关人员都必须高度负责,严守职业道德,对患者负责,对人民负责,对社会负责。因此,探讨药品监督管理、药品研制、生产销售和使用过程中的伦理问题具有重要意义。

　　药品是与人民生命健康密切相关的特殊商品,在药品的研制、生产、销售和使用的任何一个环节中出现问题都将严重威胁人民的生命健康。根据我国《药品管理法》的有关规定,所谓药事,即与药品安全、有效、经济、合理、方便等相关的药品研制与开发、制造、采纳、储藏、营销、运输、服务、使用等一系列活动。所谓药事伦理,就是从事药事活动的工作人员所应具有的职业道德。目前,医疗行业存在的各种各样的问题,如片面追求经济效益、药品研制弄虚作假、药品质量无保证、药品价格虚高不下等,已严重败坏了社会风气,损害了人民群众的利益。因此,当前加强药事管理与伦理教育显得极为重要。

案例 13-1:药厂销售不合格细胞色素丙致患者死亡

　　某市生化制药厂在生产细胞色素丙时,操作人员用水银温度计搅拌药物,温度计被打碎,药液被水银污染,不能再做药用。但该厂领导不顾人民用药安全,药厂药检人员不坚持原则,同意出厂销售。此后该厂把 19 350 支不合格的细胞色素丙进行返工改制,改制后的产品杂菌仍不符合标准规定。但该厂领导擅自决定进行间歇性灭菌后,作为合格品出厂销售。对此,厂检验人员又不坚持原则,也不再检验。这批产品出厂后,医疗单位使用中先后发生了严重的临床反应,传染病医院、某县医院各有一名患者使用该药后死亡。事故发生后,为了弄清原因,检验人员对产品留样进行检查,结果发现严重不符合规定。

　　【分析】　某市生化制药厂在生产过程中,不按操作规程进行操作,用水银温度计搅拌药物,温度计被打碎,药液被水银污染,不能再做药用。但该厂领导不顾人民用药安全,药厂药检人员不坚持原则,同意将不合格产品出厂销售,导致出现严重事故。药品是特殊商品,药品质量标准关系到人的生命安危。因而,药品标准是必须执行的强制性标准。在药品生产过程中,有关人员包括药厂领导、药厂药检人员、生产过程中的操作人员等,一定要对药品质量负责,严格把关,坚持原则。若放松条件、放宽要求,稍有差错,不仅会给患者带来危害,而且会给国家和人民造成经济损失,后果不堪设想。

第一节　药品监督工作的伦理要求

药品监督管理是指各级药品监督管理行政部门依法对药品从研制生产到销售使用各个环节进行监督管理的工作。按我国《药品管理法》的解释,药品是指用于预防、治疗、诊断人的疾病,有目的地调节人的生理机能并规定有适应证或功能主治、用法、用量的物质,包括中药材、中药饮片、中成药、化学原料药及其制剂、抗生素、生化制品、放射性药品、血清、疫苗、血液制品和诊断药品等。

一、药品监督工作的重要意义

药品监督工作贯穿于从药品研制生产到销售使用的全过程,做好药品监督管理工作,意义十分重大。

(一)有利于保证药品质量

药品监督管理工作是药品监督管理行政部门代表国家和地方政府执行有关药品法律法规的工作,是一项重要的基础性工作,也是保证药品质量的关键。《药品管理法》的颁布实施,标志着我国药品监督管理工作进入一个法制化的新阶段,为人民群众用药的安全有效提供了法律保证。该法实施以来,我国引进新的科学管理机制,实行许可制度、药品抽验制度、新药审批制度、药品监督员制度以及合理用药制度,全面加强了对药品质量的监督管理。1985年,《药品管理法》刚实施时,药品抽验结果合格率仅70%。而1990年药品抽验结果表明,总合格率上升到83.4%,其中化学药品的合格率达90%以上。无疑药品监督管理的加强为人民群众用药安全、放心提供了重要保证。

(二)有利于打击药事活动中的不法行为

目前,我国已出台了《药品管理法》、《药品生产质量管理规范》(GMP)、《药品经营管理规范》(GSP)等法律法规,对各个药品相关单位以及药品生产流通各个环节的行为做了进一步的规范。药品监督管理人员如能严格执法,秉公办事,严厉打击不法行为,将在很大程度上促进医药卫生行业各单位、各部门严格按照国家有关规定和要求加强管理,防止或减少药品生产经营各环节中的不法行为。

《药品管理法》颁布实施以来,各级药品监督管理部门依法加大了打击各种违法犯罪行为的力度。1985年查处了晋江假药案。1988年,河北查出了以李全志为首的制售假人工牛黄的犯罪团伙。几年来,共查处了3万余起制售假劣药品的违法案件,清理了价值2亿多元的假药劣药。

（三）有利于促进医药行业的健康发展

在当前市场经济条件下，一些医药企业受经济利益的驱使，不惜采取各种手段甚至是损害人民利益的方式片面追求经济效益。因此，利用法律手段来规范医药行业的行为，是引导和促进医药行业健康发展的现实需要。为贯彻执行《药品管理法》，国务院和原卫生部制定和颁布了大量配套法规，同时各地也颁布了一批地方法规，逐步建立起了初具规模的药品监督管理法规体系，基本实现了药品监督管理工作有法可依。同时，改革了新药审批制度，成立了药品审评专家委员会，建立了临床基地，颁布了临床指导原则和评价标准，对药品生产、经营企业和医疗单位制剂室实行许可制度，组建了药品监督队伍，负责对药品的生产、经营和使用实施监督等。所有这些，都在客观上促进了医药行业的健康发展。

二、药品监督的职责任务

（一）药品的特点

药品是人们用以防病治病、康复保健等的特殊商品。在药品的生产流通和使用过程中，它具备一般商品的一切属性。但药品又不同于一般商品，它的质量优劣直接关系到用药者的身体健康和生命安全。因此，药品除了具有一般商品的特性之外，还具有以下特点。

（1）有效性　有效性是指在规定的适应证和用法、用量的条件下，药品能满足预防、治疗、诊断人的疾病，有目的地调节人的生理机能的要求。有效性是药品的固有特性，若无有效性就不能称之为药品。

（2）安全性　安全性是指按规定的适应证和用法、用量使用药品后，人体产生毒副作用反应的程度。大多数药品都有不同程度的毒副反应，这是由药品的两重性决定的。只有在有效性大于毒副作用，或可以解除、缓解毒副作用的情况下才可以使用某种药物，因为这时这种药物是比较安全的。

（3）专用性　专用性是指药品必须在一定条件下使用，患者使用药品需遵医嘱或按药品使用说明执行，对症下药。药品只有在医生指导下合理用药，才能达到防病治病的目的。专用性主要表现在药品的适应证上，患什么病用什么药，并且是在医生的检查、诊断、指导下合理使用，不能滥用，不同功能的药不能随意互相替代。

（4）时效性　时效性是指药品只有在一定的时间内，即在有效期内使用才能保证它的安全有效，才能发挥药品的作用。保存时间的时效性是指药品是有一定的有效期限的，超过有效期限的药物，药效降低，毒性增高，便不能再使用。否则，不仅不能达到防病治病的目的，还可能引起中毒症状等不良反应。

（5）非选择性　非选择性是指患者在使用药品时，很多时候是被动选择的，不是自己意愿的结果。患者通常对药品的生产厂家、规格、药品的疗效等不完全了解，甚至是一无所知的，从未听说过的。大多数患者的药品知识非常有限，用药基本上是根据医生的意见，而不是自己的选择。另外，药品质量的真伪优劣更是一般消费者难以识别的，需要由专门的技术人员和专门机构依据法定的标准和特殊的仪器设备、可靠的检测方法才能做出鉴定或评价。因而，对药品的质量，患者也无法做出评价。患者在用药方面的可选择余地非常有限。

以上所述特性决定了药品比一般商品更加需要加强管理,药品在其生产、流通和使用中的特殊性决定了药品监督管理工作的特殊性,同时也决定了药品监督管理人员的职责、任务和职业道德规范。

(二) 药品监督工作的职责任务

药品监督管理是国家赋予药品监督管理部门的一项法律权力,是由药品监督管理部门根据国家制定的药品监督管理法律、法规、政策、制度及药品标准,对国内药品生产企业、经营企业和医疗单位的药品质量以及影响药品质量的各项工作进行调节和控制的活动。它主要负责对药品的研究、生产、流通、使用等活动进行行政监督和技术监督。其主要职责和任务如下。

(1) 贯彻执行国家关于药品、医疗器械管理工作的法律、法规;起草药品、医疗器械管理工作的法规、规章并监督实施。

(2) 贯彻执行国家药品法定标准,组织制定审核药品标准并监督实施。

(3) 审核注册新药、仿制药品、进口药、中药保护品种;监督实施处方药和非处方药的分类管理。

(4) 监督药品(医疗器械)不良反应,进行药品滥用的监测及药品再评价、淘汰工作;指导临床试验、临床药理基地建设;组织实施主要品种保护制度和药品行政保护制度。

(5) 依法实施对医疗器械的监督管理,组织实施医疗器械生产质量管理规范。

(6) 监督实施药品、医疗器械的研究、生产、流通、使用和中药材种植、医疗机构制剂、药物非临床研究、药物临床试验的质量管理规范并组织认证工作;依法核发药品、医疗器械、药品包装材料生产、经营和医疗机构制剂许可证。

(7) 监督检验生产、经营和医疗机构的药品、医疗器械质量,定期发布药品、医疗器械质量公告;依法查处制售假劣药品、医疗器械的违法行为和责任人;监督管理中药材集贸市场。

(8) 依法核准药品和医疗器械产品广告;指导药品、医疗器械检验机构的业务工作。

(9) 依法监督管理放射性药品、麻醉药品、医疗用毒性药品、精神药品及特种药械。

(10) 负责实施执业药师注册和管理,协助有关部门做好执业药师资格考试工作。

(11) 取缔假药、劣药,对违反《药品管理法》及有关药政法规的行为追查责任,执行行政处罚。

三、药品监督工作中的伦理要求

药品监督工作可以分为行政监督管理和技术监督管理。药品监督属于行政性工作,药品检验属于技术性工作。药品监督管理的技术性机构承担依法实施药品审批和药品质量监督检查所需要的药品检验工作。药品检验是药品监督管理依法行政的重要技术支持和保障。

(一) 药品行政监督管理人员的伦理要求

(1) 严格执法,忠于职守　药品是关系到人民群众生命健康的特殊商品,国家为确保药品质量,制定了专门的监督管理法律、法规。药品行政监督管理人员就是代表国家执行药品监督和管理的专职人员,肩负着执法重任。他们要对违反《药品管理法》的行为进行监督检查,核发"药品生产企业许可证"、"药品经营企业许可证"等;审核药品、制定修改药品标准;负责取缔假药、处理劣药,监督药品的不良反应并及时报告等。他们是保证药品质量,确保人民群众用药安全、有效的坚强后盾。因此,药政人员在工作中要严格执法,忠于职守,对企业和个人违反国家《药品管理法》、违反药品生产经营管理法规、制售假药及劣药等违法违纪行为要坚决抵制和制止,以维护国家和人民群众的利益。

(2)认真细致,严防疏漏 药政人员把守着药品质量关,其监督管理工作复杂而细致,每一个环节都关系重大。药品能否投入生产,生产过程是否规范,生产出的药品质量是否合格,出售的药品是否仍然存在严重的不良反应,应该怎样处理等,这些都需要药政人员认真负责、一丝不苟地做好每一项具体工作。工作中的任何大意、失误和疏漏都可能导致伪劣等问题药品对人民群众生命健康造成危害。因此,药政人员要认真做好每一项工作,严防工作中的粗心大意,以保护人民群众用药安全。

(3)坚持原则,公正无私 药政人员掌握着药品监督管理的权力,也在某种程度上掌握着药品的生杀大权,他们的监管工作会涉及许多人的利益,他们在执法工作中难免会面临各种考验,如地方保护主义的干扰、来自强权的压力和物质的诱惑。"一些单位和个人为了自身的利益,会想方设法利用各种手段和关系来威逼利诱药政人员,给他们公正执法设置障碍。在强权、人情和物质利益面前,药政管理人员稍有退让,就会给国家和人民生命财产利益造成巨大的损失。"这就要求药品监督管理人员以国家和人民利益为重,敢于坚持原则,敢于秉公办事、公正无私,敢于抵制各种干扰和利诱。任何不顾大局、不顾国家和人民群众健康利益的徇私舞弊、贪赃枉法、向非正义的势力妥协的行为都是不道德的。

(二)药品检验人员的伦理要求

药品质量监督检验是药品质量管理的重要依据。如果检验技术不可靠,数据不真实,将会造成监督管理工作的不准确、不公正。药品检验所是执行国家对药品进行监督检验的法定专业机构。药品检验人员的责任十分重大。药品质量监督检查是依据国家的法律规定,对研制、生产、经营、使用及进出口药品、医疗单位自制的制剂质量依法检验。这种检验具有权威性、公正性。药品检验人员的伦理要求如下。

(1)严格检验,保证质量 药品是特殊商品,它的成分复杂,检验难度大。药品检验有严格的标准,药品检验人员应按照国家标准或地方标准进行药品检验。药品标准是国家对药品质量规格及检验方法所做的技术规定,是药品生产、经营、使用、检验和管理部门都要共同遵守的法律条款,是一种强制性的标准。药品检验人员在检验时要实事求是、客观公正、一丝不苟,严格按照规定的药品标准进行检验,确保检验质量,为药品质量把好关。

(2)勤学苦练,勇于创新 药品的成分复杂,检验工作技术含量高,难度大,需要扎实的药品检验技术才能胜任。因此,药品检验人员要刻苦用功,勤学苦练,掌握扎实过硬的药检技术水平。同时,在科研高速发展的今天,新方法、新材料、新工艺不断应用于制药产业,再沿用过去的老方法进行检验就不十分适用,效果不佳。因此,药检人员要不断探索新的检验方法、检验标准,以适应药检工作中科技发展的新需要。

(3)清正廉洁,一心为公 药检人员在工作中要努力排除各种人情、关系、权力等方面的干扰,坚持原则,作风正派,不谋私利,不徇私情,不畏强权。在工作中发现药品质量问题或发现有影响药品质量的因素时,要及时、客观地向被检单位提出,促其改进,并如实上报卫生监督管理部门,严防药检工作失误给国家和社会造成不应有的损失。

第二节 药品研制、生产、销售中的伦理要求

保证药品的安全有效,不仅是药品监督管理部门的任务,也是药品研制、生产、销售部门的责任。加强药品研制、生产、销售等各个环节的道德建设,提高从业人员的道德水平极为重要。

一、药品研制工作中的伦理要求

药品研制是寻求有效防治疾病药品的根本方法,其目的是使药品能够更好地抵御疾病,增进健康,造福人类。药品研制工作中的伦理要求如下。

(一)高度的社会责任感

当前,医药事业发展迅猛,每年都有大量新药投入市场,药品研制人员为此做了大量的工作。我国医药卫生事业的发展离不开医药研究工作,医药研究人员对减轻患者疾苦、增进人的健康、满足人民群众日益增长的防病治病需要、促进我国卫生事业的发展,负有重大的责任。药品开发研制人员应牢记自己的责任,对人民身心健康高度负责,注重药品的社会效益,并兼顾经济效益,把社会效益放在首位,选准项目,避免药品低水平重复研究,做好药物研制工作,研制出更多更好的新药,为人民群众提供更多的高效、低毒、廉价的优质药品,以满足临床治疗和预防保健工作的需要。

(二)严谨求实的科学态度

由于药品与人的生命健康关系重大,药品在批量生产、投放市场、用于临床前,都要经过严谨的研究和严格的试验。药物研制的每一个环节都要符合科学原则,周密设计实验步骤,仔细观察、记录实验数据。资料要完备,不能弄虚作假,对药品的疗效、副作用都要如实记录,不能主观臆断,以保证研究的真实性、可靠性。

(三)勇于吃苦,不怕挫折

药品研制工作和其他科研工作一样都是一种艰辛的探索性的工作,其间有风险、有失败,不可能一帆风顺,一次就取得成功。同时,在药物研制中还可能受到某些有毒物质的伤害。因此,药品研制人员要有坚忍不拔、百折不挠的毅力和不畏艰险、不怕困难的精神。

二、药品生产过程中的伦理要求

药品生产过程是影响药品质量的重要因素,是药品质量能否符合预期标准的关键。要保证药品的安全、有效、均一,药品生产领域的从业人员应按有关伦理要求去做。

(一)用户至上,明确生产目的

药品生产企业的核心任务就是生产质量符合既定标准的,能维护人民群众健康和保证生命质量所需要的药品。这一任务的完成不仅依赖于相关的技术、管理及法律法规,同时也依赖于药品生产过程中相关部门和人员的道德水准。医药生产企业与其他企业相比,承

担着更为巨大的社会责任。生产企业在获取利润、满足企业需要以及企业自身发展需要的同时，还要兼顾社会效益，要把人民群众的健康放在重要位置。

药品生产活动应一切以药品使用者为中心，急患者所急，想患者所想，及时提供社会所需要的药品。药品是用于治病救人的特殊商品，有较强的时效性，超过药品的有效期，药品就必须报废、销毁。药品都有使用期限，生产药品不能盲目追求产量，如果生产过剩，造成积压、霉变或过期失效，就会造成医药资源浪费；相反，如果生产过少或没有生产，供应不足，就会造成药物短缺，影响临床医疗需要，使疾病的预防、诊断、治疗工作无法顺利进行。因此，制药企业应明确生产目的，端正经营思想，按防病治病工作需要进行生产，不能片面追求利润，盲目追求产量。应在考虑经济效益的同时，把对生命和健康的关注和责任体现在生产和销售的每一个过程中。企业应及时把握市场需求，并根据自身的生产条件，组织药品生产，最大限度地满足人民群众防病治病的需要。这是人民群众的根本利益所在，也是药品生产企业应尽的责任。

（二）质量第一，确保药品安全有效

药品疗效关系到药厂的生命，更关系到患者的生命。为了保证药品质量，国家制定了《药品管理法》、《药品生产质量管理规范》（GMP）等一系列法律法规。规定："药品必须按照国家药品标准和国务院药品监督管理部门批准的生产工艺进行生产，生产记录必须完整准确。药品生产企业改变影响药品质量的生产工艺的，必须报原批准部门审核批准。""生产药品所需的原料、辅料，必须符合药用要求。""药品生产企业必须对其生产的药物进行质量检验"，"不符合国家药品标准的不能出厂"。另外，法规对药品生产中的人员的素质、厂房、设备、仪器、生产环境、原材料、工艺方法以及管理方式等方面都有严格的规定。

为此，要求生产企业不同岗位的人员应具备与岗位要求相适应的文化理论知识和技能；厂房、设备、仪器及生产环境符合药品生产要求，并能保证药品质量；生产过程中使用的物料（原料、辅料、包装材料等）符合相应的标准；生产工艺符合要求，管理方法先进。生产企业要做到不合格的原料、辅料不投产，有效期的药品必须在标签上标明失效期。厂长应直接管理质监部门，把好质量关，不合格的药品坚决不出厂。药检人员应忠于职守，秉公办事，认真做好质检工作，不能让伪劣药品混入市场。

总之，药品生产企业各个部门和全体人员必须认真、自觉地用《药品生产质量管理规范》（GMP）严格规范自身行为，监督好生产的每一个环节，保证药品疗效可靠、安全有效。这既是法规和管理方面的规定和要求，也是药品生产过程中的伦理要求。

（三）保护环境，维护药品生产者的健康

在药品生产过程中通常会有废气、废液、废渣等有毒有害物质产生，这些有害物质若处理不当，随意排放，势必会影响周围环境，损害周边群众的健康利益。同时，药品生产过程中产生的某些有毒有害物质也会对生产一线操作人员的身体健康造成影响。因此，药品生产企业应以人民健康利益为重，注重保护环境，采取有效、必要的防护措施，保护药品生产人员和周边群众的健康。

三、药品销售中的伦理要求

（一）严格把好药品质量关，杜绝伪劣药品流入市场

在药品的采购、销售过程中，应坚持质量第一原则，把好药品质量关。对未经批准生产的，或过期失效的、霉蛀变质的药品，都不应采购和销售。对国家下令淘汰的药品更不能出售，以免流入市场，危害人民健康。

（二）买卖公平，秉公销售

在药品销售环节中，工作人员要做到买卖公平，童叟无欺，严格执行统一的价格标准，不能随意抬价。在药品销售中，严格将滞留药品和畅销药品或急救药品搭配发售，不得将常用药品改变包装刺激消费。要秉公办事，不能用送钱送物、行贿受贿、拿回扣、搞馈赠等不正当手段诱购推销药品。

（三）准确无误，明确告知

销售药品时要认真核对，确保准确无误，同时要说明正确的用法、用量和注意事项。销售处方药时要经过核对，对处方所列药品不得擅自更改或代用。对有配伍禁忌或超过剂量的处方，应该拒绝调配，必要时经处方医生更改或者重新签字，方可调配。

（四）广告要准确规范

我国法律规定，对粉针剂、大容量注射剂、抗生素类药品、特殊管理药品等，不得在大众媒介上进行宣传，只能在得到批准的医药学杂志上刊登广告，宣传对象为医药专业人员。广告促销要符合这个规定。药品促销广告要真实合法，准确可信，宣传资料要有科学依据，不能夸大其词或误导公众。在宣传药品时不可有诽谤或贬低其他同类药品的语言，不能损害同类其他药品的声誉。

第三节　药品使用中的伦理要求

药品是医务人员促进和维护人类健康，防病治病的有力工具，它不仅能影响疾病的发生和发展，也能调节和影响人体的功能。药品使用是药品研制、生产、销售的最终目的，也是医生治疗患者的有力手段。加强药品使用环节的伦理建设，明确药品使用中的伦理原则与要求，具有重要意义。

一、药品使用中的伦理原则

（一）有效原则

药品使用中，需要医务人员掌握科学的诊疗知识、用药知识，能够针对患者的病情采用恰当的、能有效解决患者疾苦的药物治疗方法。有效是选择和使用药物的前提。对患者疾病治疗没有效果的药，质量再好、配方和生产工艺再先进，对这个患者来说也是没有意义的。有效用药，只选择有效的药物使用，可以避免或减少使用无关药物，防止滥用药物。

（二）择优原则

医务人员在使用药物时，必须慎重地做出选择决定，要在有效治疗某种疾病的多种药物中，选择出对患者来说有可能是最好、最适合的药物。它要求医务人员选择适当的治疗目标，使患者收益最大而付出的代价较小。治疗目标多种多样，最高目标是彻底痊愈，完全康复，其他目标还有缓解症状、减轻痛苦、去除病灶、恢复功能或维持功能、控制病情、防止病情恶化、抢救生命、延长生命等。按择优原则，选择何种药物是相对的，是与其他药物相比较而言的，需要综合考虑患者的病情、身体状况、以往用药情况、现实的医药发展水平、医药的副作用、药物禁忌、医药费用、患者的经济承受能力等。总之，择优原则要求医务人员在使用药物时对患者全面负责，最大限度地维护患者的利益。

（三）有利无害原则

不伤害就是在使用药物时要尽可能不使患者身心受到损伤。药物具有双重效应，不伤害是相对的，一般来说，所使用的药物应是必需的，或是属于适应证范围的，也是符合不伤害原则的。如果药物对患者是无益的、不必要的甚至禁忌的，却有意无意地给患者使用，而给患者造成了伤害、增加了患者的负担，那么就不符合有利无害原则了。

药物既可治病，也可致病。药源性疾病是由药物引起人体不良反应并由此产生各种症状的疾病，它是药物使用后给人体造成的伤害。药源性疾病的产生，一方面是由于药物本身的因素造成的，另一方面是由于药物使用不当造成的。医务人员在使用药物过程中要贯彻有利无害原则，减少工作中因失误、疏忽、管理不当等情况而造成药源性疾病，给患者带来不应有的伤害。

二、药品使用中的伦理要求

（一）临床用药的伦理要求

药物使用过程中有着严格的临床用药规范，医疗单位和医务人员应严格按照有关规定去做，遵守用药道德，充分发挥药物的治疗作用，防止用药不当给患者造成不应有的伤害。

（1）对症下药，防止药物的滥用 对症用药是临床用药的基本要求，它是医生根据临床诊断结论来选择相应的药物进行治疗。如果没有明确诊断，病情、病因不清就盲目用药，会引起许多弊端，很容易造成药物的不合理应用。临床上不合理应用某些药物的情况比较多见，如激素、抗生素、止痛药、维生素和补药等药物很容易被不合理地应用。医务人员应尽量避免或减少这类情况发生。

医生应严格掌握医药指征，该用的时候才用，不该用的时候不用。一般情况下，医生应在经过检查、明确诊断后，认为患者情况符合使用某种或某类药物的指征时，再考虑用这种或这类药。如果患者病情复杂，疾病一时诊断不清，但病情较严重时，可以考虑暂时先应用治疗药物，以减轻病痛和避免并发症。但医生要注意此时药物对患者病情发展、症状可能有一些掩盖作用，因而用药后还要密切观察患者情况，以防延误疾病的进一步诊治。没有诊断就盲目滥用药物是不应该的，如有些发热和疼痛的患者，在未明确诊断之前，医生轻易给患者使用解热镇痛药，这不仅不能解除病因，还可能破坏机体的抗病能力，掩盖疾病的主要症状，给后续的诊治带来困难。对症下药还包括根据患者病情需要决定药物的剂量。

（2）合理配伍，安全有效　临床药物使用过程中，联合用药是比较普遍的。恰当的联合用药，可以提高疗效，降低单种药的剂量，减少药物的不良反应，起到药物之间的互补作用，收到好的治疗效果。但若配伍不当，则作用相反，疗效相互抵消，加重药物的副作用，也加重药物对患者的伤害。因此，联合用药时要合理配伍。医生应提高技术水平，明确药物的成分、性能、作用，掌握药物的适应证、禁忌证、副作用及可以联合使用的药物等。另外，还需要注意，联合使用的药物种类并非越多越好。有统计资料显示，联合用药的药物种类越多，不良反应发生率和死亡率就越高。因此，医务人员决定联合用药时，在能达到预期目标的前提下，要尽量减少联合用药的药物种类，以确保药物联合使用时的安全有效。

（3）节约用药，避免浪费　医药资源是有限的，医生给患者用药要注意节约，要把患者的钱、单位的钱、医保的钱用在该用的地方，以避免医药资源的浪费。在疗效相当的情况下，应尽量为患者选用基本药物、廉价药物、国产药物，而不是首选特效药、贵重药、进口药。

（二）医院药剂工作的伦理要求

医院药剂工作主要包括医院药品的采购、保管、调剂、制剂、药学服务等工作，是与临床用药密切相关的环节。医院药学人员和其他科室的医务人员一样，也需要具有良好的职业道德。

1. 医院制剂工作的伦理要求

（1）遵守国家法规，保证药品的合理合法配制　卫生部在《医院制剂管理办法》中规定："医院自配制剂，必须坚持为医疗与科研服务的方向，坚持自用的原则，不得进入市场，其范围只限于医院临床、科研需要而市场无供应的药剂。"《药品管理法》规定："医疗机构配制的制剂，应当是本单位临床需要而市场上没有供应的品种，并须经所在地省、自治区、直辖市人民政府药品监督管理部门批准后方可配制。配制的制剂必须按照规定进行质量检验；合格的凭医生处方在本医疗机构使用。特殊情况下，经国务院或者省、自治区、直辖市人民政府的药品监督管理部门批准，医疗机构配制的制剂可以在指定的医疗机构之间调剂使用。"可见，国家对医疗机构包括医院的制剂工作有严格的规定，而不是随意就可以配制制剂来使用的。总之，医院配制的制剂必须要经过有关部门的批准，并要严格执行制剂的标准，经质量检验合格后才能使用。药剂人员应按照国家有关规定进行制剂的配制。这是药剂人员需要遵守的法律规范，又是对药剂人员最基本的道德要求。

（2）坚持公益原则　公益即公共利益，绝大多数人的利益。公益原则就是要从社会的长远利益出发，公正合理地解决医疗活动中出现的各种利益矛盾，使医疗活动有利于患者个体、社会群体、后代，有利于卫生事业的发展。

（3）遵守制药规范，保证制剂质量　《药品管理法》规定："医疗机构配制制剂，必须具有能够保证制剂质量的设施、管理制度、检验仪器和卫生条件。"医院在得到批准的制剂的生产过程中，要按照有关规定对制剂生产中的各个环节严格把关，以保证制剂的质量，并按照有关规定进行质量检验，合格后才可供本单位的临床或科研使用。医院制剂虽然使用范围小，生产的剂量少，但也要严格遵守国家的相关法律法规，避免因粗心大意而在生产过程中出现疏漏、失误或差错。

2. 医院调剂工作的伦理要求

调剂工作是医院药房的一项常规工作，是一项工作繁忙而责任重大的工作，是关系到患者用药安全、有效的一个重要环节。调剂人员的伦理要求如下。

（1）认真审方 《药品管理法》规定："医疗机构的药剂人员调配处方，必须经过核对，对处方所列药物不得擅自更改或代用。对有配伍禁忌或者超剂量的处方，应当拒绝调配；必要时，经处方医师更正或者重新签字，方可调配。"调剂人员的职责是审查处方、审批药价、审查处方编号和填写药袋与瓶签。调剂人员在接到处方后应该认真仔细，逐次审查处方内容，尤其是处方正文更要仔细审查，查看药名、用量、用法等是否准确无误，药物配伍是否合理等，不能粗心大意，更不能嫌麻烦，只图快速，敷衍了事。如果遇到疑问，调剂人员要及时与医生取得联系，请其确认或重新开具处方，而不能根据主观猜测擅自做主或改写处方。药剂人员只有具备高度负责的态度，才能在审查处方时不遗漏每一项内容，不放过每一个疑点，把所用药品的名称、剂量、剂型、用量、禁忌证等与患者的病情、年龄、性别等结合起来，从而发现问题并恰当处理。

（2）准确配药 调剂人员只有准确无误地按方调配药物及剂量，才能达到合理用药，保证患者疾病治疗的效果。否则，若药物调配有误，或发错药物品种或给错药物剂量、剂型、浓度等，都会带来难以预料的后果。调剂人员要做到准确无误地配药，需要有认真负责的态度，严谨仔细的作风，还要勤学苦练，熟练掌握药品的名称、剂型、用量、用法、药物的配伍禁忌及药品摆放的位置等。迅速准确地按方调配，既是调剂工作的基本功，又是对调剂人员的道德要求。

（3）仔细核对并签字 调剂处方是一项繁重而细致的工作，它看似简单，但责任重大。调剂人员的工作量较大，有的医院，调剂人员每天可能要调剂几十甚至上百张处方。繁重的工作容易让人感到疲劳和厌倦，若缺乏高度的责任感和严谨认真的工作态度是很容易出错的。因此，调剂人员在调配处方时应耐心细致，注意力集中，不能马马虎虎，心不在焉。要遵守调配技术常规和操作规程，细心核对调配的药品名称、剂型、剂量是否与处方一致，药房的药调配之后应重新摆放归位。药品调剂之后，按规定应由配药人员和审核人两人共同签字。两人要互相核对，分别签字。处方不仅具有医学、经济学上的意义，还具有法律上的价值，它是一种重要的法律文书，应按规定妥善保存。认真核对签字，既是对患者用药负责，也是对自己、单位、社会负责。因而，调剂人员一定要慎重对待核对签字的环节，不能草率从事。

（4）发放药品有耐心 发药时，调剂人员要注意服务态度，待人有礼貌，要用通俗易懂的语言、亲切温和的语气，耐心向患者讲清药物的服用方法和注意事项。调剂人员对患者要有同情心，多理解患者的难处与不便，要能做到百问不厌。对听力差的、理解能力差的、反应迟缓的老年人更要耐心细致地交代清楚，以免他们因理解上出现偏差而导致用药时出现问题。调剂人员发出的药袋、药瓶等上面需要填写的项目如用法、用量等要书写清楚，发出的药袋、药瓶等还要干净整洁并保证质量，药袋不能裂缝、漏药，液体药剂不能漏洒。调剂人员应以饱满的热情和高度的责任感做好这一发放药品及解释说明工作。这样做既可以使药品充分发挥治疗作用，又可以保证患者的安全，同时也是调剂人员良好医德的体现。

3. 新药应用的伦理要求

《药品审批办法》规定："新药系指我国未生产过的药品。已生产过的药品，凡增加新的适应证、改变给药途径和改变剂型的，亦属新药管理范围。"新药应用比较普遍，在新药应用过程中,也要遵守相应的伦理要求。

(1) 实事求是地对待新药　一般说来,新药与已有的旧药相比,总有它新颖、独特的地方,有它的特点和优势。但是,新药作为一种药物,也具有二重性,在有治疗作用的同时,也有其自身的局限性和副作用,这是难以避免的。因此,在使用新药时,有关医务人员要以客观、科学的态度,实事求是地介绍、宣传新药的特点及优缺点,不可报喜不报忧,做片面的宣传,以为临床应用新药做参考。在临床应用新药时,医生要全面了解新药的特点,仔细分析新药宣传中的内容,为扬长避短,发挥新药的长处打下基础。同时要根据患者的情况,慎重选择新药,这是对患者康复负责的表现。

(2) 慎重选择新药　当今医药科技发展迅猛,新特药层出不穷,令人眼花缭乱,无所适从。医生不宜盲目迷信新特药,要根据患者病情及以往和目前的治疗情况综合分析,慎重选用。若以往用药效果良好,新特药对患者来说不一定就是最好的首选药。若考虑使用新药,医生需认真分析新药的主要化学成分,慎重或避免选择名字新颖,但主要成分大致相同的所谓"新药"。

(3) 做好新药临床使用后的观察和信息反馈　对新药在临床使用之前已经做过一系列的研究,对其用途、注意事项、副作用等已有一定的认识,但不一定很全面。许多药品在质量检验合格,临床上用法用量正常的情况下,会出现种种已知或未知的不良反应。这是因为临床试验的时间只有几个月,时间短,有些需要较长时间才能暴露的不良反应难以发现;临床试验的参加人数少,一般只有几百例,有些发生率低的不良反应难以发现,加之在临床试验中的病例要经过严格的筛选,用药条件受到严格的控制,一般要避免多种药物同时使用。但在药品上市后,各种患者都有用药的可能,多种药物同时使用的情况不可避免,这样许多意外的不良反应就会表现出来。因此,药品在临床上应用时,即使在正常用法用量的情况下使用也可能会发生不良反应。新药使用后仍需要继续进行药物不良反应监测。

新药的疗效评价还需要临床应用后加以验证。为确保患者用药安全有效,医药工作者应以负责的态度,做好新药应用中的观察和随访,并加以综合总结。还应将新药应用中获得的有关信息及时反馈给科研和生产厂家,作为该药疗效评价的依据和参考。必要时,还应上报国家药品不良反应监测中心,以便对药物使用进行规范和指导,使临床更多的医生能更好地认识药物,使更多的患者能合理用药、安全用药。这是药学工作者对药品发展负责和对广大患者健康负责的应尽的道德责任。

思　考　题

1. 药品监督管理工作的意义是什么？应遵守哪些伦理要求？
2. 医药营销中的伦理要求有哪些？
3. 药物使用中的伦理要求有哪些？

第十四章
当代医学伦理中的
热点问题

本章提示

　　高新技术的广泛应用,已成为现代医学的一个显著特征,极大地提高了医生诊治疾病的能力,大大提高了人们的健康水平。有人说,21世纪的医学是高新技术的医学。医学伦理行为是在一定伦理思想和价值观念影响和支配下的有意识、有目的的行为。当医学科学技术以前所未有的速度发展时,不可避免地会对传统的医学伦理思想形成冲击,引发人们关于医学伦理问题的争论。当代医学伦理学中的热点问题主要表现为现代科学技术的研究、发展及其在医学临床上的运用所带来的伦理争论,如器官移植、生殖技术、安乐死、基因技术等的伦理是非之争。本章主要介绍和讨论人体实验、器官移植、基因工程、克隆技术的医学伦理问题与主要争论。

第一节　人体实验伦理

案例 14-1：能让患者参加实验吗?

　　患者孙某,女,40岁。因患溃疡性结肠炎入院治疗。住院后,医生告之有一种治疗溃疡性结肠炎的新药,需要一部分患者做临床疗效实验。医生还告诉患者自愿参加,但希望溃疡性结肠炎患者都参加。孙某原来不想参加这项实验,但抱着试一试的态度便参加了。用药一个星期之后,她自觉效果不好,便中途退出了实验。主管医生对她的做法很不满意。为此,她很苦恼,担心医生今后不会认真给她治疗了。

　　【问题】　我们该如何对医生的做法和态度的改变作评价呢?

一、人体实验的医学价值

(一) 人体实验的含义

广义的人体实验是指以人作为受试目标,用科学的实验手段,有控制地对受试者进行研究的行为。人体实验中人体的概念是尸体、活体、个体和群体所构成的特殊系统。实验的概念则已包括解剖、观察、测量、试验等几个研究层次在方法上的连续和统一。由于人体实验对于医学的发展和人类健康具有特殊的意义,又以最为宝贵的人作为实验对象,就必然导致伦理价值上的问题,也就需要对人体实验作出科学的伦理评价和选择。

狭义的人体实验,是指以人体为实验对象,用科学的实验手段,有控制地对受试者进行研究和考察的医学行为和过程,以判断医学假说真理性的行为过程。

(二) 人体实验的类型

按应用价值人体实验分为临床人体实验和非临床人体实验。

按控制情况人体实验可分为天然实验和人为实验。天然实验,一是指不对实验对象进行任何干涉,二是指根据对象病情的发生、发展和后果的自然演进来进行研究的实验。人为实验是指按照随机的原则,对受试者进行有控制的观察和研究,以检验假说。

按意愿表达人体实验可划分为自愿人体实验与强迫人体实验。自愿人体实验是指医学研究人员利用自己的身体进行实验研究,以获取相关的医学信息的实验。如医学家汤飞凡(1897—1958)把沙眼病原体滴进自己的左眼,结果证实了沙眼病原体的致病性,解决了延续半个世纪关于沙眼病原体的争论。强迫人体实验是指在一定的武力或政治压力下,医学研究人员违背受试者的意愿而使之不得不参加的人体实验。

按性质人体实验可划分为正当人体实验与不正当人体实验。

(三) 人体实验的医学价值

人体实验在医学科学研究中有着极其重要和特殊的地位。无论是基础的医学研究,还是临床的诊断、治疗和预防都离不开人体实验,医学的任何新理论、新方法,在应用之前,无论经过何种成功的动物实验,都必须再做临床人体实验。因为动物实验的结果不能直接推广应用到人体身上。人体实验是医学基础研究和动物实验之后,常规临床应用之前不可缺少的中间环节,特别是对于不能用动物复制模拟的疾病,更需要人体实验。只有经过人体实验证明确定有利于某种疾病的诊断、治疗的方法才能推广应用。即使已经在临床上常规运用的理论和方法,也必须不断地经过人体实验加以改进和完善。从医学的发展历史看,没有人体实验就没有医学,更没有建立在现代物理和生物学基础上的现代医学。因而人体实验无疑对于医学的发展具有重大意义。也正因为对医学的发展和人类健康起了很大的作用,依靠人体实验得出的结果,控制了危害人类健康的诸多病症,符合造福人类的目的,所以伦理学上赋予了人体实验以积极肯定的评价。人体实验是医学存在和发展的必要条件,特别是在近代实验医学产生以后,科学的人体实验更成为医学科研的核心和医学发展的关键。

二、人体实验的伦理分析

人体实验所面临的首要问题是什么样的人可以接受人体实验,什么样的人体实验可以进行以及如何进行人体实验,这也正是对人体实验应该进行伦理评价的基本问题。人体实验中人们往往最关注的是结果或效果,但伦理学的评价应当是一个综合评价过程。一般来说,需要从实验对象、实验者动机和目的、实验方法和结果三个方面进行综合分析。

（一）实验对象分析

人体实验需要大量的各类不同的受试者参加,从纵向看包括胚胎、胎儿、新生儿、儿童、青年、老年人、临终者以及尸体,从横向看包括各类不同病症的患者、正常人,还包括各类特殊人员,如收容人员、囚犯等。不同的人体实验对象所体现的人体实验的道德价值是不同的,但都有一个共同点,即人体实验必须保护、尊重和促进人的生命价值和尊严。任何人体实验都存在一定的风险和可能的损害,因而必须强调对受试者的利益和尊严负责,其中最重要的是取得受试者的知情同意和自由选择,避免任何形式的强迫和欺骗。另外,医学和健康是全体人员包括健康人、患者受试者的共同事业,包括受试人在内的所有社会人也正是从前人的实验结果得到了医学的好处,因而有义务促进这一共同事业的发展,但只有在受试者充分了解某一人体实验的意义、目的、危险性的前提下,自愿参加人体实验才是道德的。

（二）实验者动机和目的分析

人体实验的目的可分为医学目的和非医学目的。凡出自医学目的,为了提高诊断治疗水平,为了维护人类的健康的人体实验,都是符合道德的,有价值的。一切违背医学发展需要,因政治目的、经济目的、战争目的的人体实验都是不道德的,没有价值的。如第二次大战期间德、日法西斯以战争为目的进行的惨无人道的人体实验。

（三）实验方法和结果评价

人体实验的基本道德要求就是不造成伤害。从人体实验方法看,实验可以是有伤害的,也可以是无伤害的,而无伤害往往是相对的。因为多数人体实验方法预先很难预测结果,实验方法往往是有伤害的。不同的实验方法对受试者的价值也不一样,其中包括利大于害、利害不明、有害无利等情况。作为医生和实验者应在尊重人的价值原则和医学目的原则基础上选择最佳的实验方案,尽量减少对受试者的伤害。即要求所采用的实验方法应该是利大于害,或局部损害可以治疗恢复,或人的身心健康基本不受影响;利害不明的实验方法应慎重运用,严格把关;对有害无利,害大于利的实验方法则应禁止应用。

三、人体实验的伦理原则

（一）维护受试者利益原则

维护受试者利益原则,要求人体实验首先考虑到的是维护受试者的健康利益;当这一原则与人体实验的其他原则发生矛盾的时候,应该遵循考虑这一原则,把这一原则放在更高的位置。《日内瓦宣言》要求:"患者的健康是我首先考虑的"。《国际医德守则》强调:"任何行动或建议只能符合人类的利益,而不能有损人类肉体和精神的抵抗力"。

1. 必须坚持安全第一

对于任何一项人体实验,都要预测实验过程中的风险,如果实验有可能对受试者造成身体上和精神上较为严重的伤害,那么无论这项实验的科学价值有多大,无论这项实验对医学的发展和人类的健康具有多么重要的意义,这项实验也不能进行。必须首先进行毒副作用实验,只有在明确其毒副作用后,方可进行有效性实验。实验过程必须有充分的安全措施,保证受试者身体上、精神上受到的不良影响能降低到最低限度。在实验中一旦出现严重危害受试者利益时,无论实验多么重要,都应该立即终止。人体实验必须在有关专家和具有丰富医学研究及临床经验的医生参与或指导下进行,寻找比较安全的科学途径和方法。

2. 必须进行受益-代价评估

每个涉及人体的生物医学研究项目,必须首先对预计的风险和压力相对于预计的给实验对象或他人的好处进行仔细评估。只有当研究的益处(目的的重要性)超过实验给受试者所带来的风险和压力时,涉及人体的生物医学研究才得以进行;医学研究只有当研究结果有可能有益于参与研究的人们时才是合理的。

3. 考虑特殊受试者的特殊要求

必须认识到那些经济和医学上处于劣势的人们的特殊需求,应特别关心那些无能力同意或拒绝、那些可能被迫同意、那些不能(本身)从研究中受益以及那些对他们提供医疗保健同时还对其进行研究的人们(研究同时还提供医疗保健的人们),如患者、犯人、儿童。

(二) 医学目的性原则

《赫尔辛基宣言》中指出,以人作为受试者的生物医学研究的目的,必须是旨在增进诊断、治疗和预防等方面的措施,任何背离这一目的的人体实验都是不道德的。要求人体实验的目的必须是为了研究人体的生理机制和疾病的原因、机理,通过促进医学科学的发展改善人类生存的环境、造福人类。出于政治军事、经济、个人成功等非医学目的的人体实验,要么已经被历史证明是严重违背人类伦理的,要么值得伦理评估。

1. 出于政治、军事等非医学目的的人体实验,是严重违背人类伦理的

1945—1946 年,国际军事法庭在德国纽伦堡对法德国法西斯的首要战犯进行国际审判。令人惊讶的是,战犯中竟然有多名医学专家。他们的罪行是,对战俘和平民进行了灭绝人性的人体实验,这些实验大部分出自非医学目的。日本法西斯在第二次世界大战中也进行了大量的非医学目的的人体实验。战后,这些惨无人道的非医学目的的人体实验被揭露出来,震动了整个世界,遭到了法律制裁与强烈的道德谴责。例如,战后不久,美国 6 万名现役军人并非自愿地参与了接触化学战用毒气的实验,至少有 4 万军人在野地实验和实验舱内接触了高浓度的毒气。

2. 出于经济、个人目的等非医学目的的人体实验,需要伦理评估

在现实医学科研实践中,这一目的往往与其他目的交织在一起,有时甚至难以区分。应该承认,作为医学科研人员追求自我价值的实现,作为公司的医药企业追求经济效益也是合情合理的。但医学目的性原则的要求是,科研人员必须把实现自我价值的目的、医药公司及其科研人员必须把追求经济效益的目的与医学目的性原则有机地统一起来,把医学目的性原则作为前提和必要条件。那种忽视医学目的性原则,而单纯追求个人自我价值实现和经济效益的行为是违背医学伦理的。

3. 医学目的性原则服从于维护受试者健康利益原则

医学目的性原则是人体实验研究合乎伦理的必要条件,但并非充分条件。面对"受试者健康利益与科学发展之间"的伦理矛盾,必须使医学目的性原则服从于维护受试者健康利益原则。为医学而医学,忽视或无视实验手段的正当性,导致对受试者的伤害,其结果往往会使研究误入歧途。忽视或无视实验手段的正当性,导致对受试者的伤害是不道德的。

（三）科学性原则

要求涉及人的生物医学研究的人体实验的设计、过程、评价等必须符合普遍认可的科学原理,要使实验的整个过程,自始至终有严密的设计和计划。科学性原则是由人体实验是科学研究所决定的。

（1）实验设计必须严谨科学。

（2）人体实验必须以动物实验为基础。

（3）人体实验结束后必须做出科学报告。

（四）知情同意原则

受试者知情同意权,是指受试者对人体实验研究的目的、方法、经费来源、任何可能的利益冲突、科研工作者与其他单位之间的从属关系、课题预计的好处以及潜在的风险和可能造成的痛苦等信息,有充分知悉并在此基础上自主、理性地表达同意或拒绝参加人体实验的意愿的权利。

1."知情"的要求

研究者要向受试者提供关于人体实验的真实、足够、完整信息,而且要使受试者对这些信息有着正确的理解,并可以根据这些信息作出理性判断。相反,提供虚假、片面的信息,提供的信息使受试者无法理解、难以理性判断,是不符合知情同意原则的。

研究者提供的基本信息应该包括以下几点。

（1）受试者被邀请参加研究,需要告知其研究目的和方法。

（2）受试者参加研究的时间。

（3）合理地预期研究最终将会给受试者和其他人带来哪些收益。

（4）参加研究会给受试者带来哪些可预见的风险和不适。

（5）对受试者可能给予的有益的替换治疗方法。

（6）对能够识别出受试者的资料的保密程度。

（7）研究者为受试者提供医疗服务责任的大小。

（8）对因研究而导致的某些伤害所提供的免费治疗。

（9）对因研究而导致的残疾或死亡,是否为受试者本人、受试者家庭或其亲属提供赔偿。

（10）受试者有权自由拒绝参加研究,可以在不被惩罚、不失去应得到利益的情况下,随时退出研究。

（11）视具体情况向受试者告知的情况:选择他作为受试者的特殊理由,研究设计的某些特征（例如双盲法、对照组、随机抽样）等。

2."同意"的要求

（1）受试者必须具有同意的能力 如何确定受试者是否具有自主同意能力,一般考虑以下两个可操作的因素:首先是年龄,即考察受试者的智力状况能否胜任这种同意决策,是否同意参加人体实验对受试者来讲是极其严肃的重大决定,我们建议 18 周岁以上的人才具有同意能力,18 周岁以下则不具有同意能力;其次是精神状况,即精神状况是否胜任这种同意决策,是否有昏迷、痴呆等精神障碍。

(2)受试者必须是自主、自愿的同意　一切临床或非临床的人体实验应该在实验前将实验目的、预期效果、可能出现的后果及危险、实验者将采取的医疗保护措施等,对受试者详加说明,取得受试者的自愿同意后方可进行实验。这样做不仅是遵守了国际通用的医学法规,保护了受试者的利益,同时也尊重了人的基本权益和尊严。

我国《执业医师法》规定:"医师进行实验性临床医疗,应当经医院批准并征得患者本人或者其家属同意。"

(五) 公平合理原则

1. 受试者的纳入和排除必须是公平的

受试者的选择应该有明确的医学标准,即要有适应证和禁忌证,确定到底哪些人适合参加实验,哪些人不适合参加实验。不允许用非医学标准来选择或排除受试者,禁止把脆弱人群(如儿童、孕妇、智力低下者、精神病患者、囚犯以及经济条件差和文化程度很低者等)作为受试者。

2. 受试者参与研究有权利得到公平的回报

医学研究只有当研究结果有可能有益于参与研究的人们时才是合理的;研究结束时应确保每个参加实验的患者能够利用研究所证实的最好的预防、诊断和治疗方法;参与临床药物研究时,受试者服用实验药物都须是免费的;对于对照组的受试者,在实验结束时有权利同样免费地使用实验药物。

(六) 伦理审查原则

要求人体实验的设计、开展,必须接受独立于资助者、研究者之外的伦理委员会的审查,以保证涉及人的生物医学研究遵循维护受试者利益、医学目的性、科学性、知情同意和公平合理伦理原则的实现。

第二节　器官移植伦理

案例 14-2:交叉换肾能否实现?

两个因患尿毒症而陷入绝望边缘的生命——17 岁花季少女何一文和 39 岁男子何志刚,他们原本不相识,一次偶然机会却让他们意外结缘。2007 年 11 月 28 日,当两家人的血型全部被送到广医二院进行匹配检测后,该院的结果却让这两家人兴奋不已:受捐者何一文的血型是 O 型,其父亲捐献者何大兵的血型是 A 型,受捐者何志刚的血型是 A 型,其表哥捐献者史道红的血型是 O 型,如果能交叉互换一下,这是两个"绝配",这个绝佳的机会可谓千载难逢。何一文 42 岁的父亲何大兵捐肾给何志刚,何志刚 49 岁的表哥史道红捐肾给何一文。但在何一文、何志刚两家人 4 名捐赠者与受捐者都调整好状态,做好充分准备,等着做手术的时候,"交叉换肾"手术却被告知不符合相关法律规定,应暂缓这一手术。有关"生命"与"法律"的争论从这一刻开始……

一、器官移植概述

器官移植是指通过外科的方法,摘除人体的某一器官并把它置于同一个体(自体移植)或同种另一个体(同种异体移植),或不同种个体(异体移植)的相同部位(常位)或不同部位(异位)。其中,捐出器官的一方称为供体,接受器官的一方称为受体。根据不同的划分方式,我们可以把器官移植分为不同的种类:一种是自体移植,器官移植的供体、受体是同一个体,比如一个人把自己脚上的皮肤移植到脸上;一种是同种异体移植,同一种属的不同个体之间的组织、器官移植,比如两个不同个体之间的换肾移植。一种是异种移植,供体、受体属于不同种属的器官移植,如把狒狒的器官移植到人体身上。

20世纪以来,由于器官移植技术、移植免疫基础研究以及各种免疫抑制剂的进展,器官移植已成为临床治疗器官功能衰竭的有效治疗手段。到2000年底,全球共施行近80万例次各种器官移植。在中国内地自吴阶平教授1960年施行首例临床肾移植以来,我国临床器官移植工作已有40余年的历史。近几年,我国器官移植工作不断取得进展,尤其是进入21世纪以来,国际上开展的各种器官移植在我国都已经开展,虽然从整体上看距离国际先进水平尚有一段距离,但在一些先进的移植中心某些器官的移植效果已经接近和达到国际先进水平。

器官移植技术给因为脏器损伤和病变而导致功能衰竭的患者带来了生命的希望,但是同时,器官移植的开展也引发了一系列的伦理甚至法律问题。如何看待这些问题?这些问题是否又构成反对器官移植技术的理由?

二、器官移植的伦理争论

器官移植是20世纪医学领域一项划时代的成就,它的应用随着移植免疫学、器官保存技术的进步而越来越广泛。它给很多因为器官衰竭的患者重新带来了生命的希望,但它的应用,也涉及很多医学伦理问题。在器官移植技术的发展过程中,各种媒体起到了某些不恰当的作用。由于追求轰动效应或者由于自身医学知识的欠缺,媒体不恰当地夸大器官移植的好处。似乎这项技术的应用前景无限光明。实际上,这项技术仍有不完善之处。目前,人们对器官移植技术的伦理争论主要集中在以下问题上。

(一)活体器官移植的伦理问题

1. 赞成意见

(1)有利于团结、互助精神的倡导、弘扬(血浓于水)。

(2)对供体生理上无影响,可以解决器官供体不足的问题。

(3)成功率较高,可自由选择手术时间、地点。

2. 反对意见

(1)尸供器官效果也不错,不必再用活体。

(2)风险太大,对供体心理、生理造成创伤(伤元气)。

我国学者认为,在尽量保证供体安全、无任何压力情况下,完全出于自觉自愿和爱的感情,捐献器官去帮助亲属朋友等是一种高尚行为。

(二) 尸供器官移植的伦理问题

尸供器官移植,面临着伦理的挑战。

(1) 传统观念(全尸观念)的挑战。尽管我国领导人和医学家带头捐献,但响应者少,说明尸供器官移植阻力很大。

(2) 死者生前没有捐献意愿,也无反对表示,这种情况不好处理。

(3) 国外的推定同意法:政府授权或家属不反对。在我国必须征得家属同意。

推定同意主要有两种形式:一是国家给予医生以全权来摘取尸体上有用的组织和器官,不考虑死者及其家属的意愿,如奥地利、丹麦、波兰、瑞士、法国;二是死者或家属不反对,如芬兰、希腊、意大利、挪威、西班牙、瑞典。事实上,这种情况如果没有征得家属的同意,医生也是不愿摘取器官的。

(4) 涉及死亡判定问题:摘取尚有心跳的脑死亡患者的器官会被认为是不道德的行为,而摘取心肺功能丧失的脑死亡患者的器官,器官又不新鲜了,错过了移植的最佳时间。

(三) 器官商品化的伦理争论

我国近年来每年可施行肾移植 2000 例,但仅占移植患者的 2%,绝大部分患者因得不到器官而死去。怎样缓解供不应求的矛盾,器官商品化可行吗?

1. 支持的观点

(1) 可增加活体、尸供器官来源。

(2) 个人有处置自身器官权。

(3) 血液可商品化,其他器官也可以。

2. 反对的观点

(1) 两极分化。富人购买器官可享受这项技术。

(2) 非自愿出售自身器官,不利于互助精神的提倡。

(3) 地下器官交易猖獗。

(四) 费用问题

在我国,肾移植需要约 15 万元人民币,肺移植需要约 30 万元人民币,心脏移植需要约 50 万元人民币,肝脏移植需要 60 万~70 万元人民币。高昂的费用,使得一般民众望而兴叹。国家出巨资发展一项只有少数人才享用得起的昂贵技术是否合算? 如果不能降低器官移植技术的费用,后续发展是不是医学的误区?

(五) 受者选择及其伦理分析

确定受体的基本标准,可分为医学标准和伦理标准。

1. 医学标准

(1) 患者的脏器功能衰竭,短期内不进行器官移植即可死亡的优先。

(2) 免疫相容性较好,手术后有良好的存活前景的优先。

2. 伦理标准

(1) 回照性原则:考虑其过去的贡献。

(2) 前瞻性原则:考虑其未来的作用。

(3) 家庭角色原则:重视其在家庭中的地位。

（4）科研价值原则：看其对医学科研发展价值的大小。

（5）社会价值标准：根据患者的社会价值因素筛选器官移植的受体。

另外，对社会的贡献、年龄、社会行为、患者对他周围的人的重要性也是一种参考因素。

案例 14-3：肝脏应该移植给谁？

两个患者需要肝移植。患者 Z，45 岁，男性，因多年酗酒患严重肝硬化；另一患者 L，25 岁，男性，待业青年，在购物时因协助捉拿歹徒而被刺伤，肝脏破裂，危在旦夕。不巧的是医院只有一个可供移植的肝脏。经检查两者的组织配型均符合。Z 有钱，能承担全部费用，但 L 付不起移植费用。

【问题】 面对这种情况应该移植给谁？为什么？

【分析】 根据器官移植受体选择标准，案例 14-3 中的肝脏应该移植给患者 L，因为按照医学标准，患者 L 对器官的需要更加急迫，不移植就会有死亡的危险，并且患者 L 年龄也才 25 岁，考虑到未来他对社会的贡献也会更大，同时按照社会价值标准，患者 L 是因为协助捉拿歹徒而受伤，对社会的贡献也较大。在肝脏供体资源稀缺的前提下，按照受体选择标准，肝脏应该移植给患者 L。

三、器官移植的伦理原则

2005 年 12 月 21 日，卫生部正式公布《人体器官移植技术临床应用管理暂行办法》，凡是要开展器官移植手术的医疗机构必须先向卫生行政部门申请批准，其次是要有具备器官移植临床应用能力的执业医师和与开展的器官移植相适应的其他专业技术人员，有与开展的器官移植相适应的设备、设施，有人体器官移植技术与伦理委员会及有相应的规章制度。首次出台的《人体器官移植条例》（以下简称《条例》）将遵循八大原则，包括自愿原则、知情同意原则、公平公正原则、技术准入原则、非商业化原则、自主决定原则等。

《条例》强调两位当事人的自主权是在完全不受到任何影响情况下的自主决定。其中，自愿捐献活体器官者，应由其本人亲自办理登记手续；尸体器官捐献者也应由其本人生前或死亡后，由其近亲属办理登记手续。作为器官捐献者、受者、患者和家属，都有权利获取有关器官捐献的全部信息。

《条例》还规定：人体及其各个部分均不应成为商业交易的对象；登广告求取、提供器官，并表示要支付、收取钱财的行为，应予禁止；如果医生和其他卫生专业人员有理由相信所涉及的器官已成为商业交易的对象，那么应该停止参与此项器官移植程序；禁止任何参与器官移植程序的个人或机构收取适当的服务费用之外的报酬；在器官摘取、保存、运输等项目上可以收费，但器官本身绝对不能用作买卖。

案例 14-4：能否进行器官移植？

某医院接到河南某县农村一位小学教师的来信，他提出愿意将自己的角膜献出，以换取一定的报酬用于办学，他的理由是：当地经济状况极差，政府虽多方筹资，但仍有数百名适龄儿童无法入学；他本人年近 46 岁，在 40 岁时全身水肿，确诊为慢性肾炎、肾功能不全。目前虽能坚持工作，但自感生命有限，愿将角膜捐出，为改善本乡办学条件做点贡献。

【问题】 我们是否应该同意这位小学教师的请求呢？

【分析】 根据上述原则，我们对案例 14-4 进行分析。

一是对于迫于贫困或其他压力下的"自愿"应该禁止,器官移植技术不能只为有钱的强势人群造福而给弱势人群带来更大的风险和伤害。而且他涉嫌了器官买卖或者是变相买卖,虽然是为了改善办学条件,虽然是自愿,但基于对人类生命的尊严的尊重和商业化后可能产生的严重后果,应禁止将人类的器官和组织作为商品买卖,违者应追究其法律责任。世界不少国家法律规定,器官不能商业化,我国此举也不能允许。

二是为了改善办学条件而使一个人失明,这是不人道的。他是属于活体捐献,且活体器官捐献的一个最基本的伦理学原则是不危及供体的生命和健康,对其未来生活不致造成大的影响。

三是医生的职责是治病救人、减轻患者的痛苦,不能为了其他目的而给患者带来新的伤害。医务人员虽然有责任帮助那些器官衰竭、面临死亡的人重新获得生命,但对供体的健康和生命同样负有保护的责任,不能因为受体的需要,而放弃对供体生命的救治或健康的维护。

四是个人的付出不可能使当地办学条件得到根本改善,毕竟个人的能力还是有限的。

第三节　基因工程伦理

案例 14-5:选择没有遗传病的孩子

一对黑人夫妇均为镰形细胞症的携带者。他们想要一个健康孩子,但又由于宗教信仰关系不愿意在产前诊断后进行人工流产。医生将他们的精子和卵子分别取出后进行体外受精。在获得 8 个细胞的胚胎后检查其细胞是否带有镰形细胞症的基因。发现细胞完全健康时,将它植入妻子的子宫,结果分娩出一个完全健康的孩子(JAMA)。我们如何来看待这对夫妇利用先进的基因诊断技术来筛选自己孩子的行为呢?

一、基因工程及其在医学上的应用

当今世界,我们所处的这个时代,是科学技术飞速发展、知识信息爆炸的知识经济时代,世界各国都在相互竞争,竞争的焦点集中在科学技术上,谁的科技发达,谁的综合国力就强大。现在世界七大高新技术分别是现代生物技术、航天技术、信息技术、激光技术、自动化技术、新能源技术和新材料技术,其中现代生物技术列在首位。现代生物技术之所以令世界各国如此重视,一是因为它在解决人类所面临的诸如食物短缺、人类健康、环境污染和资源匮乏等重大问题上有着不可比拟的优越性,二是因为它与理、工、农、医等科技的发展,与伦理道德、法律等社会问题都有着密切的关系。高新技术的重要特征之一是学科横向渗透,纵向加深,综合交错,发展迅速,所以世界各国争相投巨资发展,确定现代生物技术为 21 世纪经济和科技发展的优先发展领域。

科学界预言,21 世纪是一个基因工程世纪。基因工程是在分子水平上对生物遗传进行人为干预的一项工程技术。要认识基因工程技术,可先从生物工程谈起。生物工程又称生物技术,是一项应用现代生命科学原理和信息及化工等技术,利用活细胞或其产生的酶来对廉价原材料进行不同程度的加工,提供大量有用产品的综合性工程技术。

生物工程主要有基因工程、细胞工程、酶工程、蛋白质工程和微生物工程 5 个部分。其中基因工程就是人们对生物基因进行改造,利用生物技术生产人们想要的特殊产品。随着 DNA 的内部结构和遗传机制的秘密一点一点呈现在人们眼前,生物学家不再仅仅满足于探索、提示生物遗传的秘密,而是开始跃跃欲试,设想在分子的水平上去干预生物的遗传特性。

专家预测,未来 20 年生化和医学的诺贝尔奖很可能会授予有关基因的成果。比尔·盖茨预言,下一个首富可能是从事生物技术的投资者……生物经济时代开始了。生物技术(biotechnology)有时也称生物工程(bioengineering),生物技术最初的含义是指利用生物将原材料转变为产品。

人类基因组计划(human genome project,HGP)的全称是"人类基因组作图和测序计划",此计划是以美国为主,通过国际合作,在 15 年(1990—2005)内由美国政府投资 30 亿美元,完成人类基因组 23 对染色体上约 10 万个基因的作图,和 DNA 全长的测序,并进一步研究生物和医学上有重要意义的基因的结构和功能。

人类基因组计划由美国于 1987 年启动后,我国于 1999 年 9 月积极参加,承担其中 1% 的任务,即人类 3 号染色体上约 3000 万个碱基对的测序任务。我国因此成为参加这项研究计划的唯一的发展中国家。2000 年 6 月 26 日人类基因组工作草图完成。由于人类基因测序和基因专利可能会带来巨大的商业价值,各国政府和一些企业都在积极地投入该项研究。如 1997 年 AMGE 公司转让了一个与中枢神经疾病有关的基因而获利 3.92 亿美元。

基因工程在 20 世纪取得了很大的进展,这至少有两个有力的证明。一是转基因动植物,二是克隆技术。转基因动植物由于植入了新的基因,使得动植物具有原先没有的全新的性状,这引起了一场农业革命。如今,转基因技术已经开始广泛应用,如抗虫西红柿、生长迅速的鲫鱼等。1997 年世界十大科技突破之首是克隆羊的诞生。这只叫"多利"母绵羊是第一只通过无性繁殖产生的哺乳动物,它完全秉承了给予它细胞核的那只母羊的遗传基因。"克隆"一时间成为人们注目的焦点。尽管有着伦理和社会方面的忧虑,但生物技术的巨大进步使人类对未来的想象有了更广阔的空间。

二、基因诊疗中的伦理问题

(一)基因诊断的含义与特点

1. 基因诊断的含义

基因诊断是以探测基因的存在,分析基因的类型和缺陷及其表达功能是否正常,从而达到诊断疾病的一种方法。基因诊断又称为 DNA 诊断或 DNA 探针技术或基因探针技术。基因诊断也包括信使核糖核酸 mRNA 的检测,因为 mRNA 是基因转录的产物。自美国科学家首次采用羊水细胞对胎儿进行血红蛋白病的产前基因诊断获得成功以来,基因诊断的方法取得了重大进展。

传统的疾病诊断方法大致有临床学诊断和生化学诊断。这些诊断都是以疾病的表型改变为依据。而表型的改变在多数情况下不是特异的,出现的时间也较晚,以致诊断不明和延误病情。随着分子生物学技术的迅速发展,人们清楚地认识到作为生命物质基础的基因改变,导致各种表型的改变。所以检测基因的改变情况就可以作早期确切的诊断。

2. 基因诊断的特点

基因诊断以基因为探查对象，因而具有以下特点。

（1）针对性强，特异性高　从基因水平探测病因，故针对性强。由于应用的技术以分子杂交为基本原理，故具有很高的特异性。

（2）取材用量少，来源广，灵敏度高　患者的血液、尿液和羊水脱落细胞以及头发等均可用以检测。由于基因体外扩增技术的发展，待分析的标本只需微量，目的基因只需皮克（pg）水平。

（3）适应性强，检测范围广　由于基因探针的来源种类较广，其探针序列可为已知，亦可为未知；其检测目的可为一个特定基因，亦可为一类特定的基因组；可为内源性基因，亦可为外源性基因。在感染性疾病的基因诊断中，不仅可检出正在生长的病原体，也能检出潜伏的病原体；不仅能确定以往感染，也能确定现行感染。对那些不容易体外培养和不能在实验室安全培养的病原体，也可用基因诊断的方法进行检测。

（二）基因治疗的含义与方式

1. 基因治疗的含义

从基因角度理解，基因治疗为对缺陷的基因进行修复或将正常有功能的基因置换或增补缺陷基因的方法。从治疗角度理解，基因治疗是一种基于导入遗传物质以改变患者细胞的基因表达从而达到治疗或预防疾病的目标的新措施。导入的基因可以是与缺陷基因相对应的有功能的同源基因或与缺陷基因无关的治疗基因。

基因治疗有两种形式，一种是改变体细胞的基因表达，即体细胞基因治疗（somatic gene therapy），另一种是改变生殖细胞的基因表达，即种系基因治疗（germline gene therapy），从理论上讲，若对缺陷的生殖细胞进行矫正，不但当代可以得到根治，而且可以将正常的基因传给子代。但生殖的生物学极其复杂，且尚未清楚，一旦发生差错将给人类带来不可想象的后果，涉及一系列伦理学问题，目前还不能用于人类。在现有的条件下，基因治疗仅限于体细胞，基因型的改变只限于某一类体细胞，其影响只限于某个体的当代。

2. 基因治疗的方式

基因治疗的方式主要有三类：一类为基因矫正或置换，即对缺陷基因的异常序列进行矫正，对缺陷基因精确地原位修复，或以正常基因原位置换异常基因，因此不涉及基因组的任何改变，目前尚无体内成功的报道；另一类为基因增补，不去除异常基因，而是通过外源基因的导入，使其表达正常产物，从而补偿缺陷基因的功能；第三类为基因封闭，有些基因异常过度表达，如癌基因或病毒基因可导致疾病，可用反义核酸技术、核酶或诱饵转录因子来封闭或消除这些有害基因的表达。除上述三大类外，还发展了其他多种形式，如导入病毒或细菌来源的所谓"自杀基因"或经过改造的条件性复制病毒，只能在 p53 缺陷的肿瘤细胞繁殖以达到溶解肿瘤细胞。

（三）基因诊疗中的伦理问题

1. 基因诊断中的伦理问题

人类基因组计划的成果，首先用于基因的诊断、致病遗传基因的检测。从一定意义上讲，所有的疾病都是基因病，都能从基因中找到原因。通过人类基因组全图与患者基因图的对照比较，我们就能识别疾病的致病或与致病相关的基因。而通过现在发展起来的基因芯片技术,能在疾病早期实现快捷、准确的致病基因识别。然而,基因诊断技术的应用又给传统的道德观念带来了巨大的冲击。

(1)基因取舍问题　若对未出生的胎儿进行遗传检测,尽管可以实现准确的产前诊断,以确定胎儿是否带有基因缺陷,但是我们对含有遗传病或将来可能发病的基因的胎儿是继续保留还是舍弃呢? 站在生命质量的立场上,应该舍弃,应该劝说父母选择流产,但有的父母不愿意流产又怎么处理呢? 何况,又有多少胎儿完全没有缺陷基因呢? 即使是缺陷基因,你能肯定这种基因毫无用处、没有特殊功能吗?

(2)基因歧视问题　基因诊断可以检测出一个人的基因特征,假使对普通人实施基因检测成为常规,那么人们是否会因自己生而有之的基因特征或基因缺陷而受到歧视呢?

(3)基因隐私问题　反映一个生命的奥秘和隐私的基因图谱正在改变传统的"隐私权"的含义。基因诊断能发现一个人的基因隐私,这种基因隐私由谁拥有,是本人? 还是其父母? 还是专门人员(如医生)? 谁有权使用和公开这些信息? 这都涉及基因隐私权的保护,需要制定相关法律来规范这类行为,确保个人基因隐私权不受侵犯。如果通过基因诊断发现患者有缺陷基因甚至是致病基因,那么,医生是否应为患者保密? 如果为患者保密是否损伤了其配偶和未来孩子的利益? 那么,其配偶和孩子是否可以控告医生? 如果医生泄密,影响患者的升学、就业、婚姻、保险,那么医生是否应负责任? 这都是难以回答的道德问题。

2. 基因治疗中的伦理问题

通过对人类基因组图谱的研究,人类可了解自身体质的弱点和对某种疾病的易感性和抵抗性,这样就有可能有针对性地预防和治疗基因疾病、修正基因缺陷。但基因治疗技术的应用会带来一系列道德问题。

(1)基因设计问题　所谓基因设计就是人用基因来编制理想的自我及后代。植入人体以控制肥胖基因使之保持好身材,植入人体以生长激素基因使之长成大个子,植入人体以高智力基因使之成为智力超群的科学家,等等,这称为增强基因工程。还有一种优生基因工程,就是将自己的后代设计成聪明、强壮、美貌的"品牌婴儿",想象基因能如同零件一样被任意组装。果真如此,到那时人还能够称之为人吗? 人的尊严在哪里? 人性又在哪里? 考虑到费用因素,基因设计中的增强基因工程和优生基因工程最终将成为有钱人的专利,这难道公平吗?

(2)基因改造问题　当人们发现了某种致病基因后,再来治疗这种病就非常简单:可以在发病前设法预防它的发作,也可以设法修饰或改变这个基因的表达,即所谓基因改造。比如癌症、糖尿病、哮喘、高血压等现代医学无法根治的病,就都可采用基因改造给予治疗。但问题是基因改造可以滥用吗? 另外,目前的基因工程技术还没有完全解释人类基因组的运转机制,还未充分了解基因调控机制和疾病的分子机制,此时对人体细胞进行基因改造,难道不危险吗?

案例 14-6:"设计婴儿"避免基因缺陷

39 岁的伦敦特维肯哈姆区医生曼迪·鲍姆由于患有基因遗传疾病——结节性硬化症,导致她 6 岁的儿子乔也被遗传,现在乔已出现面部血管纤维瘤、癫痫及智力发育迟钝等症状。始终无法说话的乔,在自卑和孤独中,还出现了自闭症。

但奇怪的是,鲍姆另一个8岁大的儿子本却没有遗传到这种可怕的基因疾病。为了让下一个孩子避免患上这种基因疾病,鲍姆和丈夫决定,进行胚胎筛选,选择未遗传家族疾病的胚胎。最后,在比利时布鲁塞尔医生们的努力下,鲍姆成功怀孕,并且生下了世界上首个免于家族遗传病的"设计婴儿"——健康男婴塞缪尔。

三、基因诊疗中的伦理原则

(一)坚持人类尊严与平等原则

通过基因诊断可以发现人的基因缺陷,出于人格尊严与平等的考虑,医务人员应对患者的基因隐私予以保密,以防患者因其基因型被泄漏可能致其遭到歧视,得不到公平对待。医务人员应该像对待带有正常基因的健康人一样,平等地对待有基因缺陷的患者,尊重其人格和权利,坚决反对基因歧视行为。而且不能把患者仅仅作为治疗或实验的对象,更不能为某种利益或压力而损害患者利益。基因知识的应用,不应该给患者、当事人、受试者以及利益相关者造成伤害,那种打着改良人种的幌子,滥用基因技术,危害人类的行为是极不道德的行为。

(二)坚持知情同意原则

实施基因诊断、治疗,医务人员出于对患者个人自主权的尊重,一定要向患者或其家属就有关情况进行说明,让其充分了解有关信息,然后再做出是否接受基因诊断、治疗的决定,这就是知情同意原则或知情选择原则。医务人员绝不可用蒙蔽、欺骗、压制等办法剥夺患者的知情选择权去实施基因诊断和治疗。发达国家的某些机构为了搞基因研究,曾经到发展中国家去采集基因样本,但是对基因提供者隐瞒自己的研究目的,这种行为显然违背了知情同意原则,是不道德的。

(三)坚持科学性原则

开展基因诊断、治疗必须有严谨的科学态度,绝不可急功近利,更不能为经济利益而给患者带来痛苦、伤害,只有讲科学,才能切实保障并维护患者利益。

在临床上,必须具备下列条件才能进行基因治疗。

(1)具有合适的靶基因,即作为替代、恢复或调控的目标基因。

(2)具有合适的靶细胞,即接受靶基因的细胞。

(3)具有高效专一的基因转移方法,以使外源靶基因导入靶细胞内。

(4)基因转移后对组织细胞无害。

(5)在动物模型实验中具有安全、有效的治疗效果。

(6)过渡到临床实验或应用前需向国家有关审批部门报批。

总之,整个基因治疗实施过程必须符合医疗规范和伦理规范。

(四)坚持优后原则

由于基因治疗的独特优势和技术上的难度和复杂性,目前在是否采用基因治疗时,通常遵循"优后原则"。所谓优后原则就是指不到其他方法不能治疗疾病的最后阶段不采用基因疗法。根据"优后原则",基因治疗的主要病种为恶性肿瘤、神经系统疾病、遗传病、感染性疾病(如艾滋病)和心脑血管疾病等。绕过优后原则对本不该用基因治疗的患者使用基因疗法而违背患者健康利益的基因治疗行为显然是不道德的。

（五）坚持治病救人原则

基因的异常可发生在体细胞中，也可发生在性细胞（精子和卵子）中，后者异常的基因信息可遗传。故基因治疗既可针对体细胞，也可针对性细胞。"基因的异常"另有一种特例——人工造成的基因修饰，如在正常人的基因组中加进某种动物的"强壮基因"或美人的"美容基因"、"保嫩基因"及聪明人的"智力基因"等，总之希望使人在某些方面具有更优越的特点，这种基因水平上操纵的行为我们称它为"基因美容"或"基因增强"，它在性质上与基因治疗迥然不同。在伦理道德上，目前只有用于治病救人的基因治疗才被接受和允许进行。至于对人的正常基因进行补充使人的某些特征得到所需要的改变的行为则是不能允许的。因为这种非治疗性的增强基因工程运用（或滥用）会导致严重的伦理、社会问题，尤其是如果增强基因工程用于生殖细胞，就意味着当代人将其价值观强加于未来世代，还会引发新的种族歧视或基因歧视。

第四节　干细胞研究与克隆技术伦理

案例 14-7：动物与人的嵌合问题

广州某大学教授用一名 7 岁的男孩的皮肤体细胞核植入去核兔卵母细胞内，克隆出 100 多个胚胎。目的是什么？ 因为人卵难得？ 为什么不用流产胎儿卵或女尸的卵？ 这种嵌合体不是人类胚胎，获得的干细胞不是人类干细胞，这种干细胞用于治疗人会发生线粒体病。人的配子与动物的配子制造嵌合体。目的是什么？ 为了制造一个能为人干活的"奴隶"吗？ 后果会如何？ 出现一个"人头马"怎么办？ 对人的配子可以任意操纵吗？

一、人类胚胎干细胞研究伦理

长期以来，人类一直在研究和寻找能治愈各种疾病、抗衰老甚至长生不老的方法。随着现代科学技术的发展，尤其是干细胞的研究，人类的这些幻想正在逐步变成现实。1998 年，美国《科学》杂志将干细胞的研究成果列在十大科学进展的首位。

（一）人类胚胎干细胞概述

1. 胚胎干细胞的含义

干细胞（stem cell）即起源细胞。干细胞是一类具有自我更新和分化潜能的细胞。胚胎干细胞（embryonic stem cells，ESCs）是从早期胚胎中发现的能在体外培养的一种高度未分化细胞，具有多向分化潜能，可无限增殖及诱导分化成几乎机体所有类型的细胞。按组织来源可分为由早期胚胎内细胞团（inner cell mass，ICM）分离的 ESCs 和胚胎生殖细胞（embryonic germcells，EGCs），通常所讲的 ESCs 即由早期胚胎 ICM 分离的 ESCs。《人类胚胎干细胞研究的伦理指导大纲（建议稿）》指出，人类胚胎干细胞是在生命的生长和发育中起主干作用的原始细胞，这些原始细胞有无限增殖、自我更新和多向分化的潜能。

2. 胚胎干细胞的分类

胚胎干细胞按分化潜能可分为全能干细胞、多能干细胞和专能干细胞。

（1）全能干细胞具有发育成完整个体的潜能，可分化成为全身 200 多种细胞类型，构建机体的任何组织或器官，最终可发育成完整的个体，如胚胎干细胞（ES 细胞）。

（2）多能干细胞具有分化出多种细胞组织的潜能，但却失去了发育成完整机体的能力，如造血干细胞、神经干细胞。

（3）专能干细胞是由多能干细胞进一步分化而来，只能分化成某一类型的细胞，如造血干细胞、神经干细胞等。

3. 胚胎干细胞的用途

科学家们如能揭示胚胎干细胞定向分化的机制，利用人类胚胎干细胞系诱导分化成人体各种类型的细胞，则可供临床细胞治疗之用。人类胚胎干细胞研究如能结合现代生物医学工程技术，还可以使人类组织和器官的修复和替代成为现实。具体来说，胚胎干细胞的用途有三点：一是治疗遗传性疾病和恶性肿瘤；二是以干细胞为种子培育成某些组织和器官，用于移植医学；三是抗衰老，延年益寿。

（二）胚胎干细胞研究的伦理原则

人类胚胎干细胞研究是 21 世纪生物医学科学领域的一大热门课题。由于这项研究涉及人体胚胎的使用，因而引发了激烈的伦理之争。反对者认为胚胎是人类生命的雏形，理应受到尊重而不该肆意破坏，但大多数科学家支持胚胎干细胞研究，认为胚胎干细胞研究可为治愈那些至今仍属不治之症的疾病提供美好前景，从而造福人类。中国国家人类基因组南方研究中心伦理、法律和社会问题研究部的伦理委员会，2001 年 10 月在上海认真讨论了胚胎干细胞研究所引发的伦理之争，提出了《人类胚胎干细胞研究的伦理指导大纲（建议稿）》。该大纲指出，人类胚胎干细胞的研究工作应遵循以下伦理原则。

（1）行善和救人原则 人类胚胎干细胞研究的目的是治病救人，使人得以健康长寿。研究人员和医务人员通过自己的行动体现仁爱、行善和救人的德行，自觉抵制不合于伦理道德之举。

（2）尊重和自主原则 人类胚胎干细胞可以从早期人类胚胎中提取，尽管人类胚胎在 14 天内只是生物细胞组织，不具道德意义上的"人"，但仍应该受到尊重。1999 年 HUGO 伦理委员会关于克隆的声明："坚持人权的国际规范"，"承认和坚持人类的尊严和自由"，"尊重参与者的价值、传统、文化和完整性"的原则在人类胚胎干细胞研究中应得到遵守。胚胎干细胞的提供者和接受者，都应在事前被如实告知预期目的与可能产生的后果和风险，由责任人或其家属做出自主的行动和选择。

（3）无伤和有利原则 人类胚胎干细胞在研究和未来临床应用中，如果出现利弊并存的矛盾，在权衡利弊时，应采取"二害相权取其轻"的原则，并尽可能采取措施予以避免。对研究者和临床应用者的计划和行为要做出科学的判断，如对人体有可能出现伤害的情况，应立即停止。

（4）知情同意原则 凡涉及胚胎捐献者、流产死亡胎儿的捐献者及卵母细胞的捐献者，均应视同组织器官捐献者一样，认真贯彻知情同意原则。研究者应用科学的、通俗易懂的语言向捐献者解释胚胎捐献的目的、意义、可能出现的问题和预防措施，在签署知情同意书后，方可实行。

（5）谨慎和保密原则 人类胚胎干细胞是一新兴的技术，无论在技术上、伦理上、法律上都有很多问题有待探索。另外,社会的经济、文化、宗教信仰、民族、民风习俗等因素,对人类胚胎干细胞的研究会有不同的认识,因此对该项研究一定要科学宣传、谨慎从事,要在专家委员会和伦理委员会的指导下开展此项工作。

研究者对人类胚胎干细胞的采取、培养和使用应予保密。人类胚胎干细胞研究是人类共同遗产的一部分,但在一定的时期内对研究技术也应保守机密,防止把研究技术用于牟取暴利或其他不正当的目的。

（三）人类胚胎干细胞研究的伦理规范

该大纲同时提出了人类胚胎干细胞研究应遵循的伦理规范,具体介绍如下。

（1）反对克隆人。要对克隆技术严加管理,反对滥用体细胞克隆技术用于以复制人类为目的的任何研究,因为此类研究都是违反伦理道德的。

（2）支持治疗性克隆的研究。将胚胎干细胞体外培养技术与体细胞克隆技术结合,产生出特定的细胞和组织用于治疗性移植,既为患者提供了组织修复的足够材料,又可克服排斥反应,这种为患者谋利的治疗性克隆是符合伦理道德的,应予以支持。

（3）谨慎对待胚胎实验。不同形式的人类干细胞目前的三个来源,即从人工授精多余胚胎中获取胚胎干细胞（ES）,从流产胎儿尸体中获取生殖细胞（EG）以及用体细胞核移植（SCNT）术创造胚胎获取 ES 细胞,这三种干细胞的来源,都涉及胚胎实验问题,需要谨慎对待。

（4）用捐献胚胎建立胚胎干细胞系的研究,必须遵守以下行为规范。

①只允许使用自愿捐献辅助生殖时节余的胚胎,研究者应向捐献者说明该胚胎在研究过程中将损毁。

②胚胎在体外的发育不能超过 14 天。

③不允许将捐献胚胎重新植入妇女子宫。

④不能用人类胚胎产生的胚胎干细胞用于非治疗途径的研究,但用于基础研究是可以允许的。

⑤不能将人类配子与动物配子相结合进行研究。

⑥胚胎捐献的操作者与胚胎干细胞研究者应严格分开,不允许为同一人。

⑦医疗机构在提供胚胎组织材料时,必须同时提供该材料的病原菌鉴定阴性的书面证据。否则该胚胎组织材料不得使用。

（5）用体细胞核移植术创造胚胎进行干细胞研究,必须遵守以下行为规范。

①卵母细胞的提供者必须是临床节余和自愿的。

②用体细胞核移植创造的胚胎,只能在体外培养并不能超过 14 天。

③禁止将体细胞核移植所形成的胚胎植入妇女子宫或其他任何物种的子宫。

④"人体-动物"细胞融合术,在非临床应用的基础性研究中,如满足规定的条件可以允许。但严禁在临床应用治疗性克隆研究中采用细胞融合术将人的体细胞核与动物卵细胞质结合用于人体移植。

（6）利用胚胎干细胞用于疾病治疗,必须是经过专业训练、技术熟练、有执业资格的技术人员。"避免伤害,有利患者"是胚胎干细胞应用中必须遵守的行为准则。

（7）反对在胚胎干细胞研究和使用中有商业炒作行为,因为它违背胚胎干细胞研究是为人类谋福祉的宗旨。

(8) 要建立和健全生命伦理委员会的审查、监控和评估机制,在开展人类胚胎干细胞研究前的计划都应报 IRB(institutional review board)伦理审查和备案,对胚胎干细胞研究的进程和成果,要加强伦理评估,使人类胚胎干细胞研究符合国际上有关的章程、宣言或准则,符合我国的有关政策法规,有利于为人类健康服务。

二、克隆技术伦理

(一) 克隆技术的含义及历史发展

克隆是英文 clone 一词的音译,在台湾与港澳地区一般意译为"复制"或"转殖",是利用生物技术由无性生殖产生与原个体有完全相同基因组之后代的过程。克隆即无性繁殖,是指由单一细胞或同一祖先细胞分裂繁殖而形成的细胞群体或有机群体。这些群体中每个细胞的基因彼此都是相同的。在克隆中没有父母基因的混合,所有的基因都来自单亲,通过一个单一细胞来生育后代。克隆方法包括细菌中的细胞分裂、酵母中的细胞芽植以及植物剪枝的再生,在一些昆虫和动物中也偶有克隆现象发生。

克隆通常是一种人工诱导的无性生殖方式或者自然的无性生殖方式(如植物)。一个克隆个体就是一个多细胞生物在遗传上与另外一个生物个体完全一样。克隆可以是自然克隆,例如,由无性生殖或者由于偶然的原因产生两个遗传上完全一样的个体(就像同卵双生一样)。但是,我们通常所说的克隆是指通过有意识的设计来产生的完全一样的复制。科学家把人工遗传操作动物繁殖的过程称为克隆,这门生物技术称为克隆技术。

克隆技术的设想是由德国胚胎学家于 1938 年首次提出的。1952 年,科学家首先用青蛙开展克隆实验,之后不断有人利用各种动物进行克隆技术研究。从发展历史看,克隆技术大致经历了植物克隆、微生物克隆、生物大分子克隆和动物克隆四个阶段。人体克隆技术属于动物克隆技术的范畴,是克隆技术发展到较成熟阶段的产物。1970 年科学家克隆青蛙实验取得突破,青蛙卵发育成了蝌蚪。1984 年第一只胚胎克隆羊诞生。1996 年 7 月 5 日,英国科学家成功克隆一只绵羊——"多莉"。1998 年 7 月,日本科学家利用成年动物体细胞克隆的两头牛犊诞生。2000 年 1 月,美国科学家宣布克隆猴成功。2000 年 3 月 14 日,英国 PPL 公司宣布成功培育出 5 头克隆猪。2005 年 8 月 8 日,中国第一头供体细胞克隆猪问世。

随着一系列克隆技术突破的完成,克隆人从技术上来讲已成为可能。有的科学家认为,从技术上说克隆人并不比克隆其他哺乳动物更困难。克隆人即将出世的消息也不断传来。意大利著名的"克隆狂"安蒂诺里曾宣布,克隆胎儿将于 2003 年 1 月问世。2003 年第一期《发现》杂志也把 2002 年命名为"克隆年",理由是克隆技术在当时已经进入了克隆人的阶段。该杂志断言:"虽然世界不想要克隆人,但克隆人却将要出现。"

(二) 克隆人的伦理问题

人们对克隆人可能带来的社会伦理的担心由来已久。1978 年科幻小说家 D·罗维克写了一本书《克隆人》。书中描述了一位 67 岁的富商,独身而没有子女。他对遗传工程非常感兴趣,并且了解了科学界没有可能对外公开引起争议的一系列试验。他愿意花费巨资制造一个他自己的复制品。他找到了愿意为他做克隆人的医生和生物学家,并最终在

1976年成功地克隆了一个健康的小男孩。这本书引起了整个西方社会的轰动。这以后人们对克隆人所可能产生的后果更加忧虑。法国国家医学科学院在1997年6月5日通过决议,认为"克隆体必将构成对人类尊严的侵犯,它将不再被视为一种目的而成为一种手段,我们不再称其为人,而将其视为一种可供操作的物件,它还与以多样性为依托的生物法则格格不入,正是这一多样性促进了人类的进步"。综合起来考虑,我们认为克隆人可能带来如下一系列的伦理问题。

(1)用人体来做实验时产生的伦理问题　克隆人的过程中,首先需要将一个体细胞的细胞核取出与一个去掉细胞核的卵子结合,然后将这个卵子植入母体发育。这里首先有一个人的胚胎实验问题。国外某些伦理学家认为这侵犯了人的胚胎的权利,特别是当这种研究用于非治疗性目的时更是如此。也有一部分人认为早期胚胎根本不是人的个体,不存在什么利益需要保护,不存在什么尊严需要尊重。然而,即使这里不存在个人胚胎的权利、尊严、利益问题,也存在一个全人类尊严的问题。这里的尊严不仅仅是对人类的尊重,还涉及人类的生存问题,规避重大灾难的问题。人类繁衍至今,还从来没有自己通过技术制造自己,那只是传说中的女娲和圣经中的上帝干过的事情。这样做产生的后果是什么?我们怎样去把握它?这些都需要伦理学做出深入的研究,规避技术可能带来的重大灾难也正是现代伦理学的任务之所在。

进而当把这个进行无性生殖的卵子或胚胎植入母体让他成长发育时,其他一系列的伦理问题就又产生了,这主要涉及妇女儿童的权益与尊严问题。在用动物做实验时,一些动物保护主义者和一些伦理学家甚至认为存在着伦理问题,认为这给动物带来了痛苦,伤害了它们的感情。如果用人体来做实验,可能伴随着大量的流产问题,这将给这些妇女带来痛苦和伤害;也可能克隆出比例很高的不正常人,比如怪胎、生理上有遗传缺陷的人,这些不幸的事情事先难以预测和阻止。而这些都会给当代或下代人以及社会带来痛苦和负担。这和生物医学伦理中的不伤害原则发生了冲突。这些问题的解决需要技术的大幅度提高和完善。

(2)有关人类价值的问题　即使现代分子生物学技术可以使人的基因得以重组优化而能够复制出一些社会精英来,可是技术是一把双刃剑,既然能复制出正面人物,也同样能复制出反面人物。因此,有可能被一些别有用心的人用来复制出大批他可以加以利用的人来,这样他就充当了造物主的角色,克隆出来的人成了他的工具,从而人的价值和尊严也将荡然无存。从伦理学来看,这种克隆人导致的人自身不被看做是目的,而沦落为一种工具,无疑是对人的尊严的一种挑战。马克思曾从批判把人工具化、手段化、把人降格为物的角度提出了关于人的价值的思想,主张人的尊严应当受到尊重。康德认为人"要这样行动,以便将人类,包括你自己及其他所有的人,永远只当作目的而不是单纯的手段"。而出于这种目的的克隆正是把人当作工具和手段,是不符合伦理学原理的。从技术价值的角度来看,科学技术是人类征服和改造自然的工具,是用来为全人类谋求福祉的,它的价值也在于此。现在用克隆技术产生出个别人要加以利用的人来,这样的话,人性即将被改变,科学技术对全人类的价值将不复存在。当克隆技术成熟的时候,我们能不能正确使用它来为人类服务,从人出发而复归为人,以人为本,这将是对我们的考验。

(3)当代人的选择问题　从理论角度讲,我们可以使用基因重组技术把我们认为是决定好的性状的基因组合起来,从而产生出我们认为最优秀的人。在这里一个伦理问题又产生了,所谓的"好"是我们当代的理解,是我们自己现时的标准。下一代人和我们具有同样的理解吗?答案是否定的。所以我们认为是"好"的特征他们可能不接受。克隆技术为我们提供了选择的可能,但是这种选择的权利我们怎样去使用?我们能做好造物主吗?准确的答案和方法目前还没有。在人类进化的若干年中,正是由于遗传具有不确定性,才构成了对人类的重要保障,以防止任何可能发生的出于他人意愿或目的、对个人命运进行预定的行为。如果早就能对个人命运进行控制,人类社会现在究竟是什么样子我们不得而知。出于对人类负责的态度,我们使用克隆技术要慎之又慎。

(4)克隆人的社会定位问题 克隆人如果真的产生出来了,如何处理各种社会伦理关系将显得十分尴尬。克隆人技术打破了传统的生育观念和生育模式,使生育与男女结婚紧密联系的传统模式发生改变,降低了自然生殖过程在夫妇关系中的重要性,使人伦关系发生模糊、混乱甚至颠倒。克隆人与细胞核的供体既不是亲子关系,又不是兄弟姐妹的同胞关系。他们类似于"一卵多胎同胞",但又存在代间年龄差。这将在伦理道德上无法定位,法律上的继承关系也将无以定位。假定一对夫妇使用丈夫的遗传物质克隆了一个小男孩,那妻子是这个小男孩的生身母亲吗?如果说是,小男孩并不带有她的遗传物质。而说不是,他确由她所生。而对于丈夫来讲?小男孩是他儿子呢?还是另一个他自己?这样,世代的秩序和个人身份的确立被打乱了。而这种秩序和定位是构成人和社会的最基本的部分,我们每个人都历练于其中,如果这种秩序和定位产生了混乱,人和社会的意义将发生偏移。这个问题如何解决呢?对这些问题,还没有一套社会认同和接受的伦理规范。

总之,克隆技术一旦被滥用于克隆人类自身,将不可避免地失去控制,带来空前的生态混乱,并引发一系列严重的伦理道德冲突。这说明,在技术上有可能做的不一定就是在伦理学上应该做的。虽然克隆人在技术上有可能做,但在伦理学上不应该做。没有充分的理由来为克隆人的行为在伦理学上进行辩护。

(三)克隆技术的伦理争论

1. 关于人的生殖性克隆的伦理争论

(1)反对克隆人的最有力的论证有两个:一是不伤害论证;二是尊严论证。

①不伤害论证。首先,人的生殖性克隆是无性生殖。无性生殖是一种低级生殖方式,其实是一种繁殖。在这种繁殖中,不发生基因的交换,一套不变的陈旧的基因组持续下去,容易发生突变,从而对克隆出来的人造成伤害。其次,人的生殖性克隆很可能对克隆孩子造成严重的心理伤害和社会伤害。克隆人(晚孕生子)与其原本(早孕生子)实际上类似同卵孪生,但不是几乎同时,而是时间相隔较长。这样首先造成他(她)在家庭中的地位不确定。例如,一个年龄比他妻子甚至他儿女小很多的克隆孩子,难以在家庭中作为他弟弟来对待,也难以作为他的儿子来对待。在家庭中这种地位的不确定,肯定会给克隆孩子带来持久的苦恼。而他(她)的苦恼也必然会成为家庭其他成员的苦恼,造成家庭问题。这还不说世界上存在一个他(她)的"复本"而引起的苦恼了。

②尊严论证。其一,人的生殖性克隆与试管婴儿以及其他有关技术迥然不同。后者是辅助生殖,前者是"制造"婴儿。生殖,尤其是人的生殖涉及"基因重组"。人的生殖性克隆发展下去,有可能建立生产人的流水作业线。但人的尊严不允许人像产品一样被制造。而

婴儿像产品一样被制造和处理,把人客体化或物化,将进一步形成一个道德滑坡,难以防止各种目的邪恶的克隆(例如,克隆一个孩子为了可获得供移植的器官),导致对人的权利和尊严更加不敬。其二,人们为什么要进行人的生殖性克隆呢?如果不育,可以领养孩子,也可以使用各种辅助生殖技术帮助你生出一个或更多的孩子来。为什么非要克隆呢?无非是为了满足某个人的心理上、感情上的需要,希望在与克隆出来的人共同生活时重温基因组同一的已经去世亲人的特殊感情。但是,克隆的仅仅是基因组有同一性,而发育成长的自然条件和社会条件是无法克隆的,它们是不可逆的、不可重复的,因而在心理层面和社会层面不可能有同一性,因此结果很可能事与愿违。其三,在目前条件下人的生殖性克隆势必会导致妇女的工具化和客体化(物化)。克隆一个孩子,可能需要数百个卵。这些卵从何而来?靠妇女供给。在供不应求的情况下,就可能对有可能提供卵子的妇女产生种种压力,包括用高报酬引诱(在我国已经出现这种情况),对妇女实施强迫或欺骗,出现供卵的商业化。尤其是对于贫困、无权、处于社会边缘的妇女,更容易受到这些压力。而购买这些卵子要克隆孩子的必定是有钱人。这样就进一步扩大社会的不公正及贫富两极的分化。

(2)支持克隆人的论证主要有如下六点。

①人有生殖自由或生殖权力,因此应该让当事人能够采用生殖性克隆办法解决生殖问题。

②生殖性克隆是辅助生殖的一种形式,既然我们已经接受了各种形式的辅助生殖技术,就没有理由不接受用生殖性克隆解决不育问题。

③生殖性克隆可以满足人们的需要,例如,克隆出一个已经去世的孩子、配偶甚至自己。

④克隆人可带来巨大效益,例如,提供可供移植的器官,可帮助研究人类胚胎发育过程等。

⑤生殖性克隆不可避免、禁不住,与其去讨论是否应该克隆人问题,不如早作准备,欢迎克隆人的到来。

⑥人类胚胎(体外受精成功后多余的胚胎)不是人格生命。

2. 关于人的治疗性克隆的伦理争论

(1)反对治疗性克隆的论证主要有如下三点。

①治疗性克隆的效益在科学上不确定。一些学者指出,采用治疗性克隆办法来解决疾病问题,是否有优势现在还看不出来。这种进路与治疗疾病的其他进路相比,究竟孰优孰劣,似乎并不清楚。

②治疗性克隆的目的在伦理学上是好的,但目前产生胚胎干细胞的方法涉及创造和随后毁掉胚胎;在治疗性克隆方面的技术进步,将会削弱对生殖性克隆的禁止,形成滑向克隆人的斜坡。于是提出这样的问题:目的能为手段辩护吗?

③反对治疗性克隆最强烈的理由是来自对人类胚胎的伦理学地位的一种理解。这种理解是认为人类胚胎就是人,治疗性克隆要涉及毁掉胚胎,毁掉胚胎就是杀人;或者认为人类胚胎是没有等价的实体,是人类生命的来源和象征,不能作为研究工具。

(2)支持治疗性克隆的论证有如下两点。

①干细胞研究将给患有不治之症的千百万患者带来希望,而要用来治病,必须采用核

转移技术,即用取自患者自身的体细胞培养出来的胚胎获得干细胞。

　　②人类胚胎的伦理学地位不妨碍我们有控制地利用胚胎进行治病救人的人道目的。人是具有特定人类基因组、具有意识能力或潜在的意识能力、处于社会关系中的实体。胚胎是人类生物学生命,但尚未成为人、人类人格生命。胚胎具有一定的价值,应得到一定的尊重。没有充分的理由不能操纵和毁掉。有效治疗千百万人的疾病就是一个充分理由。

思　考　题

　　1. 为什么要把维护受试者利益作为人体实验的首要的伦理原则?
　　2. 人们在器官移植问题上存在哪些伦理争论?
　　3. 基因诊疗的伦理原则有哪些?
　　4. 试述关于克隆技术的伦理问题。

第十五章
医学伦理教育、评价与修养

本章提示

　　医学伦理学的基本原则和规范,要转化为医学生和医务工作者的医德行为和高尚医德品质,主要通过医学伦理教育、医学伦理评价和医学伦理修养。进行医学伦理教育、医学伦理评价和医学伦理修养,有助于医学生和医务工作者辨别医学行为的美与丑、善与恶、是与非,能提高医德修养的自觉性,它对树立良好的医德医风有重要的意义。

第一节　医学伦理教育

案例 15-1:最美的医生——居马泰

　　居马泰 1992 年毕业于伊宁卫校临床医学专业,毕业后分配到包扎墩牧区卫生院,一干就是 20 年。包扎墩是特克斯县三个乡镇、两个牧场以及尼勒克县一个牧场的牧民过冬的冬牧场,平均海拔 3000 多米,共 1500 户 4000 余人。进包扎墩牧场路途十分险恶,身边是悬崖绝壁,脚下是万丈深渊,路是牧民踩出来的,所以仅能容一匹马一只羊通过,只要稍有不慎,人和马就会坠落,连尸体都无法找回,包扎墩被人称之为"天堑之地"。居马泰在这样的地方一干就是 20 年。居马泰是新疆伊犁州特克斯县的一名哈萨克族乡村医生,常年奔走于高山深谷之间,奔波于各个牧区之间为牧民们治病。更让人肃然起敬的是他患有心脏病,不能在高山区工作,随时都会有生命危险,加之他妻子做过五次手术,三个孩子年幼,当地卫生局鉴于这种情况,决定把他调至农业区,被他拒绝了。对于居马泰来说,这是他对治病救人的医者理想的追求;对于牧民们来说,他是一个病魔克星、再世华佗;而对于我们整个社会来说,他是崇高而伟大的医者,是为人民服务的践行者,是我们学习向往的榜样!他把自己的青春奉献给了包扎墩的牧民群众,得到了国家和社会的高度评价,是当之无愧的人民的好医生。居马泰既是广大医务人员学习的榜样,也是所有在校医学生应该努力追求的楷模。居马泰的高尚医德是他在医疗实践活动中努力践行医德原则规范,长期进行自我修养的结果。

医学伦理教育是医学伦理实践活动的一种重要形式,对医学生和医务人员开展有目的、有计划的医学伦理学基础理论和基本知识教育,同时通过在医疗卫生服务的实践过程中施加优良医德医风的影响,可使医学伦理的基本原则、规范转化为医学生和医务人员内在的医德信念、医德品质和医德行为,陶冶医德情感,培养优秀的医德品质,增强医德践行的自觉性,做一个医德高尚、医术精湛、医风良好、具有创新精神和实践能力的医务工作者。

一、医学伦理教育的意义

(一)医学伦理教育是形成良好社会医疗风尚的重要环节

医疗风尚是一种无形的力量,是构成社会风尚的重要部分。医疗风尚的好坏,对内直接影响到医疗机构的声誉,影响医务人员的形象,影响医疗服务的质量,对外影响整个社会风尚的形成,影响社会的和谐,影响社会的精神文明水平。坚持不懈地进行医学伦理教育,可使医学伦理的基本原则和规范转化为医务工作者的个人品质,从而增强医务工作者的道德意识,激发医务工作者的道德情感。在医疗卫生服务中,医务人员应该把从教育中获得的医学伦理基本原则和规范,通过医学实践加深理解,然后经过实践、认识、再实践、再认识的过程,使这些原则和规范变成自己的东西,成为指导自己医疗实践的行动指南。只有长期坚持不懈地对医务人员进行医学伦理教育,提高他们的医德认识,增强他们的社会责任感,在医疗实践活动中自觉履行医德原则规范,才能从根本上促进良好医疗风尚的形成。因此,医学伦理教育是医学生和医务工作者职业的需要,是医疗卫生单位进行行风建设的重要环节。

(二)医学伦理教育是培养医学人才的重要基础

医学院校是培养高级医学人才的重要基地。医学教育是培养和造就医学人才的重要基础。医学伦理教育理所当然地是医学教育的重要组成部分。因为,医德素质是医务人员必备的首要的基本素质。无良德成不了良医,医德对于医务人员医术的发挥有着重要的作用甚至是主导作用。作为医务人员,不仅要有高超的医术,而且要有高尚的医德,要有为发展医学科学、保障人类健康事业而献身的精神。因此,培养医学人才,不但要重视医学技术教育,而且要重视医学职业道德教育,即医学伦理教育。医学伦理教育有助于医务人员正确认识人生的意义,形成正确的人生观、价值观、道德观,树立为祖国医疗事业奋斗一生的远大理想,在医疗实践中锻炼成长为优秀的医学人才,所以医学伦理教育是医科学生岗前的基础教育,是思想政治教育的重要内容。因此,医学伦理教育对于培养德才兼备的医学人才是不可缺少的重要基础。

(三)医学伦理教育是促进医学科学发展的重要措施

随着经济、社会的发展和科学技术的进步,医学科学在20世纪下半叶和21世纪初取得了一系列辉煌成就,与此同时出现了许多新的课题,如人类生存环境随着生态环境破坏而日益恶化,癌症、烈性传染病、艾滋病、心血管疾病和糖尿病等逐年有所增加,每年会造成千百万人丧生。医务工作要攻克这些医学难题,为医学科学的发展做出贡献,不仅要有广博的知识、精湛的医术、坚强的毅力、顽强的意志、团队精神和为医学发展献身的决心,还要有"以人为本"的人文情怀和关于人与社会、人与自然、人与环境和谐相处的宏观思考。还有在现代的生物医学发展过程中出现的生殖技术、克隆技术、器官移植、安乐死、基因工程中的伦理问题等,传统的社会伦理和医学伦理难以解答,如何在医学伦理方面全面、正确地认识这些新技术以及由这些新技术带来的一系列伦理难题,就成为现代医学伦理学研究的重要课题。因此,我们要通过加强医学伦理教育,引导医务人员积极探索新的历史条件下的医学伦理问题,解放思想,转变观念,努力构建新的医学伦理体系,创造新理论,形成新理念,确立新标准,为推动医学科学的新发展和医学新技术的应用,扫除思想障碍,提供观念支持。

二、医学伦理教育的内容和特点

(一)医学伦理教育的内容

(1)专业思想教育 干一行,爱一行。无论干什么,都存在一个专业思想教育的问题。医学伦理教育首先要对在校医学生和在职医务人员进行医学专业思想教育。要把医学专业思想教育作为医学生入学教育的第一课。医学生入学后,首先要热爱自己的专业,培养对医学专业的兴趣,培养对祖国医疗卫生事业的感情,这样才会去努力学好医学专业知识,为将来从事医务工作打下良好的思想基础。医学事业是神圣的事业,关系到人民群众的生命健康,关系到千家万户的幸福快乐。医学各专业,对于人们的社会生活都是不可缺少的,医务工作是保护人的生命、促进人的健康的工作,对于提高人们的生命健康水平具有重要作用。医学事业的特殊性和医疗工作的重要性,要求医学生和医务人员在学习和工作中必须树立牢固的专业思想,忠诚于祖国的医学事业。

(2)服务意识教育 为人民服务是社会主义价值观、道德观的核心,也是社会主义荣辱观的重要内容。在社会主义社会,我们无论做什么,无论在什么岗位,都是在为人民服务。医疗工作是服务性工作,医务人员是以服务人民的健康为工作内容的专业工作者,社会对他们的服务有着更高的要求和期待。医务人员只有树立了为人民服务的思想,才会把患者视为自己工作和服务的对象,真心实意、全心全意为患者服务,培养高尚的医德品质。医学伦理教育必须始终坚持对医学生和医务人员进行为人民服务思想教育,要求他们用自己的知识和技术为患者服务,为患者带来健康和幸福,努力在为患者服务中体现和创造自己的人生价值。

(3)医疗作风教育 医务人员是维护人民健康的工程师,治病救人,救死扶伤,实行社会主义医学人道主义是他们的基本职责和应有的道德品质。医疗行业是窗口行业,医务人员的医疗作风,直接影响行业形象,影响社会文明水准。良好的医疗作风是医疗服务质量的保证,也是净化社会风气,促进良好社会风尚形成的重要力量。医学伦理教育要重视对医务人员的医疗作风教育,要求工作认真、严谨、细致、周到,一丝不苟,要求对患者一视同仁,平等相待,尊重患者的人格、权利,真心实意地为患者服务。

(4)纪律制度教育 不以规矩,难成方圆。制度健全、纪律严明是保证完成一切工作任务的根本条件。医务工作关系着患者的生命和健康,健全管理制度,严肃劳动纪律,对于维护医疗工作秩序、确保医疗服务质量非常重要。医学伦理教育是为培养医务人员医德素质、提高医疗护理质量服务的。医学伦理教育必须对医务人员进行纪律制度教育,要求他们严格按照作息时间上下班,严格遵守交接班制度和其他各项规章制度。确保做到分工明确,密切合作,诊断及时,治疗合理,维护医疗活动的正常秩序,杜绝和减少医疗责任事故,提高医疗服务质量。

（二）医学伦理教育的特点

（1）实践性　实践性是道德的根本特征。道德不是空洞的说教,而是贵在实践,重在实践。道德的生命力在实践。医学伦理教育的实践性是指医学伦理教育必须立足于实践,服务于实践,坚持从实践的需要出发来进行。首先,医学伦理教育必须适应社会实践的客观需要。医学伦理教育要结合发展社会主义市场经济和医疗卫生改革的实际,引导医务人员在卫生改革中自觉履行医德义务,在实践中提高医德水平。其次,医学伦理教育必须适应医学发展的客观要求。综观古今中外的医德,无一不是伴随着医学发展而不断增添新的内容,对医务人员提出新的要求。最后,医学伦理教育必须贯彻理论联系实际的原则,坚持从当前社会的医德现状出发,通过对当前社会上一些医德现象的分析把握,使抽象的医德原则规范变为具体可感的道德生活实践,增强教育的针对性。此外,医学伦理教育还要与医疗实践活动相结合,注重在医疗实践中用一个个无可辩驳的事实来教育医务人员,深化他们的医德认识。

（2）多样性　医学伦理教育的途径、形式、方法、手段是多种多样的。在医学伦理教育过程中,我们要善于根据实际情况,灵活多样,综合采取多种途径、多种形式、多种方法,对医务人员和医学生进行多侧面的教育,提高教育的效果。如果从教育方式上看,多样性表现在以下三个方面:首先,对于医学生和医务人员应进行系统的医德教育,使他们全面学习医德理论知识,从思想上提高医德认识;其次,要根据医疗岗位特点进行针对性教育,加强医德理论与实践的结合;再次,要教育和引导医务人员注重自我学习和教育,增强提高医德品质的自觉性。

（3）长期性　医务人员的良好医德品质不是一朝一夕形成的,而是一个不断积累、由浅入深、从量变到质变的长期渐进过程。所以,医务人员不仅在学生时代要自觉接受医学伦理教育,而且在整个医学职业生涯中都应不断接受医学伦理教育。这是因为,医务人员的医德品质的形成有着自身的规律,医德情感和医德信念有一个不断积累、不断增强的过程,医德认识也是一个由浅入深、由片面到全面的过程,医德习惯也是在医疗实践中逐渐养成的。医学伦理教育的长期性,要求医务人员一生都要接受医学伦理教育,真正做到活到老、学到老、与时代携手共进、与医学发展同步。

三、医学伦理教育的过程

医学伦理教育的过程,就是医务人员医德品质形成和发展的过程,由提高医德认识、陶冶医德情感、锻炼医德意志、确立医德信念和养成医德行为习惯等五个环节构成,反映了医学伦理教育的一般规律。

（1）提高医德认识　认识是行为的先导。提高医德认识是医学伦理教育的首要环节。所谓医德认识就是医学生和医务人员对医德理论、医德原则、医德规范的理解、认同和接受。医务人员只有真正理解并接受了这些理论、原则和规范,他才能对社会上的各种医德关系、医德现象作出正确的分析、判断和选择，才能在自己的医疗实践活动中正确判断自己和别人的思想、言行的善恶是非，择其善者而从之，对其恶者而非之，从而增强履行医德义务的自觉性。医学伦理教育首先必须重视提高医务人员和医学生的医德认识水平，掌握社会主义医德的基本理论、基本原则和基本规范，从而在复杂的医疗实践中学会正确处理和解决各种医德关系、医德矛盾。

（2）陶冶医德情感 古人云：感人心者，莫先乎情。可见情感在医务人员医德品质形成过程中具有重要作用。医德情感是指医务人员对医药卫生事业及患者所产生的一种爱慕或憎恨、喜好或厌恶的内心体验。正确的医德情感是医务人员战胜困难，产生良好医德行为，形成良好医德品质的强大动力。医务人员一旦具备了良好的医德情感，就会在医疗实践活动中表现出对工作的高度责任心、对患者的强烈同情心和对事业的无私奉献精神，就会自觉地把医德原则、规范作为正确处理医疗人际关系的行为准则，积极履行医生的职责，践行自己的使命。所以，陶冶医务人员的医德情感是医学伦理教育的重要环节之一。医学伦理教育要不断激励医务人员对自己的工作产生一种强烈的使命感和崇高的事业情感。

（3）锻炼医德意志 意志是一种巨大的精神力量。坚强的意志，可以帮助人们百折不挠地去完成任务，战胜困难，争取胜利。医德意志是医务人员在履行医德义务过程中所表现出来的自觉克服困难、排除障碍、作出抉择的力量和坚持精神。它体现医务人员产生医德行为的意图，并表现在有目的的自觉行动之中，是提高医务人员医德水平的关键因素。医德意志强弱是医务人员能否履行医德义务的重要条件，也是区分医务人员医德品质优劣的重要标准。医学伦理教育要注重培养和锻炼医务人员的医德意志，引导医务人员在医疗实践中敢于攻坚克难，锲而不舍，以顽强的毅力战胜一切困难和挫折。

（4）确立医德信念 信念就是人们在一定认识的基础上确立的对某种思想或事物坚信不疑并身体力行的心理态度和精神状态。信念一旦形成，就会使人坚贞不渝、百折不挠地追求理想目标的实现。医德信念是医务人员发自内心的对医德义务的真诚信仰和强烈的责任感。它是深刻的医德认识、高尚的医德情感和顽强的医德意志的有机统一。确立医德信念是医务人员形成良好医德品质的重要环节。医学伦理教育要努力培养医务人员正确的医德信念，并不断强化这种信念，追求崇高的理想人格，在医疗实践中付诸行动，捍卫医德原则，遵守医德规范，履行医德义务。

（5）养成医德行为习惯 培养良好的医德行为习惯是医学伦理教育的最终目的和最后环节。所谓医德行为习惯，就是医务人员在一定医德认识、医德情感、医德信念、医德意志的作用下，形成的一种经常的、持续的、自然而然的行为习惯。良好的医德行为习惯是衡量医务人员医德水平高低的外在标志。医德认识和信念一般表现为观念形态的东西，最终都要通过医德行为习惯才能得到体现。医学伦理教育就是要通过提高医德认识、培养医德情感、锻炼医德意志、确立医德信念，把社会主义的医德原则、规范、要求转化为医务人员稳定的医德行为习惯。

四、医学伦理教育的方法

医学伦理教育的方法灵活多样，应根据教育目的、教育对象、教育任务和环境的不同，采取不同的方法,确保预期目标的实现。常用的教育方法有如下几种。

（1）理论灌输法 实践经验证明,医学伦理教育的系统理论灌输是一种十分必要的方法。因为理论是行为的先导,而任何科学理论都不会在人的头脑中自发形成,只有通过教育灌输才能为人们所接受和掌握,医德理论也不例外。理论灌输既包括在校医学生的学校教育,也包括在职医务人员的继续教育。对在校医学生来说,系统地学习医德基本理论、基本原则、基本规范,是培养和强化医学生医德意识,养成良好医德行为习惯的主要方法。而对于在职医务人员来说,主要是结合医疗实践的需要,学习和接受医学伦理理论的新知识,探讨医学科学发展中医学伦理新观念,以改善医疗机构的医疗作风,提高医疗质量,推动医学科学的发展。理论灌输的具体方法包括课堂讲授、专题报告、案例讨论、问题辅导等。

（2）榜样示范法 榜样的力量是无穷的。榜样示范就是运用人们对道德榜样的仰慕崇拜心理,从正面积极影响和诱导医务人员见贤思齐,力争上游,向榜样学习。榜样示范法要注意榜样事迹的典型性、先进性、示范性、可学性,尽可能选择身边的榜样、时代的榜样,使之看得见、摸得着,可敬可学,赶有目标,学有榜样,行动有方向,充分发挥榜样的示范效应和影响作用。

（3）舆论扬抑法 人言可畏,舆论是一种无形的社会力量。社会舆论是道德实现其维护社会秩序的重要方式,也是进行道德教育的重要方法。舆论扬抑法,就是运用社会舆论的强大力量,通过激浊扬清、扬善抨恶,对高尚的医德行为进行鼓励、倡导、表彰,对丑陋的恶德行为进行批评、谴责、贬斥,营造良好的社会氛围,使之用于医务人员良好医德品质的形成。

（4）案例讨论法 道德教育既要说理,更要论事,要以事证理,以理导事。否则,空洞的说教、生硬的道理难以让人接受,道德教育的效果也会大打折扣。案例讨论法,就是教育者运用实际案例来说明医德理论、原则和规范,从而使人受到医德教育的一种教育方法。案例讨论法,要求我们从临床、从生活、从实践中引入大量鲜活的、典型的正反两方面的案例,进行伦理上、道德上的分析、讨论,从而帮助医务人员提高医德认识,强化医德义务感和责任感,正确认识和处理医疗实践活动中的各种疑难问题。

第二节 医学伦理评价

案例 15-2：医生采用改进型手术获成功

患者孙某,女,9 岁。因颈部包块来院就诊,经认真检查确诊为甲状腺癌,并有颈淋巴结转移。经周密考虑,医生同孙母谈了如下内容：①根据患者所患癌症的病理类型分析,患者对化疗、放疗不敏感,放疗、化疗只能起到短期维持作用,几乎没有根治作用;②常规甲状腺癌根治术有较高的五年存活率,手术的成功希望较大,但术后不可避免地会造成颈部塌陷变形,肩下垂,身体外观和功能都要受到一定损害;③改进型甲状腺癌根治术的五年存活率无明确定论,有文献报道效果较好,术后不会出现身体外观的明显改变,但本院只有 2 名医生学习过该手术,而且本院尚未开展此手术,手术成功的把握较小。根据以上情况,孙母提出采用改进型手术,医生接受了孙母的选择。医务人员进行了认真的手术准备,并请上级医院的专家来指导,但孙母手术前夕突然拒绝手术。医务人员断然否决了孙母的要求,按原计划进行手术,结果手术成功。

【问题】 请从医德修养的角度分析医务人员的医德行为。

【分析】

(1)医务人员一开始确定手术时,主动征询孙母意见,尊重患儿家长的选择,是符合诊疗医德的。孙某9岁,属发育期,自主选择力丧失,医务人员听取孙母对手术选择的意见,符合"自主"医德准则;医务人员在手术前,向患儿家属说明各种治疗方法的利弊,"为患者的自主选择提供充分条件",是对患方"知情同意"权利的尊重。

(2)医务人员采用改进型手术,符合人体实验的医德要求。改进型手术因疗效不确定,属临床实验性疗法,对其加以运用具有人体实验的性质。本例中医务人员采用该术,是为了患者的利益,"实验目的纯洁高尚";而且医务人员术前认真准备,请专家指导,符合"保障安全讲求科学"的医德要求。

(3)医务人员后来对孙母拒绝手术不加理睬,仍按原手术计划施术,是违背医德要求的。医务人员应尊重患者、受试者及其监护人接受或拒绝手术或实验并随时撤销和退出手术及实验的权利,不应强迫施术。

以上第(1)、(2)点体现了医务人员具有较高的医德修养,能够按照医德要求对待临床诊疗过程。但是,由于缺乏对医患关系所具有的特殊契约性的正确认识,把它等同于一般的契约关系,而导致了以上事件的发生。这说明,尚应对医务人员加强医德理论和医德规范教育,进一步提高其医德认识水平,完善医德修养。

一、医学伦理评价的含义和作用

(一)医学伦理评价的含义

医学伦理评价是医学伦理实践活动的重要形式。正确的医学伦理评价对医务人员医德品质的形成和社会医德风尚的改善具有重要作用。

医学伦理评价是指人们依据一定的医德标准或原则,对医务人员或医疗卫生单位的医疗行为与活动作出道德与否、善恶与否的价值判断。医疗伦理行为可分为道德的和不道德的两种,有利于他人和社会利益的行为是道德的,不利于甚至有损于他人和社会利益的行为是不道德的。医学伦理评价就是根据一定的医德原则和标准对医疗伦理行为做出是与非、善与恶、道德还是不道德的判断和评价。医学伦理评价的主体是包括医务人员在内的社会上的任何人,客体是医务人员或医疗卫生单位的医疗行为与活动,对象是医务人员和医疗卫生单位。

(二)医学伦理评价的作用

(1)对医疗行为的裁决作用 人们通常将医德原则和规范比作"法",而把医学伦理评价喻为"道德法庭"的审判,对医务人员或医疗卫生单位的行为进行裁决。通过开展医学伦理评价(包括社会舆论的"公审"和个人内心信念的"自审"),支持和赞扬符合医德的行为,批评和谴责违背医德的行为。这种运用"道德法庭"的审判,对医疗行为与活动是否符合医德原则和规范要求进行裁决,有利于督促医务人员弃恶从善,维护医德原则和规范的权威。

(2)对医德行为的调节作用 医学伦理原则和规范作为观念形态的东西,只有转化为伦理行为才能实现其社会价值。在医德原则和规范转化为医学伦理行为的过程中,医学伦理评价起着"调节器"的重要作用。因为医学伦理评价一方面会使符合医德原则和规范的行为得到鼓励和强化,激励医务人员进一步践行医德原则和规范,向更高的目标努力;另一方面,会使不符合医德原则和规范的行为受到批评和谴责,促使医务人员认真按照医德原则和规范的要求去努力实践。从而实现医学伦理评价调节中的他律和自律。

(3)对医务人员的教育作用　医德品质的形成是一个渐进的过程,离不开医务人员长期的医德学习、实践和锻炼。在这一过程中,医学伦理评价发挥着重要的教育作用。医学伦理评价,实质上是对医务人员医疗伦理行为的褒贬,并由此倡导一定的医德标准、医德原则。医学伦理评价通过褒善贬恶、扬善抨恶,可以帮助医务人员提高对善与恶、是与非、正确与错误的判断能力,从而教育医务人员培养和完善自己的医德品质。

(4)对医学发展的促进作用　在医学科学发展的过程中,常常会遇到一些与传统医学伦理观念相矛盾的新问题,如生殖技术、人体实验、器官移植、行为控制、基因技术等。这些问题如果不能得到合理解决,就会影响医学科学的发展。因此,我们要通过开展医学伦理评价,积极倡导和运用新的伦理观念、伦理标准、伦理理论来思考、回答和解决这些问题,扫清医学发展的观念阻力,从而促进医学科学的发展进步。

总之,医学伦理评价的作用非常重要。医务人员的医疗行为要靠医学伦理评价来选择,医德原则和规范要靠医学伦理评价来维护,医务人员的医德素养要靠医学伦理评价来提升。

二、医学伦理评价的标准和根据

(一)医学伦理评价的标准

医学伦理评价是对医疗伦理行为的价值判断和善恶评价。医学伦理评价的标准就是善恶标准,其核心就是维护人民群众的健康和利益。不同时代、不同阶级的善恶标准是不同的。就我国现阶段来说,医学伦理评价的标准主要有以下三条。

(1)疗效标准　疗效标准是指医务人员的医疗行为是否有利于患者疾病的缓解、健康与长寿。这是医学伦理评价的根本标准。救死扶伤、防病治病,为人民的身心健康服务,这是医学的目的,也是医务人员的基本职责和道德义务。当人们身患疾病时,运用医学手段,想方设法帮助患者减轻病痛,恢复健康,是对医务人员最起码的要求。评价一种医疗行为是否符合医德,是否医德高尚,首先要看这种行为是否有利于患者疾病的消除、健康的恢复。当然,医务人员在帮助患者恢复健康的过程中,同时存在着服务态度与医疗技术的问题。医务人员的服务态度好坏,直接影响患者的满意度。在医疗实践中,人们常常把患者是否满意作为判断某种医疗行为是否符合医德的标准,甚至是唯一标准。这是缺少科学依据的。患者满意,尽管也是构成患者利益的重要部分,但绝不是主要部分。评价医务人员的医疗行为,既要看医务人员在患者面前的服务态度,也要看医务人员的医疗技术水平,只有把服务态度与医疗技术统一到"患者健康恢复"这一根本标准之下,才能对医疗行为作出客观的恰当的评价。

(2)科学标准　科学标准是指医务人员的医疗行为是否有利于医学科学的发展和社会的进步。医学是维护人的生命和增进人类健康的科学。医学科研的任务就是要不断探索研究战胜疾病、增进人类身心健康的新技术、新手段、新方法，为人类造福。在医学科研中，医务人员的医德起着重要作用。医学科研是一项艰苦细致的工作。如果医务人员具有不怕艰苦、勇闯难关的坚强毅力，不图名利、互相帮助的协作精神和实事求是、一丝不苟的治学态度，就能为医学的发展、社会的进步作出贡献。相反，如果医务人员瞻前顾后，斤斤计较个人名利，怕苦畏难，就不可能在医学科研和社会进步中做出成绩。此外，医务人员在医学科研中试行、推广某些新技术时，可能会遇到某些传统伦理观念的抵制。但只要这种技术对提高人类健康水平、发展医学科学有价值，就应认为是道德的，应给予舆论的支持和法律的保护。

（3）社会标准 社会标准是指医务人员的医疗行为是否有利于人类生存环境的保护和改善，是否有利于人类的健康和优生优育。现代社会，人们对医学的要求，已不仅仅满足于消除疾病，而且要求改善整个人类生存的环境，希望健康长寿，希望优生、优育，提高整个人群的身体素质。它要求医务人员在帮助患者恢复健康的过程中，不仅要重视对疾病的治疗效果，而且更要重视对疾病的预防，重视治疗手段对社会、环境、人群可能产生的影响。医务人员在保护和改善人类生存环境方面，同样承担着义不容辞的道德责任。对医疗过程中的废弃物，医务人员和医疗卫生单位必须采取有效措施妥善处理，防止造成环境污染，防止影响人们的健康。

综上所述，医学伦理评价标准总的要求是维护人类的健康和幸福，促进医学科学的发展和社会的进步。在对医务人员的医疗行为进行评价时，应当坚持上述三条客观标准，做出比较公正的客观评价。

（二）医学伦理评价的根据

在评价医务人员的医疗行为时，仅有判断善恶的标准是不够的，因为医务人员的行为都是在一定的动机或目的下产生的，所以医学伦理评价还必须有评价的根据。所谓医学伦理评价的根据，是指评价对象提供给评价主体用以与标准比较对照的根据。医学伦理评价的根据，即坚持动机和效果、目的和手段的统一。

1. 动机和效果的统一

所谓动机，是指医务人员在行为、活动前的主观愿望和支配一系列行为的原因。如一个医生坚持为患者进行手术治疗，可能是为了根治疾病，也可能是为了个人目的而"练习"，这就是不同的主观愿望，也就是不同的动机。在医疗实践活动中，医务人员的动机大体可分为两类：一类是符合医德原则的动机，即医学动机；一类是不符医德原则的动机，即非医学动机。

所谓效果，是指医务人员的行为或活动所产生的客观结果。在医疗实践活动中，效果也是复杂的，可以区分为直接效果和间接效果、眼前效果和长远效果、局部效果和整体效果、好的效果和坏的效果。而且，每一种医疗行为所产生的效果也不是单一的，往往同时兼有好的效果（疗效）和坏的效果（毒副作用）。因此，我们在判断效果时，必须分清主次。如果疗效是主要的，毒副作用是次要的，就应判定这种效果是好的；反之，则应判定为不好的或坏的效果。

一般情况下动机和效果是一致的，好的动机带来好的效果，坏的动机带来坏的效果，动机与效果是一致的。这种情形不论是根据动机还是根据效果，评价的结果都是一样的。好的动机是产生好的效果的前提。但是,在医疗实践活动中,由于医务人员的责任心、技术水平、医学发展水平、医疗机构的技术装备以及患者的身体素质、疾病的种类、心理状态、病变程度等多种因素的影响,往往会出现动机和效果不一致的情况。这种不一致又可区分为三种情况:合乎医德的动机产生不好的效果;不合乎医德的动机却产生了好的效果;有时还会出现相同的动机产生不同的效果,不同的动机产生相同的效果。对这些情况,我们必须把动机和效果有机地结合起来,实事求是,具体分析,既不能简单地以效果来判断动机,也不能以动机代替效果。医务人员的行为、动机与效果的统一的基础是医疗实践。对主观动机的检验,不仅要注意效果,而且要坚持在医疗实践中加以考察。正如罗国杰教授所说:"一个医生在工作中发生了医疗事故,效果当然是不好的,但是,我们不但要看到事情的后果,而且要看到事情的全过程。如果从医疗过程来检查,医生在各方面都采取了负责的态度,只是因为技术和某些意外的情况而导致了事故,而在事故发生后,又能总结经验,认真改正,这种情况下就不应该说他的行为是不道德的。"

2. 目的和手段的统一

所谓目的,是指医务人员在医疗实践活动中期望达到的目标,如治疗效果、个人名誉、经济利益等。医学活动的目的是多种多样的,大致可分为三类:第一类为医学目的,即期望通过自己的努力使患者的病痛得到缓解进而恢复健康,这种目的是合乎医德要求的;第二类为非医学目的,即以追求个人名誉、不正当利益为目的,这种目的是违背医德要求的;第三类为混合型目的,即医务人员既期望患者痊愈恢复健康,又希望获得好的名声、额外的利益或某种报答。

所谓手段,是指医务人员为达到某种预期的医学目的所采用的办法和途径,包括诊疗技术、语言提示、心理暗示等。

目的和手段是相互联系、相互依存的。目的决定手段,手段服从目的。医务人员选择的任何一种手段,总是要达到一定的目的;同样,目的也离不开手段,医务人员的任何目的离开了一定手段都不可能实现。在医学实践中,目的和手段是对立的统一,它们相互联系、相互依存。在评价医务人员的行为是否符合医德要求时,必须坚持目的与手段相统一的观点,既要看行为的目的,也要看选择的手段。

一般情况下,医学手段的选择能体现医学目的,医学目的的实现能表明医学手段的合理。但有时医学手段与医学目的也会相背离。为了使依据医学目的而选择的医疗手段符合医德要求,我们应遵循以下四条原则。

第一,有效原则。医务人员选择的医学手段,必须是经过医学实践检验证明有效的,必须有益于人们的身心健康。否则,未经严格证明就不得使用。

第二,最佳原则。医务人员选用的诊疗手段、方法和措施,应当是最佳的:一是手段最佳,即在当时当地技术水平和设备条件下是最佳的;二是安全可靠、毒副作用和损伤最小;三是痛苦最小,即给患者造成的肉体痛苦和精神痛苦最小;四是耗费最少,让患者承担的经济费用最低。

第三,一致原则。医务人员在选择诊疗手段时,要从患者病情和利益出发,坚持实事求是、对症下药,不能该治的不治,不该治的大治,大病小治,小病大治。

第四,社会原则。医务人员在选择诊疗手段时必须考虑社会后果,符合公众利益。凡是可能给社会带来不良后果的手段,如环境污染、细菌扩散等,都不应采用。

总之,在进行医学伦理评价时,要以有利于人类健康利益作为根本原则,以动机与效果相统一、目的与手段相统一为依据,从实际出发,实事求是,具体问题具体分析,才能做出正确的判断。

三、医学伦理评价的类型和方式

(一)医学伦理评价的类型

医学伦理评价包括自我评价和社会评价两种类型。

(1)自我评价 自我评价是指医务人员在医疗实践活动中,依据一定的标准,对自己的行为作出善恶与否、道德与否的自我判断、自我反省、自我解剖。自我评价的过程是医务人员依靠内心信念进行医德自律的过程。

(2)社会评价 社会评价是指社会或他人以一定的医德原则规范为标准,对医务人员的行为所做出的道德是非判断。社会评价包括领导评价、同行评价、患者及其家属评价。社会评价的过程是人们借助社会舆论对医务人员的行为进行赞扬或谴责,促进医务人员良好医德风尚形成的过程。社会评价的作用主要是他律和监督。

在医学伦理评价中,自我评价和社会评价都对医务人员良好医德品质的形成具有重要作用。内因是变化的根据,外因是变化的条件,既要重视社会评价的他律作用,也要重视自我评价的自律作用,把两者有机结合起来,共同促使医务人员提高医德品质,形成良好的医德风尚。

(二)医学伦理评价的方式

医学伦理评价的方式有三种:社会舆论、传统习俗和内心信念。

(1)社会舆论 社会舆论是指人们依据一定的标准,对某一社会现象、事件或行为的看法和议论。社会舆论是一种精神力量,对人们的思想和行为有着重要的影响。就医务人员来说,社会舆论能够影响医务人员的价值判断,引导医务人员的行为选择,调节医务人员的行为方向,促使医务人员按照社会主义医德的要求,约束和控制自己的医疗行为,切实维护患者的健康和利益。

(2)传统习俗 传统习俗是指人们在长期共同生活中形成的一种比较稳定的、习以为常的行为倾向和生活方式。传统习俗对医务人员的医疗行为具有重要的影响。在医学伦理评价中,传统习俗既有积极的作用,也有消极的作用,应做具体的、历史的分析,取其精华,去其糟粕。继承和发扬有利于人民身心健康和医学发展的优良医德传统,摒弃和改造不符合人民身心健康和医学发展的消极医德传统。大力提倡随着社会主义市场经济发展而形成的新的医德风尚传统,丰富和完善我国的医德传统体系。

(3)内心信念 内心信念是人们对某些思想、理论、原则和规范的真诚信仰确信不疑和身体力行。在医学活动中,内心信念就是医务人员发自内心的对医德原则、医德规范、医德义务的深刻认识和强烈的责任感。它是医务人员对自己进行善恶评价的精神力量,是医学伦理评价的重要方式,往往通过良心来发挥作用。医德高尚的医务人员能够依靠自己的内心信念自觉地调整自己的行为,正确地对待来自社会的评价和监督。不论社会和他人对自己的评价公正与否、恰当与否、正确与否,他都能始终如一地按照社会主义医德原则的要求,选择自己的医德行为,采用最佳的诊疗方案,帮助患者减轻病痛、治愈疾病、恢复健康。

上述三种评价方式是相互联系、相互补充、相互促进的。社会舆论和传统习俗是社会性的评价力量,属外在的因素;内心信念是医务人员对自己行为的自我评价,是内在的力量。前者可以强化和深化医务人员的内心信念;后者又可以提高和巩固社会舆论和传统习俗的效果。

四、医学伦理评价的方法

医学伦理评价的方法是指在进行医学伦理评价时,所要采取的操作步骤和方法。基本可分为两大类,即定性评价与定量评价。

(一) 医学伦理的定性评价

医学伦理定性评价是指在一定范围、环境、条件或时限内,通过社会评价、组织评价、患者评价、同行评价、自我评价等多种形式,对医务人员的医德行为给予定性的评价。在使用定性评价时应严肃认真,每一个评价步骤都应该实事求是、谨慎认真、公正合理、恰如其分地对医务人员做出公正的评价。

1. 听取组织领导和社区群众的反映

这种方法是上级和本级组织和领导采取听汇报、检查走访、征求意见、召开座谈会等形式收集信息,经归纳、整理而做出的评价。对医德医风好的单位和个人给予表扬奖励;反之给予批评和惩罚。这种方法具有指导、检查、督促和落实的作用。操作中应防止报喜藏忧、弄虚作假和官僚主义作风。必要时可召集医院所在的社区群众代表进行座谈,或进行随机检查和调查,以增强评价的真实性。

2. 听取患者反映

这是一种最直接、最具体、最普遍的医德评价方法。它是以患者的亲身感受,反映一个单位或某一个医务人员的医德表现,使单位和医务人员在事实面前,看到差距,承认错误,经过自己的反思,省悟过来,或在组织和领导的教育下,在短时间内予以纠正。值得注意的是少数患者的反映可能具有偶然性和片面性,个别患者可能会因医院条件和医务人员技术水平及个人要求未得到满足而反映失实。弥补的办法是广泛听取意见,排除偶然性;对收集到的各种反映进行综合分析,排除片面性。

3. 听取同行的反映

同行是开展医德评价的最好人选,他们可以充分利用在一起工作,从事同一种专业,与分管的患者在同一个环境,或者是通过经常合作救治患者的有利条件(特别是外科),真实准确地反映出某一名医务人员的医德状况。这种方法能站在专业的角度具体分析医务人员的某种医疗行为是否符合医德要求。但要注意到青年与老年、上级与下级医生之间的差别;要注意防止某些个人成见和感情因素等的干扰。

在定性评价中,还常采用一些其他的方法,如设立医德医风意见箱、医德医风举报电话、聘请医德医风监督员、实行院长接待日、召开各种座谈会、请新闻媒体监督、问卷调查、走访患者、致社会公众的公开信、医务人员挂牌服务和公开医疗收费价格等。

对获得的定性评价信息,可以按照"很满意、满意、比较满意、不满意、未表态"和"高尚、良好、一般、不良、低劣"两种形式,经过统计分析,做出评价处理。第一种形式用"是否满意"来评价医德,是属外在性的,第二种形式是用"是否高尚"来评价医德,是属内在性的,在实际操作中两者可以兼而用之。

（二）医学伦理的定量评价

医学伦理的定量评价是指把医学伦理所包含的具体内容加以量化,经过系统分析得出较为客观的评价结论。这种方法操作简单,实用性强,能够对具体问题进行具体分析,可以克服定性评价中存在的模糊性、主观性、表面性等弊端。

医学伦理定量评价的具体内容通常是依据医疗单位和医务人员的服务思想、服务态度、敬业精神、遵章守纪情况、医疗技术水平等因素确定的,其评价方法如下。

1. 四要素评价法

四要素评价法即通过判定"德、能、勤、绩"四种要素进行的定量评价。"德"包括政治态度、政策水平、法制观念、组织纪律、职业道德和社会公德等方面的内容。"能"包括学术技术水平、地位,学术技术深度、科研能力,处理和解决疑难问题能力,学历和履行岗位能力等。"勤"主要体现在事业心、责任感、勤奋精神、协作精神、工作作风、遵守劳动纪律等内容。"绩"主要体现在学术成果、培养人才、立功受奖、完成工作质量、效率等方面。通过计算综合得分而得出量化结果,并用简单的文字表述和结论性判断概括定量评价结果。

2. 百分制评分法

百分制评分法即采用日常工作中常见的、最简单的、最容易操作的一种百分制和合格率的评价考核方法,对医德进行评价。例如,拟定与医德医风有关的内容,如服务态度、服务思想、工作作风、敬业精神、协作精神、技术水平、科学态度、劳动纪律、行为举止、廉洁行医、遵纪守法、虚心好学、关心集体等内容,并将其内容进行分解设置分值进行评价。其次是在诸项得分之外,另列奖分和罚分,以利于突出重点,拉开档次。

3. 模糊综合评价法

模糊综合评价法即以模糊数学为基础,针对评价对象在定性和定量上的模糊性,应用模糊关系合成的原理,根据多个评价因素对被评判事物隶属等级状况,进行综合评价的一种方法。随着计算机的普及和广泛应用,可以将其操作编为程序,以易于操作和掌握。

4. 综合指数法

综合指数法即将反映评价对象的各项指标的数值差异,通过线性组合来构造综合指标而进行评价的一种方法。它通过计算形式,综合多个指标的信息,定量地反映几个指标的综合平均变化。

第三节 医学伦理修养

案例 15-3:值班医生违反了应有的道德责任

某患者发热达 38.9 ℃,伴恶心、呕吐,晚上十时半,母亲陪同患者前往医院急诊。经预检到内科诊室就诊,值班医生某某让患者张嘴,拿手电筒晃了一晃即说:"扁桃体肿大,赶快到五官科看。"母子俩手持病历卡来到五官科诊室,五官科医生检查后说:"这明明是内科疾病,他们瞎搞。"就让患者返回内科诊室,内科医生又将患者打发到五官科,如此折腾了两三个来回,患者不停呕吐、呻吟,母亲流着泪对旁边候诊的患者说:"这哪像是医院。"无奈之下,只得去第一人民医院急诊,经检查是急性阑尾炎,立即手术。

【点评】 本案一方面说明,某医院值班医生对急诊患者不认真检查、粗心大意、互相推诿,导致误诊,这是一种违反值班医生职责的严重不道德行为。另一方面说明,迫切需要加强医务人员的医德教育和医德修养,提高医务人员的医德素质和水平。

医学伦理修养是医学伦理实践活动的重要组成部分之一,它是医务人员提高医德品质、达到崇高医德境界的根本因素。

一、医学伦理修养的含义和意义

(一) 医学伦理修养的含义

在我国古汉语中,"修养"一词的"修"是指整治、提高,"养"是指培养、养成。所谓"修犹切磋琢磨,养犹涵养熏陶"就是这个意思。修养,即举止、仪表、技艺、情操等方面的陶冶,主要有三层含义:一是指待人处事的正确态度,如礼貌、谦恭、忍让、大度等;二是指"修身养性"、"反省体验"的方法;三是指人们在政治、思想、道德品质和知识技能等方面的成就,如政治修养、思想修养、道德修养、艺术修养。

医学伦理修养是指医务人员为培养高尚人格在医德意识、情感、意志等方面所进行的自我改造、自我陶冶、自我锻炼和自我教育,把医德原则规范转化为个人内在素质的过程。它包括两个方面的内容:一是医务人员按照医德原则规范所进行的磨砺意志、历练品质、践行伦理道德的过程;二是医务人员在医疗实践中通过自我锻炼、自我改造所达到的医德境界。

(二) 医学伦理修养的意义

良好的医德医风是医务人员的灵魂。近年来,由于受市场经济的影响,有极少数医务人员服务宗旨淡薄,修养意识较差,见钱眼开,见利忘义,导致医患之间信任度下降,矛盾上升,医患纠纷时有发生,严重影响了医务人员的良好形象。当前,强调医务人员的医学伦理修养,对于重树医德传统、改善医患关系、提高医疗服务质量,具有重要的现实意义。

(1) 有利于传承祖国的优良医德传统　重视道德修养,提高道德品质是我们中华民族的优良传统美德。中国古代医德认为,医以救人活命为本。学医的人首先要有仁爱救人的"大慈恻隐"之心,具有赤诚的好生之德。如儒家的"仁爱"、"孝道",道家的"重生恶死,以生为乐",佛家的"布施得福,因果报应"等,彼此相融相通,共同构成了我国传统的医德观。医务人员的道德品质优劣,关系到人民群众的生命安危,关系到千家万户的悲欢离合。医学伦理修养要求医务人员传承这些优良的医德传统,对患者负责,一视同仁,爱患如亲,富有同情心,愿意为挽救患者的生命竭尽全力,甚至不惜牺牲自己。

(2) 有利于医务人员树立全心全意为患者服务的观念　全心全意为患者服务是社会主义医德的基本原则。全心全意为患者服务,就是医务人员要一切以患者为中心,树立患者的健康和利益至上的观念,以患者的利益为利益,以患者的需要为需要,为患者提供最优质的服务。医学伦理修养要求医务人员树立全心全意为患者服务的医德观念,一切为患者的利益着想,一切为患者的健康着想,想患者之所想,急患者之所急,帮患者之所需,不断提高为患者服务的水平。

（3）有利于提高医务人员的医学伦理评价能力 医学伦理评价要求医务人员必须明确医疗行为是非、善恶、道德与否的标准。这是对医疗行为作出善恶评价和伦理判断的根本前提。而是非、善恶标准的掌握，医德行为能力的训练，医学伦理评价能力的提高，都离不开长期不懈的医学伦理修养，即医学伦理修养有利于提高医务人员的医学伦理评价能力，使医务人员向着更高的医德境界努力。

（4）有利于提高社会主义精神文明建设水平 医疗卫生单位是社会主义精神文明建设的窗口单位，医务人员是社会主义精神文明建设的标兵和先锋战士。如果医务人员有着较高的医学伦理修养，就能使患者在治愈身心疾病、解决健康问题的同时，又可以从中感受到社会主义医德的高尚和社会主义大家庭的温暖，感受到医务人员的同志感情和可亲可爱，享受社会主义精神文明建设的丰厚成果。因此，医学伦理修养有利于推动社会主义的精神文明建设，提高整个社会的精神文明水平。

二、医学伦理修养的任务和内容

（一）医学伦理修养的任务

医学伦理修养的任务，就是医务人员在医疗实践活动中，通过对医德理论、医德原则、医德规范的学习、理解、认识和体验，培养践行医德原则和规范的自觉性和坚定性，提高自己的医德境界和医德水平。医德修养贵在自觉，重在实践。医务人员一旦具有践行医德的高度的自觉性，那么，不论是在公开场合还是在无人监督的场合，都能使自己的行为中规中矩，合乎医德要求；不论在什么情况下，都能做到全心全意为患者服务，而丝毫不会做出违背医德的行为。

（二）医学伦理修养的内容

医学伦理修养是医务人员在医德理论、医德意识、医德原则、医德规范、医德行为等方面的自我教育、自我改造、自我锻炼，是医务人员不断提高医德境界和水平的过程。医学伦理修养的内容包括很多方面，大致可分为以下几方面。

（1）医德理论的修养 医德理论是以马克思主义伦理学为指导，处理和解决医疗实践领域中的医疗伦理问题的指导思想、基本原则、伦理标准，是指导医务人员医疗行为的根本准则。医学伦理修养，首先是医德理论的修养。因为，医德理论是医务人员医德行为的指南。医务人员只有掌握了医德理论，才可能明确什么是善，什么是恶，什么是正确的医德行为，什么是错误的医德行为。

（2）医德意识的修养 认识是行动的先导。没有道德的意识，就不可能有道德的行为。医学伦理修养要求医务人员必须重视医德意识的修养。所谓医德意识的修养，就是医务人员要根据社会主义医德原则和规范的要求，对自己的思想和行为进行自我反省、自我检讨、自我解剖，及时清除不良意识，形成正确的医德情感和医德信念，只有这样，才能有高尚的医德行为。

（3）医德行为的修养 医务人员医德水平的高低最终体现在他的医疗行为上。只有医疗行为高尚，才是真正的医德高尚，才能真正维护患者的健康和利益。所以，医学伦理修养的重点和落脚点是医德行为的修养。医德行为的修养要求医务人员以社会主义医德理论为指导，在高尚的医德意识支配下，在医疗实践中养成合乎医德要求的医德行为与习惯。

三、医学伦理修养的原则和方法

（一）医学伦理修养的原则

（1）道德修养和人生观教育相结合的原则　人生观是世界观在人生问题上的反映和体现，人生观是人们对人生的目的、意义、价值等问题的根本看法和观点。人生观包括道德观。一个人的道德修养是在他的人生观的影响和支配下进行的，即人生观对于人们的道德行为和品质具有决定性的作用。强调人活着是为了全人类的解放和幸福。医务人员只有树立了共产主义人生观，才能自觉地按照社会主义医德原则和规范，在医德意识、医德行为等方面进行自我教育、自我锻炼和自我改造。因此，医务人员的医学伦理修养必须坚持以共产主义人生观为指导，确保修养的正确方向和目标。

（2）理论学习和行为养成相结合的原则　知行统一是道德修养的基本原则。医学伦理修养应坚持理论学习与行为养成相结合的原则。一方面，医务人员要重视医德理论、医德原则、医德规范的学习，这是医学伦理修养的基础和前提。只有重视理论学习，才能明确什么是善、什么是恶，什么是合乎医德的行为、什么是不合乎医德的行为，树立正确的医德观念、医德意识。另一方面，医务人员要把修养的重点放在医德行为的养成上，这是医学伦理修养的根本目的。因为，只有真正注重医德行为的养成，才能从根本上体现修养的宗旨和目的，提升医务人员的医德品质，才能真正有利于患者的健康，给他们带来实实在在的利益。

（3）道德修养和医疗实践相结合的原则　社会实践是道德修养的根本途径。任何脱离实践的所谓道德修养都是唯心的、虚伪的。医德原则、医德规范是在医疗实践中产生的，也是在医疗实践中接受检验、得到丰富和完善的。同时，它只有回到医疗实践中去指导医疗工作，成为医务人员的行为准则，才具有实际意义。医学伦理修养必须坚持道德修养和医疗实践相结合的原则，它要求医务人员在医疗实践中，自觉地将自己的医德认识转化为履行医德义务的医德行为，不断提高医德水平。

（4）道德修养的长期性和渐进性相统一的原则　道德修养是一个长期的、渐进的过程，因为人类社会的道德是随着社会实践的发展而不断发展变化的。同理，由于医疗卫生事业的发展进步会不断提出新的医德问题，推动着医德理论的发展，并赋予许多新的医德理念、医德原则、医德规范，因而医务人员的医学伦理修养也是一个长期的、渐进的过程，不可能一蹴而就、一劳永逸。它要求医务人员在自己的医疗职业生涯中，必须不断学习，不断修养，不断进步，始终按照社会主义医德原则和规范的要求，自觉约束自己的医疗行为，全心全意为患者服务。

（二）医学伦理修养的方法

医学伦理修养，除了要坚持正确的修养原则外，还要掌握科学的修养方法，才能收到事半功倍的效果。医学伦理修养的方法主要有如下几种。

（1）学习理论是基础　知先行后，知是前提、基础，无知亦无行。在道德修养过程中，重视有关道德理论的学习是很重要的。医学伦理修养也不例外。医务人员首先要重视有关医德理论、医德传统、医德原则、医德规范的学习，这是医学伦理修养的第一步，也是修养的基础。医务人员只有重视医德理论的学习，才能形成正确的医德观念，懂得什么是合乎医德的行为,什么是不合乎医德的行为,从而在医疗实践中知道应该坚持什么,反对什么,应该怎么做,不应该怎么做。

(2)重视实践是根本 任何医德理论都是在医疗实践中产生的,都是为了适应医疗实践的需要而形成和发展起来的。因此,重视实践是医学伦理修养的根本方法。医务人员必须坚持在医疗实践中,在处理疾病、解决健康问题的过程中,培养和提高自己的医德品质。在医疗实践中,医务人员应该用社会主义医德原则、规范指导自己的医疗行为,改造主观世界。坚持自我教育、自我改造、自我陶冶,身体力行,潜移默化,逐步养成良好的医德行为习惯,提高医德修养水平。相反,医务人员如果离开医疗实践空谈修养,那只能是缘木求鱼,根本不可能达到提高医德品质、升华医德境界的目的。

(3)自觉反省是关键 道德修养,重在践履,贵在自觉。离开了个人自觉,就无所谓修养。所以,医学伦理修养的成败关键,取决于医务人员的自觉性和自我反省。所谓自觉就是医务人员要把医德修养真正看成是个人医德品质完善的内在需要,要把实践医德原则、规范的行为当作一种完全自愿的习惯行为。在医疗实践中,对自己高标准、严要求,向医德模范人物学习,并对照医德楷模的先进事迹,反省检讨自己的思想、行为,查漏补缺,取长补短,积极完善自己的医德品质。可见,自觉是与反省联系在一起的。所谓反省,就是要求医务人员在医疗实践中,对照医德原则、规范的要求和医德榜样,经常开展自我批评和思想斗争,对自己作无情的解剖。在反省中明白自己的得与失、是与非、善与恶、美与丑,发现自己的进步与不足,确立自己进一步努力的方向。古人云:"人非圣贤,孰能无过?"孔子说:"内省不疚,夫何忧何惧?"医务人员在医疗实践中难免出现这样或那样的失误。因此,经常自觉地反省和检查自己的思想、行为是否符合医德要求,自觉地改正错误。这既是医务人员高尚医德的重要表现,也是培养良好医德品质的重要方法。因此,医务人员在医学伦理修养的过程中,应当提高自觉性,加强自我反省,这样才能培养自己高尚的医德品质。

(4)学习榜样是动力 向榜样学习,是道德修养的重要方法。在医学伦理修养过程中,医务人员应当积极向医疗卫生领域各个时期的先进模范人物学习,以他们为榜样,学习他们的先进事迹,学习他们的高尚人格,学习他们的无私奉献精神。古今中外,这样的先进模范人物是很多的,如古代的扁鹊、华佗、张仲景等,现代的南丁格尔、白求恩等。在社会主义建设新时期,如抗击"非典"斗争中涌现出的以钟南山为代表的一大批模范先进人物。他们的先进事迹感人至深。医务人员应该以学习榜样、赶超榜样为动力,积极实践社会主义医德原则、规范,加强思想道德修养,为我国的医疗卫生事业作出自己应有的贡献。

(5)追求"慎独"是境界 "慎独"既是一种道德境界,又是一种道德修养的方法。作为医学伦理修养的途径和方法,"慎独"是指医务人员在单独与患者接触、无人监督、有做各种坏事的可能的情况下,仍然能够遵守医德原则和规范,不做任何损害患者利益、违背医德的行为。医务人员进行医学伦理修养,应努力追求"慎独"的崇高境界。因为:第一,医务人员虽然具有群体性,但常常是在无人监督的情况下单独工作,独立地处理患者的问题;第二,医疗工作是一项专业性很强的工作,一般人缺乏这方面的知识,医务人员的工作是否认真负责,诊断是否准确,用药是否恰当,抢救是否专心,治疗是否得当等,患者很难全面真实了解,其家属一般也提不出什么意见,其他医务人员往往也不易发现问题,很大程度上依靠医务人员的职业良心和工作责任感;第三,医务人员追求"慎独"的崇高境界,自觉地用医德原则规范严格自律,对患者高度负责,谨慎处理,能有效避免医疗纠纷和事故的发生,提高医疗服务质量。总之,医务人员在医疗实践中要努力追求"慎独"的崇高境界,把自己培养成一个医德高尚的人。

思 考 题

1. 医学伦理教育的特点和意义是什么?
2. 医学伦理评价的标准和根据有哪些? 如何开展医学伦理评价?
3. 医学伦理修养的意义、原则与方法有哪些? 如何理解医学伦理修养中的"慎独"?

附　录

中外医学伦理文献
资料选辑

一、大医精诚

世有愚者,读方三年,便谓天下无病可治;及治病三年,乃知天下无方可用。故学者必须博极医源,精勤不倦,不得道听途说,而言医道已了,深自误哉!

凡大医治病,必当安神定志,无欲无求,先发大慈恻隐之心,誓愿普救含灵之苦。若有疾厄来求救者,不得问其贵贱贫富,长幼妍媸,怨亲善友,华夷愚智,普同一等,皆如至亲之想。亦不得瞻前顾后,自虑吉凶,护惜生命。见彼苦恼,若己有之,深心凄怆,勿避险巇,昼夜寒暑,饥渴疲劳,一心赴救,无作功夫形迹之心。如此可为苍生大医,反此则是含灵巨贼。自古名贤治病,多用生命,以济危急……其有患疮痍下痢,臭秽不可瞻视,人所恶见者,但发惭愧凄怜忧恤之意,不得起一念蒂芥之心,是吾之志也。

夫大医之体,欲得澄神内视,望之俨然,宽裕汪汪,不皎不昧。省病诊疾,至意深心,详察形候,纤毫勿失,处判针药,无得参差。虽曰病宜速救,要须临事不惑,唯当审谛覃思,不得于性命之上,率尔自逞俊快,邀射名誉,甚不仁矣。又到病家,纵绮罗满目,勿左右顾盼;丝竹凑耳,无得似有所娱;珍馐迭荐,食如无味;醽醁兼陈,看有若无。所以尔者,夫一人向隅,满堂不乐,而况患者苦楚,不离斯须,而医者安然欢娱,傲然自得。兹乃人神之所共耻,至人之所不为,斯盖医之本意也。

夫为医之法,不得多语调笑,谈谑喧哗,道说是非,议论人物,炫耀声名,訾毁诸医,自矜己德。偶然治瘥一病,则昂头戴面,而有自许之貌,谓天下无双,此医人之膏肓也。老君曰:"人行阳德,人自报之;人行阴德,鬼神报之;人行阳恶,人自报之;人行阴恶,鬼神害之。"寻此二途,阴阳报施岂诬也哉!所以医人不得恃己所长,专心经略财物,但作救苦之心,于冥运道中,自感多福耳。又不得以彼富贵,处以珍贵之药,令彼难求,自炫功能,谅非忠恕之道。志存救济,故亦曲碎论之,学者不可耻言之鄙俚也。

二、医家十要

一存仁心,乃是良箴,博施济众,惠泽斯深。二通儒道,儒医世宝,道理贵明,群书当考。三精脉理,宜分表里,指下既明,沉疴可起。四识病原,生死敢言,医家至此,始至专门。五知气运,以明岁序,补泻温凉,按时处治。六明经络,认病不错,脏腑洞然,今之扁鹊。七识药性,立方应病,不辩温凉,恐伤性命。八会炮制,火候详细,太过不及,安危所系。九莫嫉妒,因人好恶,天理昭然,速当悔悟。十勿重利,当存仁义,贫富虽殊,药施无二。

三、医家五戒十要

一戒:凡病家大小贫富人等,请观者便可往之,勿得迟延厌弃,欲往而不往,不为平易。药金毋论轻重有无,当尽力一例施与,自然阴骘日增,无伤方寸。

二戒:凡视妇女及孀尼僧人等,必候侍者在旁,然后入房诊视,倘傍无伴,不可自看。假有不便之患,更宜真诚窥睹,虽对内人不可谈,此因闺阃故也。

三戒:不得出脱病家珠珀珍贵等送家合药,以虚存假换,如果该用,令彼自制入之。倘服不效,自无疑谤,亦不得称赞彼家物色之好,凡此等非君子也。

四戒:凡救世者,不可行乐登山,携酒游玩,又不可非时离去家中。凡有抱病至者,必当亲视用意发药,又要依经写出药帖,必不可杜撰药方,受人驳问。

五戒:凡娼妓及私伙家请看,亦当正己视如良家子女,不可他意见戏,以取不正,视毕便回。贫窘者药金可璧,看回只可与药,不可再去,以希邪淫之报。

一要:先知儒理,然后方知医理,或内或外,勤读先古明医确论之书,须旦夕手不释卷,一一参明融化机变,印之在心,慧之于目,凡临证时自无差谬矣。

二要:选买药品,必遵雷公炮炙,药有依方脩合者,又有因病随时加减者,汤散宜近备,丸丹须预制,常药愈久愈灵,线药越陈越异,药不吝珍,终久必济。

三要:凡乡井同道之士,不可生轻侮傲慢之心,切要谦和谨慎,年尊者恭敬之,有学者师事之,骄傲者逊让之,不及者荐拔之,如此自无谤怨,信和为贵也。

四要:治家与治病同,人之不惜元气,斫丧太过,百病生焉,轻则支离身体,重则丧命。治家若不固根本而奢华,费用太过,轻则无积,重则贫窘。

五要:人之受命于天,不可负天之命。凡欲进取,当知彼心顺否,体认天道顺逆,凡顺取,人缘相庆,逆取,子孙不吉。为人何不轻利远害,以防还报之业也?

六要:里中亲友人情,除婚丧疾病庆贺外,其余家务,至于馈送往来之礼,不可求奇好胜。凡飧只可一鱼一菜,一则省费,二则惜禄,谓广求不如俭用。

七要:贫穷之家及游食僧道衙门差役人等,凡来看病,不可要他药钱,只当奉药。再遇贫难者,当量力微赠,方为仁术。不然有药而无伙食者,命亦难保也。

八要:凡有所蓄,随其大小,便当置买产业以为根本,不可收买玩器及不紧物件,浪费钱财。又不可做银会酒会,有妨生意,必当一例禁之,自绝谤怨。

九要:凡室中所用各样物具,俱要精备齐整,不得临时缺少。又古今前贤书籍,及近时明公新刊医理词说,必寻参看以资学问,此诚为医家之本务也。

十要:凡奉官衙所请,必要速去,无得怠缓,要诚意恭敬,告明病源,开具方药。病愈之后,不得图求扁礼,亦不得言说民情,至生罪戾。闲不近公,自当守法。

四、医师信条(1935 年)

真正之良医,品为上,术次之,应具济人利物之怀抱,要有海阔天空之度量。

不徇私情,而给不正当之证书。不贪怀宝,而作不道德之诊断。

宜博施而济众不因贫富而有轩轾(高低优劣)。应痌瘝之在抱,不因好恶而有变更。

自问无充分之学术,切勿悬壶而问世。人因有疾病之延请,务宜不俟驾而行。

存心要仁厚,手术要敏捷。诊察宜精密,处方宜审慎。

勿诽同道以沽名,勿售伪药以渔利。

戒与药房联络,分其余润。戒以报纸宣传,丧其信用。

平时要读阅有益之书报,以增新智识。

诊时要思维既往之经过,以增新经验。

医师要具有判断力,审慎力,观察力,忍耐力。最忌有犹豫心、疏忽心、盲信心、浮燥心。

服装宜整洁,使人望之俨然。应对宜谦和,使人即之也温。

应严守医事上的秘密。应公开学术上的发明。

宜贡其所知于公众卫生,对卫生法律及人道主义之增进,竭力维持。

应推其所蕴之济人怀抱,对妨碍健康或斗伤人命之情事,尽量防范。

五、药师信条(1935 年)

技术须迅速而精密以利业务的发展。

动作须活泼而谨慎以免忙中的错误。

施行仁术以尽慈善之义务。

依照药典以重病民之生命。

制造调配确实以增新医之声誉。

清洁整齐弗怠以释外人之疑虑。

不许冒充医师以清职业之界限。

不许诽谤他人以丧自己之人格。

非礼之心勿存养成规矩的态度。

非义之利勿取养成正当的行为。

勿卖假药须清白地辨别。

勿买仇货须切实地觉悟。("仇货"指当时的日货。编者注)

弗配害人之处方本良心而尽天职。

弗售毒杀之药品恃药律以保民生。

遵守旧道德以除一切之不正。

遵守新生活以除一切之恶习。

疑事切弗自专以减过失。

余暇多看书报以广知识。

凡事须亲自操作以免隔阂之弊。

每日须摘记要以免穷思之苦。

六、中华人民共和国医院工作人员守则和医德规范

(中华人民共和国卫生部 1981 年 10 月 8 日颁发)

一、守则

(一)热爱祖国,热爱共产党,热爱社会主义,坚持马列主义、毛泽东思想。

(二)努力学习政治,刻苦钻研业务,做到又红又专。

(三)发扬救死扶伤实行革命的人道主义精神,同情和尊重患者,全心全意为患者服务。

(四)带头遵守国家法令,模范地执行各项卫生法规。

(五)服从组织,关心集体,团结友爱,勇于开展批评与自我批评。

(六)对工作极端负责,严格执行规章制度和操作常规。

(七)廉洁奉公,坚守岗位,尽职尽责,自觉抵制不正之风。

(八)讲究文明礼貌,积极参加爱国卫生运动,美化环境,保持医院整洁肃静。

二、规范

(一)遵守公德。公德是每个社会公民应该遵守的社会主义道德。医务人员首先应该确立并遵守社会主义公德,要热爱祖国,热爱集体,热爱劳动和爱护社会主义财富,树立革命的人生观。一个有道德的人,会把祖国同自己的命运联系起来,努力工作,勤奋学习,为建设和保卫祖国而贡献自己的力量。

(二)热爱医学。医学是为人民健康服务的,医务人员是人民健康的保卫者,所以,医生的职业素来是受人民尊敬的。古语说:"不为良相,则为良医。"把良医比作为对国家和人民有贡献的功臣。革命人民则称医务人员为"白衣战士。"说明医生的职业是纯洁、崇高和光荣的职业。我们应该热爱自己的医生职业,热爱医学科学。

(三)救死扶伤。医生工作关系着伤病员的命运,关系到他们家庭的悲欢离合,关系到他们所从事的革命事业,所以医务人员应把毛泽东同志关于"救死扶伤,实行革命的人道主义"的号召作为自身的最基本的一条职业道德。从革命的人道主义出发,应努力做到在技

术上刻苦钻研,精益求精;在工作上认真负责,一丝不苟,具有强烈的责任感和事业心;对待患者全心全意,满腔热忱,积极主动。为挽救患者生命,要有一种坚韧不拔的意志和不畏艰难、不辞辛劳的精神。就是对病势垂危的患者,哪怕只有百分之一的希望,也要付出百分之百的努力去抢救。

(四)高度同情。患者在肉体上遭受着疾病的折磨,在精神上往往是思虑重重,负担较重。在这种情况下,医务人员应具有高度同情心,对患者体贴入微,尽量使患者心情愉快,保持良好的精神状态,并用自己的真诚与热情,博得患者对自己的信赖,增强患者与疾病作斗争的信心。如有出言不慎,会使患者丧失战胜疾病的信心,给患者的身心健康带来严重的影响,造成心身疾病或医源性疾病的发生。

(五)尊重患者。在社会主义社会里,医生面前的患者,既不是奴隶,也不是贵族,患者面前的医生,既不是雇佣者,也不是救世主。医务人员同患者的关系,是同志关系。医生应该尊重患者的人格、意志和权利。凡对患者进行检查、治疗或研究,都应事先对患者解释清楚(包括预期效果、可能发生的危险和采取的防护措施等),征求患者或亲属同意和自愿,不能把自己的决定强加于患者。在患者或家属拒绝医生的正确意见时,要耐心说服动员。除了特殊情况(如紧急抢救、患者神志不清、无家属到场等)外,一般不应由医生单方面决定采取重要的诊疗措施。医务人员在接触患者时,要讲求文明礼貌,语言温和,动作轻柔,举止稳重。绝不容许态度高傲、语言生硬、责备、训斥患者。医务人员在医疗工作中所接触到的有关患者个人、家庭、工作中不应向别人公开的情况,必须保守秘密。

(六)讲究卫生。讲究卫生,预防疾病,移风易俗,改造社会,是建设精神文明的重要方面,医务人员应该起模范带头作用,积极参加爱国卫生运动,搞好院内、外环境卫生,严格消毒隔离制度,防止院内交叉感染。讲究个人卫生,衣着整洁,仪表整洁,仪表端庄,勤剪指甲,勤刮胡子,不随地吐痰,不在病室吸烟。

(七)廉洁奉公。廉洁奉公是对社会主义国家工作人员的起码要求,医务人员应该有廉洁奉公的高尚情操,不为名、不为利,一切从患者利益出发,全心全意为患者服务。医生不应接受患者馈赠。反对以医生职权为资本搞交易、走后门的不正之风。更不允许乘人之危,产生任何邪恶杂念或进行违法乱纪的活动。

(八)团结互助。现代的医疗工作往往需要多种专门技术人员的密切配合,因此,要团结互助,搞好协作。反对抬高自己、贬低别人的不良作风。医生之间、医护之间、兄弟医院之间,都应该以患者利益为重,尽力做到有求必应、主动配合;积极支援、互通有无,这样才能高水平、高质量、高效率地完成医疗任务。

七、中华人民共和国医务人员医德规范及实施办法

(中华人民共和国卫生部 1988 年 12 月 15 日颁布)

第一条　为加强卫生系统社会主义精神文明建设,提高医务人员的职业道德素质,改善和提高医疗服务质量,全心全意为人民服务,特制定医德规范及实施办法(以下简称"规范")。

第二条　医德,即医务人员的职业道德,是医务人员应具备的思想品质,是医务人员与

患者、社会以及医务人员之间关系的总和。医德规范是指导医务人员进行医疗活动的思想和行为的准则。

第三条　医德规范如下：

（一）救死扶伤，实行社会主义的人道主义。时刻为患者着想，千方百计为患者解除病痛。

（二）尊重患者的人格与权利，对待患者不分民族、性别、职业、地位、财产状况，都应一视同仁。

（三）文明礼貌服务，举止端庄，语言文明，态度和蔼，同情、关心和体贴患者。

（四）廉洁奉公，自觉遵纪守法，不以医谋私。

（五）为患者保守医密，实行保护性医疗，不泄露患者隐私与秘密。

（六）互学互尊，团结协作，正确处理同行同事间的关系。

（七）严谨求实，奋发进取，钻研医术，精益求精，不断更新知识，提高技术水平。

第四条　为使本规范切实得到贯彻落实，必须坚持进行医德教育，加强医德医风建设，认真进行医德考核与评价。

第五条　各医疗单位都必须把医德教育和医德医风建设作为目标管理的重要内容，作为衡量和评价一个单位工作好坏的重要标准。

第六条　医德教育应以正面教育为主，理论联系实际，注重实效，长期坚持不懈。要实行医院新成员的上岗前教育，使之形成制度。未经上岗前培训不得上岗。

第七条　各医疗单位都应建立医德考核与评价制度，制定医德考核标准及考核办法，定期或者随时进行考核，并建立医德考核档案。

第八条　医德考核与评价方法可分为自我评价、社会评价、科室考核和上级考核。特别要注重社会评价，经常听取患者和社会各界的意见，接受人民群众的监督。

第九条　对医务人员医德考核结果，要作为应聘、提薪、晋升以及评选先进工作者的首要条件。

第十条　实行奖优罚劣。对严格遵守医德规范，医德高尚的个人，应予表彰和奖励。对于不认真遵守医德规范者，应进行批评教育。对于严重违反医德规范，经教育不改者，应分别情况给予处分。

第十一条　本规范适用于全国各级各类医院、诊所的医务人员；包括医生、护士、医技科室人员、管理人员和工勤人员也要参照本规范的精神执行。

第十二条　各省、自治区、直辖市卫生厅局和各医疗单位可遵照本规范精神和要求，制定医德规范实施细则及具体办法。

第十三条　本规范自公布之日起实行。

八、中华人民共和国医学生誓词

（1991 年中华人民共和国国家教委高等教育司颁布）

健康所系，性命相托。

当我步入神圣医学学府的时刻,谨庄严宣誓:

我志愿献身医学,热爱祖国,忠于人民,恪守医德,尊师守纪,刻苦钻研,孜孜不倦,精益求精,全面发展。

我决心竭尽全力除人类之病痛,助健康之完美,维护医术的圣洁和荣誉。救死扶伤,不辞艰辛,执著追求,为祖国医药卫生事业的发展和人类身心健康奋斗终生。

九、人类遗传资源管理暂行办法

（科学技术部、卫生部 1998 年 6 月 10 日）

第一章 总 则

第一条 为了有效保护和合理利用我国的人类遗传资源,加强人类基因的研究与开发,促进平等互利的国际合作和交流,制定本办法。

第二条 本办法所称人类遗传资源是指含有人体基因组、基因及其产物的器官、组织、细胞、血液、制备物、重组脱氧核糖核酸(DNA)构建体等遗传材料及相关的信息资料。

第三条 凡从事涉及我国人类遗传资源的采集、收集、研究、开发、买卖、出口、出境等活动,必须遵守本办法。

第四条 国家对重要遗传家系和特定地区遗传资源实行申报登记制度,发现和持有重要遗传家系和特定地区遗传资源的单位或个人,应及时向有关部门报告。未经许可,任何单位和个人不得擅自采集、收集、买卖、出口、出境或以其他形式对外提供。

第五条 人类遗传资源及有关信息、资料,属于国家科学技术秘密的,必须遵守《科学技术保密规定》。

第二章 管理机构

第六条 国家对人类遗传资源实行分级管理,统一审批制度。

第七条 国务院科学技术行政主管部门和卫生行政主管部门共同负责管理全国人类遗传资源,联合成立中国人类遗传资源管理办公室,负责日常工作。

第八条 中国人类遗传资源管理办公室暂设在国务院科学技术行政主管部门。在国务院科学技术和卫生行政主管部门领导下,中国人类遗传资源管理办公室行使以下职责:

(一)起草有关的实施细则和文件,经批准后发布施行,协调和监督本办法的实施;

(二)负责重要遗传家系和特定地区遗传资源的登记和管理;

(三)组织审核涉及人类遗传资源的国际合作项目;

(四)受理人类遗传资源出口、出境的申请,办理出口、出境证明;

(五)与人类遗传资源管理有关的其他工作。

第九条 中国人类遗传资源管理办公室聘请有关专家组成专家组,参与拟定研究规划,协助审核国际合作项目,进行有关的技术评估和提供技术咨询。

第十条 各省、自治区、直辖市科学技术行政主管部门和卫生行政主管部门(以下简称地方主管部门)负责本地区的人类遗传资源管理工作。国务院有关部门负责本部门的人类资源遗传管理工作。

第三章　申报与审批

第十一条　凡涉及我国人类遗传资源的国际合作项目,须由中方合作单位办理报批手续。中央所属单位按隶属关系报国务院有关部门,地方所属单位及无上级主管部门或隶属关系的单位报该单位所在地的地方主管部门,审查同意后,向中国人类遗传资源管理办公室提出申请,经审核批准后方可正式签约。国务院有关部门和地方主管部门在审查国际合作项目申请时,应当征询人类遗传资源采集地的地方主管部门的意见。本办法施行前已进行但尚未完成的国际合作项目须按规定补办报批手续。

第十二条　办理涉及我国人类遗传资源的国际合作项目的报批手续,须填写申请书,并附以下材料:

(一)人类遗传资源材料提供者及其亲属的知情同意证明材料;

(二)合同文本草案;

(三)审批机关要求的其他材料。

第十三条　依本办法第十二条提出的申请,有下列情况之一的,不予批准:

(一)缺乏明确的工作目的和方向;

(二)外方合作单位无较强的研究开发实力和优势;

(三)中方合作单位不具备合作研究的基础和条件;

(四)知识产权归属和分享的安排不合理、不明确;

(五)工作范围过宽,合作期限过长;

(六)无人类遗传资源材料提供者及其亲属的知情同意证明材料;

(七)违反我国有关法律、法规的规定。

第十四条　重要人类遗传资源严格控制出口、出境和对外提供。已审核批准的国际合作项目中,列出人类遗传资源材料出口、出境计划的,需填写申报表,直接由中国人类遗传资源管理办公室办理出口、出境证明。因其他特殊情况,确需临时对外提供人类遗传资源材料的,须填写申报表,经地方主管部门或国务院有关部门审查同意后,报中国人类遗传资源管理办公室,经批准后核发出口、出境证明。

第十五条　中国人类遗传资源管理办公室对国际合作项目和人类遗传资源材料的出口、出境申请每季度审理一次。对于符合本办法要求的,核发批准文件,办理出口、出境证明,并注明《商品名称及编码协调制度》中相对应的编码;不符合本办法要求的,不予批准;对于申请文件不完备的,退回补正,补正后可重新申请。

第十六条　携带、邮寄、运输人类遗传资源出口、出境时,应如实向海关申报,海关凭中国人类遗传资源管理办公室核发的出口、出境证明予以放行。

第四章　知 识 产 权

第十七条　我国境内的人类遗传资源信息,包括重要遗传家系和特定地区遗传资源及其数据、资料、样本等,我国研究开发机构享有专属持有权,未经许可,不得向其他单位转让。获得上述信息的外方合作单位和个人未经许可不得公开、发表、申请专利或以其他形式向他人披露。

第十八条　有关人类遗传资源的国际合作项目应当遵循平等互利、诚实信用、共同参与、共享成果的原则,明确各方应享有的权利和承担的义务,充分、有效地保护知识产权。

第十九条　中外机构就我国人类遗传资源进行合作研究开发,其知识产权按下列原则处理:

(一)合作研究开发成果属于专利保护范围的,应由双方共同申请专利,专利权归双方共有。双方可根据协议共同实施或分别在本国境内实施该项专利,但向第三方转让或者许可第三方实施,必须经过双方同意,所获利益按双方贡献大小分享。

(二)合作研究开发产生的其他科技成果,其使用权、转让权和利益分享办法由双方通过合作协议约定。协议没有约定的,双方都有使用的权利,但向第三方转让须经双方同意,所获利益按双方贡献大小分享。

第五章　奖励与处罚

第二十条　对于发现和报告重要遗传家系和资源信息的单位或个人,给予表彰和奖励;对于揭发违法行为的,给予奖励和保护。

第二十一条　我国单位和个人违反本办法的规定,未经批准,私自携带、邮寄、运输人类遗传资源材料出口、出境的,由海关没收其携带、邮寄、运输的人类遗传资源材料,视情节轻重,给予行政处罚直至移送司法机关处理;未经批准擅自向外方机构或者个人提供人类遗传资源材料的,没收所提供的人类遗传资源材料并处以罚款;情节严重的,给予行政处罚直至追究法律责任。

第二十二条　国(境)外单位和个人违反本办法的规定,未经批准,私自采集、收集、买卖我国人类遗传资源材料的,没收其所持有的人类遗传资源材料并处以罚款;情节严重的,依照我国有关法律追究其法律责任。私自携带、邮寄、运输我国人类遗传资源材料出口、出境的,由海关没收其携带、邮寄、运输的人类遗传资源材料,视情节轻重,给予处罚或移送司法机关处理。

第二十三条　管理部门的工作人员和参与审核的专家负有为申报者保守技术秘密的责任。玩忽职守、徇私舞弊,造成技术秘密泄露或人类遗传资源流失的,视情节给予行政处罚直至追究法律责任。

第六章　附　　则

第二十四条　军队系统可根据本办法的规定,制定本系统的实施细则,报中国人类遗传资源管理办公室备案。武警部队按照本办法的规定执行。

第二十五条　本办法由国务院科学技术行政主管部门、卫生行政主管部门负责解释。

第二十六条　本办法自发布之日起施行。

十、希波克拉底誓言

仰赖医神阿波罗、埃斯克雷彼斯及天地诸神为证,鄙人敬谨宣誓,愿以自身能力及判断力所及,遵守此约。凡授我艺者敬之如父母,作为终身同业伴侣,彼有急需,我接济之。视彼儿女,犹如兄弟,如欲受业,当免费并无条件传授之。凡我所知,无论口授书传,俱传之吾子、吾师之子及发誓遵守此约之生徒,此外不传与他人。

我愿尽余之能力及判断力所及,遵守为病家谋利益之信条,并检束一切堕落及害人行为,我不得将危害药品给予他人,并不作该项之指导,虽有人请求亦必不与之。尤不为妇人施堕胎手术。我愿以此纯洁与神圣之精神,终身执行我职务。凡患结石者,我不施手术,此则有待于专家为之。

无论至于何处,遇男或女,贵人及奴婢,我之惟一目的,为病家谋幸福,并检点吾身,不作各种害人及恶劣行为,尤不作诱奸之事。凡我所见所闻,无论有无业务关系,我认为应守秘密者,我愿保守秘密。尚使我严守上述誓言时,请求神祇让我生命与医术能得无上光荣,我苟违誓,天地鬼神实共殛之。

十一、迈蒙尼提斯祷文

迈蒙尼提斯(Maimonides,1135—1204)是中世纪犹太哲学家、医生、神学家,生于西班牙,后在埃及任萨拉丁的御医,长期从事哲学研究行医,他写的祷文带有中世纪的时代印迹,而他爱医术、爱患者的精神,仍为今人所赞誉。迈蒙尼提斯祷之全文如下。

永生之上天既命予善顾世人之生命与康健,惟愿予爱护医道之心策予前进,无时或已。毋令贪欲、吝念、虚荣、名利侵扰予怀,盖此种种胥属真理与慈善之敌,足以使予受其诱惑而忘却为人类谋幸福之高尚目标。

愿吾视患者如受难之同胞。

愿天赐予以精力、时间与机会,俾得学业日进,见闻日广,盖知也无涯,涓涓日积,方成江河。且世间医术日新,觉今是而昨非,至明日又悟今日之非矣。

神乎,汝既命予善视世人之生死,则予谨以此身许职。予今为予之职业祷告上天:

事功艰且巨,愿神全我功。

若无神佑助,人力每有穷。

启我爱医术,复爱世间人。

存心好名利,真理日沉沦。

愿绝名利心,服务一念诚。

神清求体健,尽力医患者。

无分爱与憎,不问富与贫。

凡诸疾病者,一视如同仁。

十二、胡佛兰德医德十二箴

胡佛兰德(C. W. Hufeland,1762—1836),德国名医,他所著的《胡佛兰德医德十二箴》(Hufeland's Twelve Advice on Medical Morality)是医学道德的经典文献之一。医德十二箴主要内容如下。

1. 医师活着不是为了自己,而是为了别人,这是职业的性质所决定的。

不要追求名誉和个人利益,而要用忘我的工作来救活别人,救死扶伤,治病救人,不应怀有别的个人目的。

2.在患者面前,该考虑的仅仅是他的病情,而不是患者的地位和钱财。

应该掂量一下有钱人的一撮金钱和穷人感激的泪水,你要的是哪一个?

3.在医疗实践中应当时刻记住患者是你服务的靶子,并不是你所摆弄的弓和箭,绝不能去玩弄他们。

思想里不要有偏见,医疗中切勿眼光狭窄地去考虑问题。

4.把你那博学和时兴的东西搁在一边。学习如何通过你的言语和行动来赢得患者的信任。而这些并不是表面的、偶然的或是虚伪的。切不可口若悬河、故弄玄虚。

5.在晚上应当想一想白天所发生的一切事情,把你一天中所得的经验和观察到的东西记录下来,这样做有利于患者,有益于社会。

6.一次慎重仔细的检查与查房比频繁而又粗疏的检查好得多。

不要怕降低你的威信而拒绝患者经常的邀请。

7.即使病入膏肓无药救治时,你还应该维持他的生命,解除当时的痛苦来尽你的义务。如果放弃就意味着不人道。当你不能救他时也应该去安慰他,要争取延长他的生命,哪怕是很短的时间,这是作为一个医师的应有表现。

不要告诉患者他的病情已处于无望的情况。要通过你谨慎的言语和态度,来避免他对真实病情的猜测。

8.应尽可能地减少患者的医疗费用。当你挽救他生命的同时,而又拿走了他维持生活的费用,那有什么意思呢?

9.医师需要获得公众的好评。无论你有多大学问、多光彩的行为,除非你得到人民的信任,否则就不能获得大众有利的好评。

你必须了解人和人们的心理状态,一个对生命感兴趣的你,就应当听取那质朴的真理,就应当承认丢面子的过失,这需要高贵的品质和善良的性格。

避免闲扯,沉默更为好些。

不需再告诉你了,你应该去反对热衷赌博、酗酒、纵欲和为名誉而焦虑。

10.尊重和爱护你的同行。如不可能,最低限度也应该忍让,不要谈论别人,宣扬别人的不足是聪明人的耻辱。只言片语地谈论别人的缺点和小小的过失可能使别人的名誉造成永久损害,应当考虑到这种后果。

每个医师在医疗上都有他自己的特点和方法,不宜去作轻率的判断。要尊重比你年长的和爱护比你年轻的医师,要发扬他们的长处。当你还没有看过这个患者,你应当拒绝评论他们所采取的治疗。

11.一次会诊不要请很多人,最多三名,要选合适的人参加,讨论中应该考虑的是患者的安全,不必作其他的争论。

12.当一个患者离开他的经治医师来和你商量时,你不要欺瞒他。应叫他听原来医师的话,只有发现那医师违背原则并确信在某方面的治疗有错误时,再去评论他,这才是公平的,特别在涉及对他的行为和素质的评论时更应如此。

十三、南丁格尔誓约

弗洛伦斯·南丁格尔(Florence Nightingale，1820—1910)，英国护理学家，欧美近代护理教育的创始人，护理学的奠基人。1860 年在英国圣多马医院首创近代护理学校，她的教育思想和办学经验，为欧美及亚洲各国所采用。为纪念南丁格尔对护理学作的功绩和贡献，1912 年国际红十字会设立"南丁格尔奖章"；国际护士会把她的诞生日——5 月 12 日命名为国际护士节。本誓约是南丁格尔为护士所立。

南丁格尔誓言内容如下。

余谨以至诚，于上帝及公众面前宣誓，终身纯洁，忠贞职守，竭力提高护理专业标准，勿为有损之事，勿取服或故用有害之药，慎守患者及家务之秘密，竭诚协助医师之诊治，务谋病者之福利。

十四、纽伦堡法典(1946 年)

1. 受试者的自愿同意绝对必要。这意味着接受试验的人有同意的合法权利；应该处于有选择自由的地位，不受任何势力的干涉、欺瞒、蒙蔽、挟持、哄骗或者其他某种隐蔽形式的压制或强迫；对于试验的项目有充分的知识和理解，足以作出肯定决定之前，必须让他知道试验的性质、期限和目的，试验方法及采取的手段；可以预料得到的不便和危险，对其健康或可能参与实验的人的影响。

确保同意的质量的义务和责任，落在每个发起、指导和从事这个实验的个人身上。这只是一种个人的义务和责任，并不是代表别人，自己却可以逍遥法外。

2. 实验应该收到对社会有利的富有成效的结果，用其他研究方法或手段是无法达到的，在性质上不是轻率和不必要的。

3. 实验应该立足于动物实验取得的结果，对疾病的自然历史和别的问题有所了解的基础上，经过研究，参加实验的结果将证实原来的实验是正确的。

4. 实验进行必须力求避免在肉体和精神上的痛苦和创伤。

5. 事先就有理由相信会发生死亡或残废的实验一律不得进行，除了实验的医师自己也成为受验者的实验不在此限。

6. 实验的危险性，不能超过实验所解决问题的人道主义的重要性。

7. 必须作好充分准备和有足够能力保护受试者排除哪怕是微之又微的创伤、残废和死亡的可能性。

8. 实验只能由在科学上合格的人进行。进行实验的人员，在实验的每一阶段都需要有极高的技术和管理。

9. 当受试者在实验过程中，已经到达这样的肉体与精神的状态，即继续进行已经不可能的时候，完全有停止实验的自由。

10.在实验过程中,主持实验的科学工作者,如果他有几分理由相信即使操作是诚心诚意的,技术也是高超的,判断是审慎的,但是实验继续进行,受试者照样还要出现创伤、残废和死亡的时候,必须随时中断实验。

十五、护士伦理学国际法

（国际护士协会在1953年7月的国际护士会议,通过了护士伦理学国际法,1965年6月,在德国法兰克福大议会会议修订并采纳）

护士护理患者,担负着建立有助于康复的、物理的、社会的和精神的环境。并着重用教授和示范的方法预防疾病,促进健康。他们为个人、家庭和居民提供保健服务并与其他保健行业协作。

为人类服务是护士的首要职能,也是护士职业存在的理由。护理服务的需要是全人类性的。职业性护理服务以人类的需要为基础,所以不受对国籍、种族、信仰、肤色、政治和社会状况的考虑的限制。

本法典固有的基本概念是:护士相信人类的本质的自由和人类生命的保存。全体护士均应明了红十字原则及1949年日内瓦协议条款中的权利和义务。

本行业认为国际法规并不能包括护士活动和关系中的一切细节。有些人将受到个人哲学观和信仰的影响。

1.护士的基本职责包括三方面:保存生命、减轻病痛和促进康复。

2.护士应始终保持高标准的护理和职业实践。

3.护士不仅应该有良好的操作而且应把知识和技巧维持在恒定的高水平。

4.患者的宗教信仰应受到尊重。

5.护士应对信托给他们的个人情况保守秘密。

6.护士不仅要认识到职责,而且要认识到他们职业功能的限制。若无医嘱,不予推荐或给予医疗处理,除非在紧急情况下并将这些行动尽快地报告给医师。

7.护士有理智地、忠实地执行医嘱的义务,并应拒绝参与非道德的行动。

8.护士受到保健小组中的医师和其他成员的信任,同事中的不适当的和不道德的行为应仅向主管当局揭发。

9.护士接受正当的薪金和接受例如契约的实际的或包含的供应补贴。

10.护士不允许将他们的名字用于商品广告中或作其他形式的自我广告。

11.护士与其他职业的成员和同行合作并维持和睦的关系。

12.护士坚持个人道德标准。这反映了对职业的信誉。

13.在个人行为方面,护士不应有意识地轻视在她所居住和工作居民中所接受的行为方式。

14.护士应参与并与其他公民和其他卫生行业分担责任以促进满足公共卫生需要的努力——无论是地区的、州的、国家的和国际的。

十六、赫尔辛基宣言

——关于人体医学研究的伦理原则

（1964年6月芬兰赫尔辛基第18届世界医学协会大会正式通过）

（一）引言

1. 世界医学协会已将《赫尔辛基宣言》发展成为一份伦理原则的声明书，为医生和其他从事人体医学研究的人员提供指导。人体医学研究包括可识别的人体物质或可识别的数据研究。

2. 增加和保障人们的健康是医生的职责。医生应奉献其知识与良心以履行其职责。

3. 《世界医学协会日内瓦宣言》以"患者的健康是本人应首先考虑的因素"作为约束医生行为的准则；《国际医学伦理准则》声明："医生在为患者治疗以减轻他们的身心痛苦时，唯以患者的利益为重。"

4. 医学的进步基于科学研究，而科学研究最终在某种程度上取决于人体实验。

5. 在人体医学研究中，考虑受试者的健康应优先于科学和社会的利益。

6. 有关人体医学研究的主要目旨在改善预防、诊断和治疗的方法，提高对疾病病源和疾病发生因素的认识。即使这些方法已日臻完善，还是应该通过对这些方法的有效性、功效、易理解性和质量的研究而不断地向其挑战。

7. 在现阶段的医学实践的研究中，大多数的预防、诊断和治疗的方法都含有风险和责任。

8. 医学研究须遵从既促进对所有的人的尊重又保护他们的健康和权利的伦理标准。参加研究的人们有时很脆弱，需要给予特别的保护。必须意识到经济条件差和治疗上不利的人群的特殊需求。需要给予特别关注的是那些自身无能力同意或拒绝同意参加研究的人、迫于压力而参加研究的人、参加研究又不能得益的人，以及既参加研究又须治疗的人。

9. 研究人员必须了解他们国家和国际社会对有关人体研究在伦理、法律和法规上的要求。任何国家的伦理、法律和法规若降低或取消本宣言阐述的关于保护受试者的原则要求，都是不能允许的。

（二）医学研究的基本原则

10. 在医学研究中，医生的职责是保护受试者的生命、健康、隐私和尊严。

11. 有关人体的医学研究必须遵照普遍接受的科学原理，并且基于详尽的科学文献知识，其他相关的信息来源和充分的实验，包括适当的动物实验。

12. 医学研究或许会对环境有一定的影响，所以进行实验时要保持恰如其分的谨慎，同时出应善待用于实验的动物。

13. 人体实验的每一个步骤的设计和操作都必须在实验方案中系统阐明。特别设立的伦理审查委员会将对方案进行分析、评价和指导，待合适时予以批准。伦理审查委员会必须独立于研究者，主办者，或避免来自其他方面的影响，但也须遵守进行实验的国家法律和法规。伦理审查委员会有权监管正在进行的实验,研究者有责任将监管的信息,尤其是一些相关的不良事件提供给伦理审查委员会。研究者还应向伦理审查委员会提供有关资金、主办单位、机构成员、其他潜在的利益冲突和对受试者激励的信息,以供审查。

14.研究方案应该包括相关的伦理思考的陈述,并明确表明完全符合本宣言所阐述的原则。

15.有关人体的医学研究应该由合格的科学人员来操作,并由临床医学专家监督。即使受试者对研究给予知情同意,研究者仍应承担对受试者的责任,而不应是受试者本人负责。

16.每一个有关的人体的研究都应该事先认真地评估该研究会给受试者或其他人带来怎样的风险和负担,并与可预见的利益相比较,这也包括参加医学实验的健康标志愿者。所有的研究设计应该是普遍可行的。

17.医生只有在对人体研究中将出现的风险有信心做出充分的评估,并且能够满意地加以控制时,才能从事有关的研究。假如发现风险超过潜在的利益,或有确切的证据表明只有正面的利益,就应该中止其研究。

18.只有在研究目的的重要性超过其给受试者带来的固有风险和负担时,才能进行相关的人体研究,特别是对有健康志愿者参与的研究尤为重要。

19.只有具有这样的可能性,即参加医学研究的对象能够从实验结果受益时,此类研究才会是正当、有效的。

20.在研究项目中,受试者必须是志愿者的知情的参与者。

21.受试者保护自己尊严的权利应该得到尊重。要采取防范措施确保他们的隐私得到尊重,个人资料得到保密,并将研究对受试者的身心健康和人格的不良影响减少到最小的地步。

22.在任何的人体研究中,每一位可能的受试者都必须被充分告知研究的目的、方法、资金来源、可能的利益冲突、研究机构成员、预期的收益和潜在的风险,以及将会带来的不适。另外还应知道放弃参加实验的权利,或他们可以在任何时候退出研究而不受到报复。只有在确定受试者已经了解上述信息后,医生才能获取受试者任何形式的知情同意,当然最好是书面的知情同意。如果不能得到书面的知情同意,非书面的知情同意必须在正式的文件证明和见证人。

23.在得到受试者的知情同意时,医生应该特别注意受试者是否和医生之间存在着一种依赖关系,或受试者被迫作出知情同意。在这种情况下,应该由一名不能参与实验并且独立于双方关系之外,又很好掌握知情原则的医生来获得受试者的知情同意。

24.对于一个缺乏法律行为能力,身体和智能上无法予以知情同意的受试者,或没有法律行为能力的未成年人,研究人员必须依据法律规定,从这些人的法定委托人那里获得知情同意。这种类型的人一般不应该参与医学研究,除非医学研究对促进这些人的健康是必须的,并且不能由具有法律行为的人所取代。

25.如果一位缺乏法律行为能力的受试者如未成年人,有能力自主决定参加研究,研究人员还必须得到他的法定监护人的知情同意。

26.如果有关的研究不可能得到代理人的知情同意或预先的知情同意,只有在受试者的身体和精神状况妨碍其作出知情同意是不可避免的特点时方能开展研究。这种因受试者的身体条件导致不能作出知情同意的特定理由,应该写在实验方案中以备伦理审查委员的审查和通过。实验方案应该声明知情同意仍然需要,研究人员必须尽早得到受试者或其法定代理人的知情同意。

27.研究报告的作者和出版商都具有伦理责任。研究结果发表时,研究人员义务确保结果的正确性。有利和不利的结果都应该全部发表或以其他方式对外公开。资金来源、研究机构成员和任何可能的利益冲突应该在出版物中作出表达。跟本宣言所列的原则不符的实验报告不允许发表。

(三)医学研究和医学治疗相结合的附加原则

28.只有在某一医学研究被证明是有潜在的预防、诊断和治疗价值时,医生才可以将研究和治疗相结合。研究和治疗一旦结合在一起,附加原则就被用来保护作为受试者的患者。

29.一种新方法所带来的利益、风险、负担和效用,应当和现行最好的预防、诊断和治疗的方法所具有的利益、风险、负担和效用进行对照实验。这一原则不排除安慰剂的使用或不予以治疗,只要在研究中证明没有预防、诊断和治疗方法的存在。

30.在研究结束时,应保证每一参加研究的患者都能得到已为研究所确认的被证明为最好的预防、诊断和治疗方法的机会。

31.医生应该详尽地告诉患者,治疗的哪一些方面是和研究相关的。而患者拒绝参加研究绝不应该影响到患者和医生之间的关系。

32.在治疗患者期间,当证明不存在预防、诊断和治疗的方法,或者这些方法不起任何作用,医生如果根据自己的判断,认为有挽救患者的生命希望,以恢复他们的健康或减轻他们的痛苦,在征得患者的知情同意后,完全可以运用未被论证的新的预防、诊断和治疗措施。如果可能,这些方法应该被作为研究的课题,作出安全性的功效性评估的设计。所有的医案和新的信息应该被记录下来,适当的时候可以发表。本宣言中其他相关的指导性原则都应遵守。

十七、悉尼宣言

(1968 年 8 月世界医学大会第 22 次会议采纳于澳大利亚悉尼)

死亡的确定

1.在大多数国家,死亡时间的确定将继续是医师的法律责任。通常,他可以用所有医师均知晓的经典的标准无需特别帮助地确定患者的死亡。

2.然而近代的医学实践使得进一步研究死亡时间成为必要。①有能力人工地维护含氧血液循环通过不可恢复性损伤的组织。②尸体器官的应用,如作移植用的心或肾脏。

3.问题的复杂性在于:死亡是在细胞水平上的逐渐进行的过程。组织对于氧供断绝的耐受能力是不同的。但是临床的兴趣并不在于维持孤立的细胞而在于患者的命运。这里,不同细胞或组织的死亡时刻不是那么重要的。因为不管采用什么复苏技术总归确定无疑地不可恢复了。

4.死亡的确定应建立在临床判断和必要时的辅助诊断上。近来最有帮助的是脑电图。然而还没有一种技术性的标准能完全满足目前医学的状况,也没有一种技术操作能取代医师的全面临床判断。若涉及器官移植,那么应由两名以上的医师作出死亡诊断,而且医师对死亡的决定不能与移植手术发生直接联系。

5.人的死亡时刻的确定使得停止抢救在伦理上被许可,以及在法律允许的国家内从尸体中取出器官被许可,并得以满足法律同意的需要。

除抑制(如给巴比妥类药物)这种情况外,脑电图平直可以作为不可逆性脑损害的确切证据。

十八、东京宣言

(本宣言在 1975 年 10 月被第 29 届世界医学大会所采纳)

关于对拘留犯和囚犯给予折磨、虐待、非人道的对待和惩罚时,医师的行为准则。

序言:

实行人道主义而行医,一视同仁地保护和恢复躯体和精神的健康、去除患者的痛苦是医师的特有权利。即使在受到威胁的情况下也对人的生命给予最大的尊重,并决不应用医学知识做相反于人道法律的事。

本宣言认为折磨应定义为经精心策划的、有系统的或肆意的给以躯体的或精神的刑罚。无论是个人或多人施行的或根据任何权势施行的强迫他人供出情报、坦白供认等行为。

宣言:

1.不论受害者受到什么嫌疑、指控或认什么罪,也不论受害者的信仰或动机如何,医师在任何情况下(包括引起军事冲突和内战)决不赞助、容忍或参与折磨、虐待或非人道的行为。

2.医师决不提供允诺、器械、物资或知识帮助折磨行为或其他虐待、非人道的对待或降低受害者的能力去抵抗这些对待。

3.医师决不出席任何折磨、虐待、非人道的对待的应用或威胁。

4.医师对其医疗的患者有医疗的责任。在做治疗决定时是完全自主的。医师的基本任务是减轻他的患者的痛苦并不得有任何个人的、集体的或政治的动机反对这一崇高的目的。

5.当囚犯绝食时,医师认为可能形成伤害和作出后果的合理判断时,不得给予人工饲喂。囚犯能够作出决定的能力需要有至少两位医师作出独立的证实性的判断,医师应向囚犯作绝食后果的解释。

6.世界医学会将支持、鼓励国际组织、各国医学会和医师,并当这些医师和其家属面临威胁或因拒绝容忍折磨或其他形式的虐待、非人道的对待而面临报复时支持他们。

十九、夏威夷宣言

（1977 年在夏威夷召开的第六届世界精神病学大会上一致通过）

人类社会自有文化以来，道德一直是医疗技术的重要组成部分。在现实社会中，医师持有不同的观念，医师与患者间的关系很复杂。由于可能用精神病学知识、技术做出违反人道原则的事情，今天比以往更有必要为精神科医师订出一套高尚的道德标准。

精神科医师作为一个医务工作者和社会的成员，应探讨精神病学的特殊道德含义，提出对自己的道德要求，明确自己的社会责任。

为了制订本专业的道德内容，以指导和帮助各个精神科医师树立应有的道德标准，特作如下规定：

1. 精神病学的宗旨是促进精神健康，恢复患者自理生活的能力。精神科医师应遵循公认的科学、道德和社会公益原则，尽最大努力为患者的切身利益服务。

为此目的，也需要对保健人员、患者及广大公众进行不断的宣传教育工作。

2. 每个患者应得到尽可能好的治疗，治疗中要尊重患者的人格，维持其对生命和健康的自主权利。

精神科医师应对患者的医疗负责，并有责任对患者进行合乎标准的管理和教育。必要时，或患者提出的合理要求难以满足，精神科医师即应向更富有经验的医师征求意见或请会诊，以免贻误病情。

3. 患者与精神科医师的治疗关系应建立在彼此同意的基础上。这就要求做到相互信任，开诚布公，合作及彼此负责。病重者若不能建立这种关系，也应像给儿童进行治疗那样，同患者的亲属或为患者所能接受的人进行联系。

如果患者和医师关系的建立并非出于治疗目的，例如在司法精神病业务中所遇到的，则应向所涉及的人员如实说明此种关系的性质。

4. 精神科医师应把病情的性质、拟作出的诊断、治疗措施，包括可能的变化以及预后告知患者。告知时应全面考虑，使患者有机会作出适当的选择。

5. 不能对患者进行违反其本人意愿的治疗，除非患者因病重不能表达自己的意愿，或对旁人构成严重威胁。在此情况下，可以也应该施以强迫治疗，但必须考虑患者的切身利益，且在一段适当的时间后，再取得其同意；只要可能，就应取得患者或亲属的同意。

6. 当上述促使强迫治疗势在必行的情况不再存在时，就应释放患者，除非患者自愿继续治疗。

在执行强迫治疗和隔离期间，应由独立或中立的法律团体对患者经常过问，并将实行强迫治疗和隔离的患者情况告知上述团体。允许患者通过代理人向该团体提出申诉，不受医院工作人员或其他任何人的阻挠。

7. 精神科医师绝不能利用职权对任何个人或集体滥施治疗。也绝不允许以不适当的私人欲望、感情或偏见来影响治疗。精神科医师不应对没有精神病的人采用强迫的精神病治疗。如患者或第三者的要求违反科学或道德原则，精神科医师应拒绝合作。当患者的希望和个人利益不能达到时,不论理由如何,都应如实告知患者。

8. 精神科医师从患者那里获悉的谈话内容、在检查或治疗过程中得到的资料均予以保密,不得公布,要公布得征求患者同意,或因别的普遍理解的重要原因,公布后随即通知患者有关泄密内容。

9. 为了增长精神病知识和传授技术,有时需要患者参与其事。在患者服务于教学,将其病历公布时,应事先征得同意,并应采取措施,不公布姓名,保护患者的名誉。

在临床研究和治疗中,每个患者都应得到尽可能好的照料,把治疗的目的、过程、危险性及不利之处全部告诉患者后,接受与否,应根据自愿,对治疗中的危险及不利之处与研究的可能收获,应作适度的估计。

对儿童或其他不能表态的患者,应征得其亲属同意。

10. 每个患者或研究对象在自愿参加的任何治疗、教学和科研项目中,可因任何理由在任何时候自由退出。此种退出或拒绝,不应影响精神科医师继续对此患者进行帮助。

凡违反本宣言原则的治疗、教学或科研计划,精神科医师应拒绝执行。

二十、美国医师会医学伦理原则

(一)医师应抱着对人类尊严的同情和尊重进行精确的医疗,并献身于此事业。

(二)医师应对患者和共事医师正直相待,必须对人格或工作能力有缺陷的医师及有诈骗、欺瞒行为的医师进行揭发。

(三)医师在遵守法纪的同时,有责任要求对违反患者根本利益的各种重要条件作出变更。

(四)医师必须尊重患者的权利、共事医师和其他保健专业专家的权利,而且维护在法制限定范围内的患者秘密。

(五)医师必须不断学习,运用和促进科学知识,使一般人获得有关情报,根据需要必须充分发挥其他保健专业专家的力量。

(六)医师除了急救时对患者提供适当护理外,对其共事伙伴和医疗环境有自由选择权利。

(七)医师有责任参与旨在更好地改善社区的各项活动。

二十一、国际人类基因组织(HUGO) 关于克隆的声明(1999)

(1999 年 3 月布里斯班市)

序言

"克隆"(cloning)一词用于一般意义上是指在没有有性生殖的情况下产生个别机体或细胞的遗传复制品。这涉及许多不同的技术,包括胚胎分割、体细胞核移植于一去核的卵细胞以及在细胞培养中培育来自一个体细胞的细胞系。克隆的类型也可按该机体及采用该技术的目的加以区别。例如人类克隆可按进行的目的再加以区分:生殖性克隆、基础研究与治疗性克隆。

HUGO 伦理委员会致力于以人类基因组学界及他们在其中开展工作的社会作为首要关心的问题。克隆用于其他生命类型对人类基因组研究的含意也是有关联的。

委员会承认,在有国家法律的地方,它们对克隆和胚胎实验的履行是有不同的。这涉及于其"关于遗传研究道德原则性行为的声明"中指出的四个原则:

- 承认人类基因是人类共同遗产的一部分;
- 坚持人权国际规范;
- 尊重研究参与者的价值、传统、文化与道德原则;
- 接受并坚持人的尊严与自由。

HUGO 伦理委员会建议:

1. 动物克隆

动物克隆应授予动物其他实验同样的关于动物福利原则的管辖。其目的应明确表明,步骤应依据那些在执行的伦理评估机制。应注意生物多样性(biodiversity)的可能后果。

2. 人类克隆

重要的是承认以下两者之间是有区别的:一是把克隆作为目的,这可由一种以上手段来进行,包括体细胞核转移;二是把体细胞核转移作为一种步骤,这可有多种用途,包括预防线粒体病。

2.1 生殖性克隆

根据

- 有关从现存的或原先存在的人体细胞核中的遗传信息生长出一个人的可能性深感不安,
- 对一个克隆产生的孩子生活在现存的或原先存在的人的"阴影"中的可能影响,
- 对亲子与同胞间关系的可能影响,
- 有关从一个成熟的体细胞产生一个孩子的可能后果需要小心,不应企图从事生殖性克隆,这是通过体细胞核转移产生一个人的遗传"复制品"。

2.2 基础研究

通过体细胞核转移及其他克隆技术在人和动物两者进行基础研究应予支持,以便研究种种科学问题,包括研究基因表达、衰老与癌肿。这种研究应该是与 HUGO"关于遗传研究道德原则性行为的声明"(1996)提出的伦理要求相一致。

2.3 治疗性克隆

研究应用克隆技术去产生特定的细胞和组织(如皮肤、神经或肌肉)用于治疗性移植应予支持。

假如疾病是由线粒体的(非核的)DNA 引起的,假设有适当与安全的技术,试图由体细胞核转移以避免疾病可予支持。

2.4 胚胎研究的含意

承认

   • 尽管胚胎的道德与法律地位有文化和民族的差异,以遗传研究为目的而蓄意制作胚胎已被广泛视为是不能接受的。

   • 就像它们通常被理解的那样,与是否所有由体细胞核转移制作的细胞都应被视为胚胎的问题,有待解决。

在 2.2 和 2.3 中的研究涉及体细胞核转移于一去核的卵子或是从捐献作研究的胚胎制作胚胎干细胞,不应企图让这些细胞在子宫里发育,即使发育一个短时期。

不包括在 2.2 和 2.3 但对人类有无可争辩和广泛好处的某种研究也许需要制作像通常理解那样的胚胎以生长干细胞,但并无宫内早期胚胎发育的任何机遇。在法律允许这样做的社会中,在少有的情况下一种特定疾病或其治疗的研究只能通过研究细胞培养的胚胎干细胞才能予以推进,这可加以考虑。

3.评估

按照科学的迅速发展,在本声明中考虑的问题应处于在评估之中,公众应参与继续对话。

参考文献
Cankao Wenxian

[1] 曹开宾.当代医学伦理学[M].上海:上海人民出版社,1991.

[2] 曹开宾.医学伦理学教程[M].上海:上海医科大学出版社,1998.

[3] 曹志平.护理伦理学[M].北京:人民卫生出版社,2004.

[4] 陈明伟,赵凤祥.医学伦理学[M].长春:吉林科学技术出版社,2002.

[5] 程卯生.医药伦理学[M].北京:中国医药科技出版社,2002.

[6] 杜慧群,刘奇.护理伦理学[M].北京:中国协和医科大学出版社,2004.

[7] 杜治政,许志伟.医学伦理学辞典[M].郑州:郑州大学出版社,2003.

[8] 冯泽永.医学伦理学[M].2版.北京:科学出版社,2006.

[9] 冯泽永.医学伦理学[M].北京:科学出版社,2002.

[10] 高国希.道德哲学[M].上海:复旦大学出版社,2005.

[11] 高兆明.伦理学理论与方法[M].北京:人民出版社,2005.

[12] 郭念锋.临床心理学导论[M].北京:中国科学院心理研究所团结出版社,1989.

[13] 郭自力.生物医学的伦理和法律问题[M].北京:北京大学出版社,2002.

[14] 郭照江.新编医学伦理学[M].兰州:兰州大学出版社,1988.

[15] 何伦.医学人文学概论[M].南京:东南大学出版社,2002.

[16] 黄纲,施卫星.生物医学伦理学[M].杭州:浙江教育出版社,1998.

[17] 克洛德·贝尔纳.实验医学研究导论[M].夏康农,管光东,译.北京:商务印书馆,1996.

[18] 况成云.医学伦理学[M].北京:人民卫生出版社,2008.

[19] 李本富.医学伦理学[M].北京:北京大学医学出版社,2004.

[20] 李本富,李传俊.医学伦理学[M].北京:北京医科大学、中国协和医科大学联合出版社,1996.

[21] 李本富,李曦.医学伦理学十五讲[M].北京:北京大学出版社,2007.

[22] 李本富.临床案例伦理分析[M].北京:科学出版社,1998.

[23] 李润华,刘耀光.医学伦理学[M].长沙:中南大学出版社,2003.

[24] 林火旺.伦理学入门[M].上海:上海古籍出版社,2005.

[25] 卢风.应用伦理学[M].北京:中央编译出版社,2004.

[26] 卢启华.医学伦理学[M].武汉:华中科技大学出版社,2006.

[27] 罗国杰.伦理学[M].北京:人民出版社,2004.

[28] 强以华.西方伦理十二讲[M].重庆:重庆出版社,2008.

[29] 邱仁宗.生命伦理学[M].上海:上海人民出版社,1987.

[30] 丘祥兴,孙福川.医学伦理学[M].3版.北京:人民卫生出版社,2008.

[31] 邱祥兴,王明旭.医学伦理学[M].北京:人民卫生出版社,2005.

[32] 赵增福.医学伦理学[M].北京:高等教育出版社,2007.

[33] 孙椿隆.医务人员职业道德读本[M].北京:中国人事出版社,1994.

[34] 孙景海.医院管理荟萃[M].北京:人民军医出版社,2005.

[35] 孙慕义.医学伦理学[M].2版.北京:高等教育出版社,2008.

[36] 田荣云.医学伦理学[M].北京:人民卫生出版社,2004.

[37] 王彩霞.医学伦理学[M].北京:人民卫生出版社,2005.

[38] 王道俊.教育学[M].北京:人民教育出版社,1989.

[39] 王海明.新伦理学[M].北京:商务印书馆,2002.

[40] 王明辉.何谓伦理学[M].北京:中国戏剧出版社,2005.

[41] 王庆林.现代医院整体医疗管理[M].北京:人民军医出版社,2005.

[42] 王永富,李汉明.医学伦理学[M].天津:天津人民出版社,1998.

[43] 吴咸中,温克勤.现代临床医学伦理学[M].天津:天津人民出版社,1990.

[44] 伍天章.医学伦理学[M].北京:高等教育出版社,2008.

[45] 奚红.医学伦理学[M].北京:中国中医药出版社,2008.

[46] 肖庶民.护理伦理学[M].西安:世界图书出版西安公司,2008.

[47] 徐天民.中西方医学伦理学比较研究[M].北京:北京医科大学、中国协和医科大学联合出版社,1998.

[48] 薛影.医德困惑与选择:现代医学伦理学案例分析[M].南京:东南大学出版社,1992.

[49] 杨世民.药事管理学问答[M].西安:陕西师范大学出版社,1994.

[50] 袁俊平,谷桂菊.医学伦理学[M].北京:科学出版社,2007.

[51] (美)詹姆斯·P·斯特巴.实践中的道德[M].李曦,蔡蓁,译.北京:北京大学出版社,2006.

[52] 张慧.医学伦理学教程[M].北京:中国科学技术出版社,2003.

[53] 张树峰.当代医学伦理学[M].石家庄:河北人民出版社,2004.

[54] 张树峰.医学伦理学[M].北京:人民军医出版社,2007.

[55] 张树峰.医学伦理学要点、案例与习题[M].北京:人民军医出版社,2007.

[56] 睢文龙.教育学[M].北京:人民教育出版社,2003.

[57] 周中之.伦理学[M].北京:人民出版社,2004.

[58] 曹志平.基因诊断和治疗技术中的医学道德[J].中国高等医学教育，2007(8):12-13.

[59] 陈礼国.为"安乐死"立法[N].中国青年报,2002-05-10.

[60] 李丛,陈嘉.中西传统医德观的对比分析[J].中国医学伦理学,2008(2):73-74.

[61] 李奋飞.人性漫谈[J].检察文苑,2007(11):72-73.

[62] 刘海龙,朱西周.论克隆技术发展与科技伦理进步[J].苏州科技学院学报·社会科学版,2005(3):61-65.

[63] 刘俐.从品德心理结构看大学生道德教育[J].高教论坛,2008(8):22-23.

[64] 刘平安.基本医疗有保障·百姓生活更幸福[N].健康报,2007-12-25.

[65] 鲁英.论医学人道主义的发展及其对医德建设的启示[J].医学与社会,2006(10):27-29.

[66] 邱仁宗.人的克隆:支持和反对的论证[J].华中科技大学学报·社会科学版,2005(3):108-118.

[67] 石晓露.浅谈护理工作的社会性[J].护理学杂志,1997(3):174-175.

[68] 苏文,庄原苏.试论我国临终关怀的伦理意义[J].卫生软科学,2007,21(3):239-241.

[69] 孙福川.论健康伦理学及其基本理论架构[J].医学与哲学,2005(10):32-36.

[70] 王朝君.社区卫生服务网络日渐成熟[J].中国卫生,2007(7):58-59.

[71] 岳亮.医学教育必须重视死亡教育[J].卫生职业教育,2005,23(4):33-34.

[72] 章爱先.中外医德思想的初步比较[J].卫生职业教育,2005(3):30-31.

[73] 张洪春.现实的人:马克思人性论的基石[J].肇庆学院学报,2004(6):6-8.

[74] 张田勘.对安乐死立法难的思考[J].山东医科大学学报·社科版,1998(1):37-40.

[75] 郑文清.论现代医学伦理学的基础理论[J].医学与社会,2001(6):43-44.

[76] 郑金林.临终关怀本土化的伦理困境及其建构[J].南京医科大学学报·社会科学版,2009(2):145-148.

[77] 周春霞.患者垂死过程中心理危机及干预[J].中国医学伦理学,1999(1):28-29.

[78] 周士英.美国死亡教育研究综述(一)[J].外国中小学教育杂志,2008(4):44-47.

[79] 宗建芳.浅析死亡教育的意义[J].中等医学教育,2000,18(5):56-57.

[80] 北京心理危机研究与干预中心.有关自杀问题的报告——呈送卫生部[OL].http://www.blog.phoenixtv.com.

[81]　张明雪,刘声.医学伦理学的中西比较[OL].[2006-10-16]
　　　http://www.shouxi.net/html/herb/20071227032520257_101257.
　　　html.